암은 나에게 은혜였다

(첫 번째 이야기)

암은 나에게 은혜였다

초판 1쇄 2023년 7월 1일

지은이 민환식
펴낸이 류은연
펴낸곳 도서출판 널리
　　　　출판등록 제 344-2023-000007호
　　　　주소 대구광역시 남구 명덕로 104, 전문관 109호
　　　　전화 053)655-2806 / 팩스 053)655-2805

ISBN 979-11-982784-0-1 (03810)

＊파본이나 잘못된 책은 구입하신 곳에서 교환해 드립니다.
＊이 책은 저작권법에 따라 보호받는 저작물이므로 무단 전재 및 복제를 금지합니다.
　따라서 이 책 전부 또는 일부 내용을 사용하시려면 미리 저작권자의 서면 동의를 받아야 합니다.

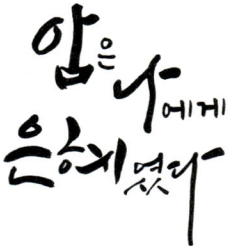

(첫 번째 이야기)

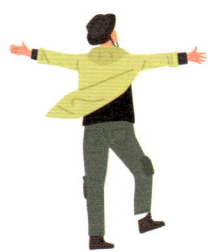

글·사진 민환식

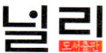

추천사

암 환자에게는 희망, 저승사자에게는 죽을 맛

한의사 생활 30여 년. 수많은 질병 환자를 대하면서 느낀 게 하나 있다. '말기 암은 정말로 고치기 힘든 병이고, 인간이 절대로 이길 수 없다.'라는 것이다.

사실, 나의 부모님 두 분도 식도암, 폐암으로 돌아가셨는데, 나름대로 최선을 다했지만, 어쩔 수 없이 저세상으로 보내드릴 수밖에 없었다. 아무리 한의학이 우수하고 현대의학이 발달했다고 하더라도 절대로 이길 수 없는 것이 '암'이라는 생각이다.

그런데, 여기 암을 이긴 사람이 있다. 강한 의지와 지독한 인내로 저승사자를 저승으로 돌려보내고 멋있게 도망쳐 나온 사람, 호랑이 목구멍에까지 들어갔다가 나온 사람이 있다.

그 이름은 '민환식!'

친구의 소개로 만나 그가 쓴 경험담을 읽어 보았다. 처음에는 반신반의(半信半疑)하면서 "니가 무슨 암을 이겼단 말이냐? 아마 오진 아니면 아주 초기였겠지."라고 하며 시큰둥했었는데, 글을 서서히 읽어내려가면서 나의 눈은 떨렸고 머리는 하얘졌으며 가슴은 뛰었다. 대단하다는 말로는 부족하고 '위대한 사람'이라는 생각이 들었다. 엄청난 고통과 좌절 속에서 보란 듯이 일어선 사람이다. 마치 만화 속의 주인공이 책을 찢고 현실 세계로 뛰쳐나온 사람처럼. 단언컨대, 이 책이 세상에 나오면 암 환자에게는 엄청난 희망이 될 것이고 저승사자에게는 죽을 맛일 것이다.

건강한 사람이라도 이 책대로 1개월에 3일 만이라도 실천해 보자. 그러면 내 몸이 소중한 걸 알게 되고, 질병 앞에서는 자신감도 생길 것이다. 나의 좌우명이 '반복이 대가를 만든다.'라는 것인데, 이 책의 저자가 바로 나의 좌우명을 실천한 사람이다.

《암은 나에게 은혜였다》가 출간하게 된 것을 다시 한번 축하드리며, 이 책이 많은 암 환자들에게 희망이 되길 간절히 바란다.

대활한의원 원장 이성호

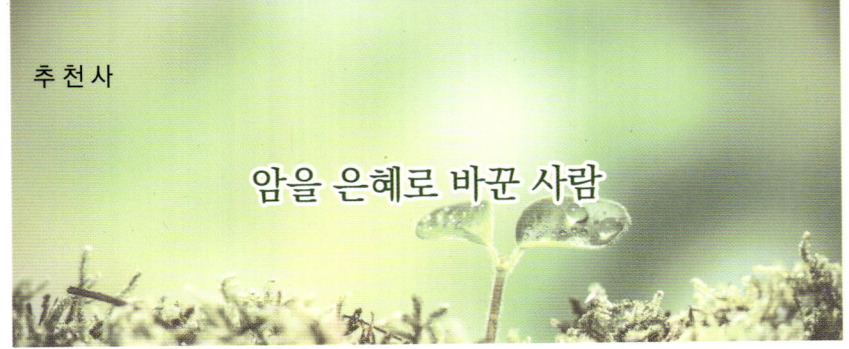

추천사

암을 은혜로 바꾼 사람

　민환식 작가의 글을 읽노라면 자연스레 떠오르는 분이 있습니다. 바로 95세가 되어 다시 공부를 시작하고 103세에 세상을 떠난 분으로, 호서대학교를 설립한 고(故) 강석규 박사님입니다. 강 박사님이 남기신 글 한 대목을 소개합니다.

　"나는 젊었을 때 정말 열심히 일했습니다. 그 결과, 나는 실력을 인정받았고 존경을 받았습니다. 내 65년의 생애는 자랑스럽고 떳떳했지만, 이후 30년의 삶은 부끄럽고 후회되고 비통한 삶이었습니다. 만일 내가 퇴직할 때, 앞으로 30년을 더 살 수 있다고 생각했다면 난 정말 그렇게 살지는 않았을 것입니다.
　그때 나 스스로가 이젠 늙었다고, 뭔가를 시작하기엔 많이 늦었다고 생각했던 것이 큰 잘못이었습니다. 나는 지금 95세이지만 정신이 또렷합니다. 앞으로 10년, 20년을 더 살게 될지 모릅니다. 이제 나는 하고 싶었던 어학 공부를 시작하려 합니다. 그 이유는 단 한 가지……. 10년 후 맞이하게 될 105번째 생일에 95세 때 왜 아무것도 시작하지 않았는지 후회하지 않기 위해서입니다."

　사람마다 받아든 인생의 도화지는 크기도 모양도 빛깔도 다 다릅니다. 이 사실을 모르는 사람은 없습니다. 다만 한 가지, 자신이 받아든 인생의 도화지가 얼마나 남았는가를 아는 사람은 없습니다. 안타까운 것은, 사람들 대부분이 자신의 인생 도화지가 얼마나 남았는가를 알고 있다는 듯이 말하고 행동하며 살아간다는 것입니다. 결국은 그 누구도 아닌 자신이 정하거나 그어놓은 한계만큼, 절망과 좌절로 고스란히 돌아와 자신의 몫이 되고 만다는 것입니다.

여기 민 작가의 신간 《암은 나에게 은혜였다》는 바로 이러한 '삶의 진리'를 투병 생활 동안 자기 영혼에 새겨놓은 고백서라고 할 수 있습니다. 암 선고를 받았을 때, 이젠 다 틀렸다고, 건강을 회복하기에는 너무 늦었다고 말하며 행동했다면, 민 작가를 만나보지 못했을 것입니다. 죽음의 문턱까지 이르렀다가, 식생활을 바꾸고 운동을 비롯한 여러 요법을 실천하여, 웃으면서 멋지게 그리고 당당하게 암을 극복해냈습니다.

이 책은 건강한 사람이나 혹 질병으로 현재 고통받는 사람이나 모두가 읽어야 할 필독도서입니다. 이 책을 손에 들면 역전승한 축구경기를 감상하듯이 편안한 마음으로, 때로는 웃으면서 하루 만에 읽게 될 것입니다. 암을 극복해내신 민 작가의 그 강한 의지에 기립박수를 보내드리며, 그 극복담을 이렇게 책으로 펴낼 수 있게 되어, 진심으로 축하드립니다. 앞으로 두 번째 이야기도 기대됩니다. 에세이 작가로서 크게 성공하기를 기원합니다.

테라폰 책쓰기코칭 아카데미 대표 김선옥

프롤로그

암 환우들에게 희망이 되고, 치료의 길잡이가 될 수 있기를!

2007년 12월에 암 선고를 받고, 2008년 1월 말 담도와 간문맥에 있는 두 개의 악성종양을 제거하는 수술이 있었다. 이후 17번의 항암치료와 6개월간의 경구용 항암치료 약을 먹었는데, 만 1년이 지날 즈음 재발할 수 있는 위험한 상황까지 갔었다. 그러나, 극복하고 지금까지 건강하게 잘 살아가고 있다. 기적이다. 이렇게 내 생명이 꺼지지 않고 살아 있다는 것은 생명을 살리시는 하나님의 뜻이리라. 하루하루가 감사하고 또 감사하다.

암은 고통이지만, 가족을 하나로 뭉치게 만들었다. 자식을 살리겠다는 부모님의 헌신적 사랑과 남편을 살리겠다는 아내의 노력이 지금의 나를 있게 했다. 누나와 동생들, 처남과 동서들, 장모님과 장인어른, 그리고 우리 애들, 모두가 암에 걸린 나를 살리기 위해 하나가 되었다.

《암은 나에게 은혜였다》는 두 권의 책으로 나오게 된다. 그 첫 번째 이야기는 2008년 수술 후부터 2014년까지 7년간의 암 투병기이며, 두 번째 이야기는 2015년부터 2023년까지 직장을 비롯하여 사회생활에서 받는 스트레스 속에서 암을 극복해 가는 과정을 그렸다.

이 책은 그 첫 번째 이야기로, 이 시기에는 오직 채식 위주의 식사를 했다. 수술, 항암치료, 쉼터와 고향에서의 생활, 직장 복귀 등 여러 상황에서 무엇을 먹고 마시며, 암 투병 생활을 했는지에 관한 이야기다. 그냥 흘려보내기에는 너무도 아깝고 소중한 시간이기에 매일 기록했다. 곧이어 발간될 두 번째 책에서는 변화된 식생활이 또 다른 질병으로 이어질 수 있음을 보여주며, 그 질병을 이겨내는 과정을 담을 것이다.

암을 극복하는 길은 분명 자신에게서 찾아야 함을 다시 한번 말하고 싶다.

지금은 2023년 7월. 2008년 1월 말에 수술하고 15년의 세월이 지났다. 올 한 해만 지나면 31년간 몸담았던 은행을 떠나게 된다. 너무도 빠르게 지나간 30여 년간의 세월, 난 오직 한 길만 바라보고 달려왔다. 뒤돌아보니 IMF를 견뎌냈고, 금융위기와 암을 극복한 억세게 재수 좋은 사람이다. 그 많은 어려움을 극복하고 이렇게 5년째 '은행의 꽃'인 지점장을 맡고 있으니, 감사하고 또 감사할 따름이다. 그동안 은행에서 선후배들의 많은 사랑과 관심과 격려를 받았다.

누군가는 책 제목을 보고 "암 걸렸는데 왜 은혜가 되냐?"라고 반문할 수도 있다. 그런데 암으로 인해 지금의 신앙을 얻었고, 진정한 행복이 무엇인지도 알았으며, 가족과 생명의 소중함도 알게 되어서다. 자연이 주는 치유의 능력도 경험했기 때문이다. 길을 걸을 때나 산에 오를 때도 감사하며 기도할 수 있다는 것이 바로 은혜이기 때문이다.

끝으로 이 책을 펴낼 수 있도록 도와주신 많은 분들께 진심으로 감사를 전하고 싶다. 자식의 건강을 위해 헌신하셨던 부모님, 남편의 병을 꼭 이겨낼 수 있도록 새벽부터 밤까지 죽을힘을 다해 음식 준비와 웃음을 안겨주었던 아내, 아빠가 병을 이겨내도록 자신들의 고민을 숨기고 아빠를 묵묵히 지켜보며 응원했던 큰딸과 작은딸, 항상 희망과 웃음을 안겨주었던 아들에게 정말 감사하다. 지금은 이 세상에 계시지 않지만, 매일 집으로 오셔서 청소와 설거지 등 집안일을 도맡아 하셨던 장모님의 그 헌신적인 사랑에 머리 숙여 깊이 "장모님 감사합니다. 사랑합니다."라고 전해드리고 싶다.

그리고 암을 극복할 수 있도록 많은 시간을 함께해 주신 분들이 또 계시다. 지금은 고인이 되신 당시 전국금융산업노동조합 위원장 양병민 형님과 본부장님, 국장님들께 깊이 감사드린다. 그리고 당시 대구은행 인사담당이셨던 노성석, 성무용, 임성훈 형님과 직원분들께도 깊이 감사드린다. 무엇보다도 당시 은행장이셨던 이화원, 하춘수 행장님께도 감사 인사를 드린다. 2008년 암으로 방황할 때, 나를 하나님께로 인도하시고 매일 기도해 주셨던 소재영 목사님과 김종춘 집사님, 성도님들께 깊이 감사드린다. 당시 내 암을 직접 수술하셨고 10년간 CT 촬영, 피검사 결과를 챙기면서 용기와 격려를 아끼지 않으셨던 동산병원 강구정 교수님과 관계자분들의 헌신적인 노력에 진심으로 감사를 드린다. 이 외에도 한 분 한 분 소개하며 감사 인사를 드리고 싶지만, 이것으로 인사를 대신하고자 한다.

고통을 겪어보지 못하면 그 고통의 깊이를 어떻게 알 수 있을까? 병은 아니지만, IMF와 금융위기 등 힘든 시간을 슬기롭게 잘 극복한 피플아키테리어 이창원 사장님과 지평엘앤디 이한원 사장님께 감사의 인사를 드린다. 이 두 형제 사장님의 긍정적이고 희망적인 조언 덕분에 직장 복귀 이후의 힘든 삶을 이겨낼 수 있었다. 법주사 각운 스님은 항상 나를 웃게 하였다. 신앙을 떠나 힘들고 고단한 중생들에게 날마다 기쁨과 행복을 주려고 노력하시는 스님께도 감사드린다.

이 책을 출간하기 위해 원고를 준비하고 머뭇거릴 때, 대활한의원 이성호 원장님은 책을 내자고 강하게 말씀하시며 직접 원고를 읽고 조언을 아끼지 않으셨다. 두 번째 이야기 역시 원장님이 조언을 해주겠다고 하셨으니, 내게는 엄청난 용기와 희망을 품게 되어 진심으로 감사 인사를 드린다.

이 책이 많은 암 환우들에게 희망이 되고 암을 극복하는 치료의 길잡이가 될 수 있기를 간절히 바란다.

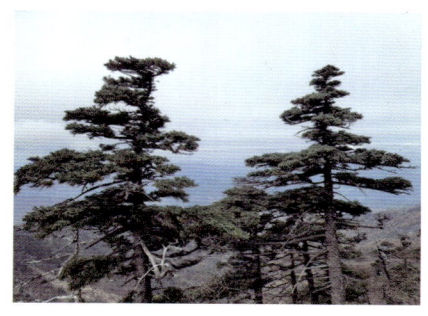

암 치료는 모든 것에 감사하는 마음을 가질 때 시작된다는 것을 알았으면 하는 바람이다.

2023년 7월
민 환 식

목 차

추천사 · 4
추천사 · 6
프롤로그 · 8

1. 암과 나

01. 고통이 시작되다 · 16
02. 담도암이 무엇입니까? · 21
03. 나 좀 살려줘 · 28
04. 생사의 기로, 수술실로 들어가다 · · · · · · · · · · · · · · · · · 34
05. 성공적인 수술과 중환자실에서의 3일 · · · · · · · · · · · · 40
06. 또 다른 암이 발견되다 · 46
07. 처음 가본 호스피스 병동과 퇴원 · · · · · · · · · · · · · · · · · 52
08. 항암치료와 그 부작용으로 인한 고통 · · · · · · · · · · · · 58

2. 쉼터에서의 생활

01. 집을 떠나 쉼터로 가다 · 68
02. 쉼터생활 적응과 배내골 전경 · · · · · · · · · · · · · · · · · · · 75
03. 배내골 쉼터의 식단과 사과의 효능 · · · · · · · · · · · · · · 82
04. 배내골 전망대에 오르다 · 87
05. 즐겁고 아름다웠던 소풍 · 91
06. 내 생애 잊지 못할 환우들 · 97

3. 천연계의 비밀과 신앙생활

01. 암을 치유하는 숲속 맑은 공기 · · · · · · · · · · · · · · · · · · 106
02. 암과 우울증을 치유하는 햇볕 · · · · · · · · · · · · · · · · · · · 113
03. 암 치료의 시작은 물 마시기 · 120
04. 절제하지 못하면 병을 부른다 · · · · · · · · · · · · · · · · · · · 127

05. 암 발생을 부추기는 요소들 · 133
06. 참된 신앙생활을 시작하다 · 139

4. 암 치유의 시작은 등산

01. 무학산 정상을 바라보다 · 148
02. 노래의 힘, 등산의 힘 · 154
03. 신불산 파래소 폭포가 안겨 준 희망 · · · · · · · · · · · · 160
04. 신불산에서 백두대간 종주를 꿈꾸다 · · · · · · · · · · · 166
05. 법이산과 용지봉이 주는 행복 · · · · · · · · · · · · · · · · · 173
06. 왕산에서 마주한 삶의 발자국 · · · · · · · · · · · · · · · · · 181

5. 웃음요법과 요로법 이야기

01. 웃음요법과의 만남 · 190
02. 기도소리 웃음소리 · 197
03. 웃음 속에 담긴 생(生)의 간절함 · · · · · · · · · · · · · · · 203
04. 요로법과의 만남 · 210
05. 요로법의 역사와 그 효능 · 214
06. 나의 요로법 이야기 · 221

6. 달라진 생활습관과 식생활

01. 암을 부른 무절제한 생활 · 230
02. 건강을 회복시킨 식생활 습관 · · · · · · · · · · · · · · · · · 237
03. 아내가 만들어 준 건강식 · 244
04. 나를 살리신 어머니의 손길 · · · · · · · · · · · · · · · · · · · 252
05. 어머니는 위대하시다 · 261
06. 식생활 절제로 지켜낸 건강 · · · · · · · · · · · · · · · · · · · 267
07. 지친 몸과 마음을 달래준 차(茶) · · · · · · · · · · · · · · · 273

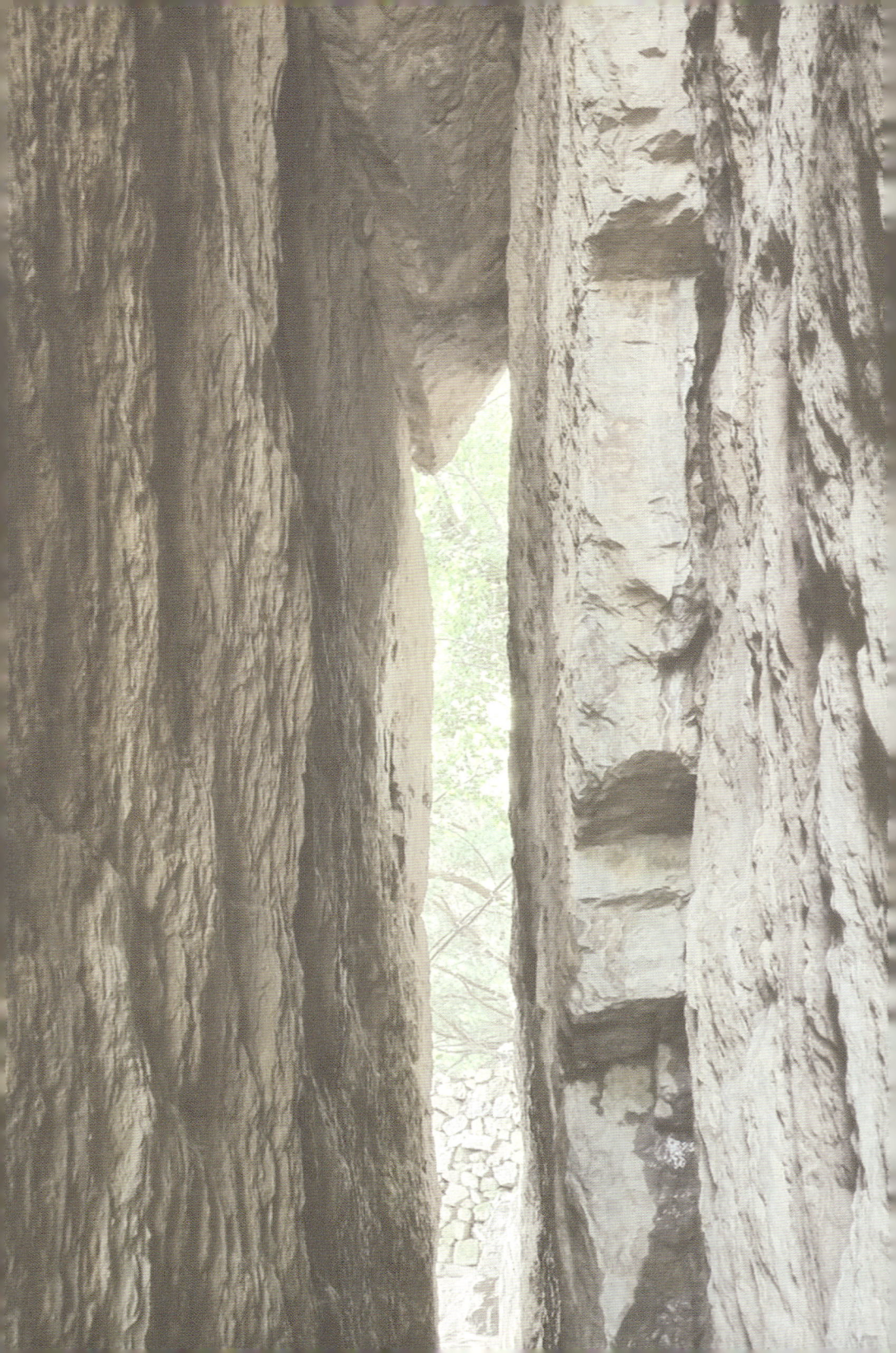

암과 나 1

누구에게나 삶의 고통은 있기 마련이다.
암이 될 수도 있고, 교통사고가 될 수도 있고, 우울증이 될 수도 있다.
하지만, 그 고통을 어떻게 받아들이며 해결하는가에 따라
자신의 삶과 미래는 달라진다.

› 1

암과 나

01. 고통이 시작되다

2007년 12월 26일, 너무도 피곤하며 잠이 쏟아졌다. 점심때 전국금융산업노동조합 동지들과 간단히 반주(飯酒)를 했다. 크리스마스 뒷날이고 또한 연휴로 며칠 만에 서울에 와서인지 반가운 마음에 소주 몇 잔을 마시고 회의실 뒤편 소파에서 잠깐 잠이 들었다. 약 1시간 정도 지났을까? 온몸에 오한이 찾아왔으며 고열 현상도 있더니, 어지럽다는 생각이 들었다. 시원한 공기를 마시면 괜찮을 것 같아 밖으로 나왔다. 추위는 여전히 온몸을 감싸고 돌았다.

더 쉬어야겠다는 생각에 선거캠프로 향했다. 마침 그때 핸드폰이 울렸다. 선거캠프에서 걸려온 전화였다. 시중은행 노동조합에서 근무하는 후배로부터 캠프에 와 달라는 급한 전화였다. 후배는 노동조합에 근무하기 전에는 모 노동뉴스 기자로 근무했었다. 시사적 사건과 경제 현황을 잘 파악하는 젊은 노동운동가였다. 나이는 나보다 어리지만 배울 점이 많은 후배라 종종 정세분석과 노동운동의 방향성 등을 논의하기도 했다. 연락을 받고 선거사무실로 가보니, 벌써 사무실은 담배연기로 가득 차 있었다. 언제부터 와있었는지 담배꽁초가 종이컵에 가득 쌓여 있었다. 나는 사무실 공기가 답답해 창문을 약간 열었다. 오한으로 몸은 몹시 추웠지만, 어지럼증은 없애야 할 것 같았다. 그러나 어지럼증은 가시지 않았다. 후배가 급하게 전화했던 것은 선거캠프 운영 방향과 출마자의 장단점 분석, 출마자에 대한 각 은행 노동조합(지부라고 함)의 성향분석이 급히 이뤄져야 한다는 것이었다. 특히 선거 일정에 따른 지부 순방 계획을 나름대로 세워야 했었다. 이러한 계획들은 내가 사전에 준비해 왔기 때문에 준비한 내용을 인쇄해 둘이서 문제점만 보완하기로 했다. 보완과 수정을 하는 사이에 여러 노조 간부들이 방문했다. 물론 이번 선거를 위해 각자 맡은 업무를 충실히 하는 같은 배를 탄 사람들이었다. 몸은 점점 피곤해지고, 이제는 견디기 힘들 정도까지 왔다는 생각이 들었다.

그날 오후 3시에는 사무실에서 각 지부 위원장 모임이 개최되었다. 선거 후보자 선택과 입후보자 명단, 선거방법, 단일후보 선정 등에 관해 각 지부 위원장들이 한자리에 모여 대책을 논의하는 자리였다. 나 역시 피곤한 몸이었지만 참석하였다. 회의 분위기가 심각했다. 3년 전, 전국금융산업노동조합 위원장 선거에 출마한 후보들 간의 맞고소로 노동조합이 파행했었다. '그 파행을 일으킨 장본인은 이번 선거에 출마할 수 없다는 지부 위원장들의 의견과, 왜 출마할 수 없는가?' 등을 두고 심각한 논쟁이 벌어지고 있었다.

시간이 지나면서 점점 피곤함이 몰려왔다. 금방이라도 쓰러질 것만 같았다. 회의장을 나와 내 자리에 앉았다. 그리고 커피를 마시기 위해 일어났는데, 회의장으로 걸어가던 모 위원장이 나를 보며 "어, 민 국장! 눈에 황달기가 있네."라고 말했다. 자신이 췌장염으로 몇 년간 고생했었다는 이야기를 하며, 빨리 병원으로 가보라고 했다. 그동안 매일 나를 봐 왔던 사람들은 내 눈에 황달기가 있다는 소리를 한 적이 없었다. 어떤 병의 증세로 황달기가 생기는지 몰랐을 것이며, 간부들과 눈을 마주치며 회의와 토론 등을 해왔지만 나에게 황달기가 있다는 말을 해준 사람은 없었다. 나 역시 매일 거울을 보았지만 알아보지 못했다.

내 몸에 불길한 일이 일어나고 있다는 생각이 머리를 스쳐 지나갔다. 일단 감기 증세와 비슷하다는 생각이 들어 감기 걸릴 때마다 찾았던 명동의 모 내과에 들렀다. 얼마 전까지만 해도 의사는 내 눈을 보기도 하고 목구멍을 살펴보면서 그 이상도 그 이하도 아닌, 그냥 겨울철에 찾아오는 감기라고만 이야기했었다. 그런데, 지금은 무엇이란 말인가? 물론 큰 이상이야 있겠는가? 하면서도 왠지 자꾸만 걱정이 들기 시작했다. 그때였다. 그 의사 선생님은 소견서를 적으며 "어, 환자분 눈에 황달기가 있네요. 명동성당 넘어가면 모 대학병원 모 내과 교수님을 찾아가세요."라고 했다. 나는 소견서 한 장을 들고 대학병원으로 황급히 달려갔다. 그리고 진료 접수를 했다.

40년을 살아오면서 대학병원 내과 교수님을 만나 뵌 적도 없었고, 만날 이유가 없었던 나였기에, 교수님과의 만남은 나에게 엄청난 충격으로 다가왔다. 그렇게 고통이 시작될 줄은 꿈에도 몰랐다. 나는 그렇게 내과 교수님을 만나기 위해 대기실 의자에 앉아 멍하니 불안감과 초조함으로 기다리고 있었다. 오른쪽 복도 끝에는 창문이 있었다. 거기에서 보이는 해 질 무렵의 아름다운 서울경치가 나를 더욱 불길함으로 감싸고 있었다. 붉게 물든 노을이 내 얼굴도 붉게 물들이고 있었다. 그 노을은 앞으로 있을 나의 길고도 험난한 투병을 예고하는, 서막을 알리는 빛이었다.

교수님과의 면담이 끝나고 나면, 혹시 서울 거리를 영원히 보지 못할 것 같은 생각에, 초조한 마음으로 내 순번을 기다리고 있었다. 약 10분 즈음 지나자, 간호사가 나를 불렀다. "민환식님!", "네!". 교수님 방으로 들어갔다. 교수님은 소견서를 읽고 내 눈을 보기 시작했다. 그리고 최근 먹었던 음식과 마셨던 건강식품, 직업, 최근 몸에서 나타난 증세 등을 물었다. 한 달 전, 몸이 몹시 가려워 잠을 쉽게 자지 못했다는 것과 하루에 술을 두세 번 정도 마셨다는 것, 최근에 많이 피곤했다는 것 등을 이야기했다. 그리고 해독을 위해 미나리즙과 감식초를 우유와 함께 마시고 있다는 것을 이야기했다. 듣고 난 교수님은 바로 입원할 것을 제안했다. 그러나 나는 교수님께 지금은 입원할 수 없다는 사정을 전했다. 현재 집이 대구라서 서울에서 입원할 것인지를 집에 내려가서 가족들과 상의하고 결정하겠다는 말씀을 드리고 교수님 방을 빠져나왔다. 교수님은 도망가다시피 나오는 나에게 빨리 입원할 것을 요청했다. 그 목소리가 환청이었으면 좋을 텐데. 아! 내 몸에 뭔가 큰일이 일어났다는 생각에는 의심할 여지가 없었다.

사무실로 돌아오는 그 길에 명동성당이 눈에 들어왔다. 매일 출근하면서 명동성당 앞을 지나왔던 나였기에, 마음이 너무도 아팠다. 간절히 기도하고 싶은 생각이 머릿속에 가득 찼지만, 발길은 그곳을 지나 사무실로 향하고 있었다. 누구 하나 나를 걱정해주는 사람 없는 그 거리를 지나면서 이렇게 속으로 외치면서 사무실로 걸어갔다. '제발 내 몸에 아무 이상이 없기를. 다만 뭔가 잠시 잘못된 것일 뿐이야. 그냥 어딘가 염증으로 잠시 나타난 황달이야.'라고. 비록 하나님을 믿지는 않지만, 이렇게 간절히 애원해 보았다. 해는 이미 지고, 명동거리는 불야성으로 가득 차 있었다. 크리스마스 트리는 찬란하게 빛나고 있었고, 거리의 연인들은 저물어가는 한 해를 아쉬워하기라도 하듯 분주히 움직이며 발걸음을 재촉하고 있었다.

사무실로 돌아오니, 아직도 선거 관련 회의를 하고 있었다. 모든 것이 귀찮아지고 낯설다는 생각이 들었다. 병원에 갔다는 소식을 들은 동료들은 결과에 관해 물었지만, 입원해야겠다는 것과 뭔가 문제가 있다는 것, 그리고 지금 급히 대구로 내려가야 한다는 것 등을 이야기하고, 나는 곧바로 대구행 기차를 탔다.

대구로 내려오면서 손윗동서에게 전화를 걸어 자초지종을 이야기했다. 동서는 대구 모 대학병원 산부인과를 전공한 전문의로, 후배가 내과를 하고 있으니 거기에서 1차 진료를 받아보고 대학병원에서 검진하자고 했다. 나는 하루를 쉬고 2007년 12월 27일 그 내과에 방문해 피검사와 간 초음파 검진을 받았다. 그 결과는 동서에게만 들려주어, 나는 알지 못했다. 동서는 다시 모 대학병원 내과 교수님을 소개했다. 자신의 고등학교 후배이며, 상당한 실력을 소유한 내과 교수님이라고 했다.

02. 담도암이 무엇입니까?

2007년 12월 28일 금식하고 수면 간 내시경과 간 초음파 검사를 받았다. 그리고 곧바로 입원했다. 그 입원은 바로 큰 수술로 이어지는 전초전이 되었다. 우선 응급실에 입원한 나는 병명도 모른 채, 간호사의 지시대로 심전도 검사, X-레이, 피검사, 혈압검사 등을 하고 하룻밤을 응급실에서 보냈다.

다음 날, 2인 1실로 옮긴 후 아내에게 내 병명이 무엇이냐고 물었다. 그러나 아내는 모른다고 대답했다. 하루가 지나 다시 아내에게 내 병이 무엇인지를 물었다. 하지만, 모른다는 대답뿐이었다. 그 뒷날 큰 동서, 작은동서, 처남이 찾아왔다. 담배 냄새가 진동하였다. 아마 밖에서 세 사람이 줄담배를 피우면서 뭔가 심각한 이야기를 오랫동안 한 모양이었다. 먼저 큰 동서가 이야기했다. "민 서방 걱정하지 마라. 초기에 발견되었기 때문에 수술만 받으면 된다."라는 것이었다. 나는 뭘 초기에 발견했다는 말인지, 또한 내 병명은 무엇인지를 물었다. 동서는 긴 숨을 내쉬면서 "암이다."라고 하였다. '담도암'이라는 것이다. 도대체 담도암이 무엇인가? 들어보지도 못했던 암이 아닌가? 나는 침착하게 물었다. 도대체 이 암은 무엇이며, 왜 들어보지도 못한 이런 암이 내게 생겼는지, 그리고 치료하면 살 수는 있는지 등을 동서에게 물었다.

물론 참담했다. 무엇을 어디서부터 어떻게 시작해야 할지? 어떻게 이 어려움을 극복해 나가야 할지? 애들은 앞으로 어떻게 되는지? 등이 주마등처럼 지나갔다. 나만 바라보며 시집온 사랑하는 내 아내는 어떻게 되는지? 등이 빈 종이 위에 막 그려지는 그림처럼 순서 없이 그려졌다. 그 어느 것 하나 제대로 된 그림이 아닌 세 살배기 어린아이가 그린 그림처럼, 방향도 없고 목표도 없이 또렷하게 그려지는 것이 하나도 없었다. 그러나 넋을 잃고 가만히 있을 수 없어 먼저 동서에게 이 암이 어떤 암인지 구체적으로 설명해달라고 했다.

동서는 간에서 만들어진 담즙이 흘러나오는 배관, 즉 담도에 암이 생긴 것이라 했다. 그 배관이 막혔는데, 배관이 막힘으로 인해 담즙이 간으로 역류하였으며, 그로 인해 담즙 내에 있는 '빌리루빈'이라는 성분이 피부로 흘러들어 가렵게 됐다는 것이다. 그 외에도 여러 이야기를 했지만, 내 귀에는 생소한 이야기만 들릴 뿐이었다. 왜 이러한 암이 생기는가에 대해서는 간디스토마라는 이야기를 하면서, 정확한 원인은 잘 모른다고 하였다. 한참 뒤에야 대부분 암은 현대의학으로 정확한 원인을 찾지 못한다는 사실을 알게 되었다. 다만, 몇 가지 암을 제외하고는 암 발생 원인을 찾지 못한다는 사실을 접하면서 충격 속으로 빠져들었다. '원인을 찾지 못하는데 치유는 가능할까?'라는 의구심마저 들었다.

다시 동서에게 이 암을 어떻게 고칠 수 있는지 물었다. 그러자 수술밖에는 답이 없다며, 발병 초기인 만큼, 수술로 암을 제거만 하면 완치된다는 것이었다. 나는 동서에게 그렇다면 수술은 어디서 받는 것이 좋은지 물었다. 동서는 자신을 믿고 대학병원 외과 모 교수님이 담도암 수술의 권위자라며 그분에게 수술을 부탁하면 될 것 같다고 하였다.

매일같이 내과 간호사는 오전 5시만 되면 피를 뽑고 혈압을 체크하는 등 새벽잠이 많은 나에게는 정말 고역이었다. 그러나 어쩌겠는가! 간호사 또한 환자를 위해 맡은 임무이니, 참아야겠다는 생각밖에 없었다. 어떤 간호사는 정확하게 정맥을 찾아 피를 뽑는데, 어떤 간호사는 정맥을 신속하게 찾지 못해 정말 눈물 날 정도로 피를 뽑아가는 등 새벽마다 힘든 나날이 이어지고 있었다.

문제는 여기서 끝나는 것이 아니었다. 수술을 받아야 할 병원 선정을 빨리해야만 했다. 가족들뿐만 아니라 대부분 사람은 서울로 대학병원 등 큰 병원으로 가야만 제대로 수술을 받을 수 있다는 것이었다.

도대체 어떻게 해야 하는가? 동서는 거기서 받는 것도 좋지만, 대구 동산병원도 충분한 실력을 갖추고 있으니 거기까지 갈 필요가 없다고 하였다.

그래도 나는 서울 모 대학병원으로 가야겠다는 생각을 하였다. 그동안 안면을 익혀 온 사람들을 동원하기 시작했다. 가장 좋은 교수님과 수술 날짜를 잡기 위해 최대한 힘쓸 수 있는 사람에게 연락하기 시작했다. 그러나 아무리 빨라도 20일 정도 기다려야 수술할 수 있다는 것이었다. 마음은 점점 타들어 갔다. 어느 것 하나 제대로 손에 잡히는 것이 없었다. 그 와중에도 피검사를 비롯한 CT 촬영 등 각종 검사는 계속되고 있었다. 심적 부담은 점점 내 목을 조르는 것 같이 느껴졌다. 동서를 제외한 누구 하나 제대로 수술받을 곳을 선뜻 나서서 이야기하지 않았다. 혹시 있을 수술 이후의 결과에 대한 부담으로 말을 아끼는 것 같았다. 아내 역시 당신 결정에 따르겠다는 말밖에는 더 이상의 말이 없었다.

그렇게 시간은 흘러 열흘이 지났다. 그사이 나와 함께 입원해있던 환자들이 3명이나 되었는데. 점차 퇴원하는 사람들의 모습을 보니 부럽기만 하였다. 나는 아직 시작도 하지 못하고, 어디서 어떻게 해야 하는지 방향조차 잡지 못한 상황이었으니…. 문제는 수술이 아니라, 수술받기 전에 반드시 행해져야 하는 뭔가 있다는 것이었다. 그게 도대체 무엇인지 몰라 동서와 집사람에게 물었다. 암 제거 수술을 바로 시작하는 것이 아니라, 간에 쌓인 담즙을 빼고 부어오른 간을 정상으로 돌려놓는 작업을 해야 한다고 하였다. 특히 오른쪽(우엽) 간을 줄이고 왼쪽 간(좌엽)을 키우는 시술을 해야 한다는 것이었다. 이것은 또 무슨 소리인가? 아무리 암이지만 왜 이렇게 복잡하고 답답한지 나 자신이 이렇게 원망스러울 수가 없었다.

그때 나는 처음으로 눈물을 흘렸다. 암이라는 사실을 알고 일주일이 지나서야 눈물을 흘리게 되었다. 나 자신이 원망스러웠고, 특히 나를 이렇게까지 만들었던 여러 사람을 떠올리며 원망도 했다. 모든 것이 나로 인해 생긴 병임에도 불구하고, 그 사람들에 대한 원망은 수술 후 몇 달이 지나도록 내 머릿속에서 떠나지 않았다.

시술 날짜를 잡기 시작했다. 시술은 한 번이 아닌 두 번에 걸쳐서 해야 한다는 것과 시술 날짜는 2008년 1월 11일 수요일과 1월 13일 금요일에 하기로 했다. 생전에 처음 받아보는 시술. 그것도 직원이 아파 병문안을 갈 때 가끔 지나치며 보는 '관계자 외 출입금지'가 선명하게 찍혀있는 방사선과에서 시술을 받는다니, 더욱 마음이 착잡했다. 그 옛날 교련시간 때와 군 복무 시절에 방사능 오염지역에서 방독면을 쓰고 푯말을 세우며 주민을 대피시키는 훈련을 받은 그 이후, 방사능에 대한 거리감이 항상 머릿속에 남아 있었는데, 그곳에서 그것도 시술을 두 번씩이나 받아야 한다는 것이 아닌가?

새벽 5시가 되면 간호사는 어김없이 찾아왔다. 혈압 체크와 피검사를 위해 또 내 손등에 주삿바늘이 들어왔다. 그동안 흘린 피가 얼마인가? 그것도 모자라 허구한 날, 내 피를 뽑아가니 정말 미치겠다는 생각이 들었다. 잠이 덜 깬 상태에서 간호사에게 짜증도 냈지만 아무런 대답도 없었다. 오히려 "민환식 환자분, 어제저녁 20시 이후에 물을 포함해 아무것도 드시지 않았지요?"라고 물었다. 나는 "네"라고 짧게 대답했는데, 간호사는 벌써 병실을 빠져나갔다.

오전 7시 30분, 시술을 받기 위해 나와 아내는 간호사의 지시에 따라 방사선 수술실로 갔다. 방사선 문을 열고 들어가니, 간호사가 "민환식 환자분이세요?"라고 물었다. 간호사의 입에는 모닝커피가 들려져 있었다. '아! 얼마 만에 맡아보는 커피 향인가?' 비록 아주 짧은 시간이었지만, 그 커피 향으로 몸도 마음도 녹아내리는 것 같았다. 커피를 다 마신 간호사의 "민환식 환자분 보호자께서는 밖에서 기다려주십시오."라는 말과 함께 나는 간호사의 지시대로 시술대에 누웠다. 텔레비전 드라마에 나오는 것과 똑같은 장면이 지금 내 눈앞에서 펼쳐지고 있다는 생각에 너무나 두려웠다. 머리를 두는 곳, 팔 두는 자리, 발과 엉덩이를 두는 자리가 각각 있어, 빵 굽는 틀이 따로 없었다.

'태어나 처음으로 누워보는 자리가 아닌가! 이제 마취하고 교수님만 오시면 긴 여정의 시작과 함께 1차 시술은 끝이 나겠지! 그래 시간만 지나면 모든 것이 끝나겠지. 피할 수 없으면 즐기라고 하지 않았는가!'

그렇게 시간이 30분 정도 지났을까 교수님이 도착했다.

교수님의 간단한 인사와 시술 방법을 설명하는 사이 간호사는 "마취제가 들어갑니다."라고 하며, 여러 이야기를 했지만, 내 귀에는 무슨 이야기인지 희미하게만 들려왔다. 다만 너무 아프다는 것과, 고통을 호소한 기억밖에 없다. 그렇게 30여 분이 또 지나갔다.

교수님은 "1차 시술은 잘 끝났습니다. 마취가 풀리면 아플 테니 잘 참아야 합니다."라는 말을 던지고 사라졌다.

입원실로 돌아온 나는 통증을 호소하기 시작했다. 그리고 며칠 뒤

두 번째 시술을 받았다. 내 오른쪽과 왼쪽 갈비뼈 밑에 각각 호스가 꽂혀 있었고, 그 호스 끝에는 담즙을 담을 비닐 주머니가 양쪽 무릎과 발목 사이 중간쯤에 붙어있었다. 담즙은 계속 흘러내렸다. 시간이 지나 무겁다고 생각이 들면 간호사에게 비워달라고 부탁했다. 간호사는 용량을 체크하고 담즙 비닐 주머니를 비웠다.

대소변뿐만 아니라 움직일 때마다 나를 귀찮게 하는 것이 있었는데, 링거병이 걸려있는 바퀴 달린 옷걸이 모양의 막대였다. 그리고 담즙을 받아내는 주머니는 움직일 때, 그뿐만 아니라 잠잘 때도 내 몸보다 아래에 두어야 한다는 점, 잠을 자다가도 다 차면 간호사를 부르거나 아내에게 부탁해야 하는 등 여러모로 나를 귀찮고 힘들게 했다.

이렇게 2008년 1월 11일과 13일 1, 2차 시술은 끝이 났다.

1월 14일에 진료 차트가 내과에서 외과로 넘어갔으며, 입원실 또한 외과와 관련된 병동으로 옮겨야 했다. 그러나 외과 병동으로 옮기기 전에 잠시 미뤄왔던 '제일 중요한 수술을 어디서 받을 것인가?'를 결정해야만 했다. 그렇지만 끝내, 결론을 내리지 못하고 퇴원했다.

이제부터는 왼쪽 간을 키워야 했다. 검진 결과 왼쪽 간과 오른쪽 간의 크기 비율이 4대 6으로 오른쪽 간이 비율상 2 정도 큰 상태였다. 그래서 점점 오른쪽 간이 작아지고 왼쪽 간이 어느 정도 커지면 수술을 할 수 있다는 이야기를 듣고 퇴원한 것이다. 어느 병원에서 언제 수술할 것인지는 조금 더 생각해 본 후 결정하기로 했다.

> ### 담도암이란?
>
> 하이닥 건강 의학 기자인 조수완 씨가 담도암에 관해 인터넷에 올린 기사(2023년 2월 14일) 일부를 인용하고자 한다.
>
> 국가암등록통계에 따르면 2020년에 발생한 암 중 담도암이 발병률 9위를 차지했다고 한다. 간세포에서 만들어진 담즙이 십이지장으로 이동하는 통로를 담도라고 하는데, 담도에 발생하는 암으로 예후가 좋지 않다고 한다. 생존율이 췌장암 다음으로 낮은 20~30%에 불과하며, 담도 주변의 간문맥, 간동맥 등 혈관에 전이되었을 때는 수술도 할 수 없으므로 생존율이 2~3%로 떨어진다고 한다.
> 담도암의 1차 치료법은 수술인데, 환자의 대략 70%가 이미 수술하기 힘든 상태에서 발견되기 때문에 생존율이 낮을 수밖에 없다고 한다.
> 담도암의 주요 증상은 황달로, 종양 때문에 담도가 막히면 담즙 속 '빌리루빈'이라는 성분이 혈관으로 넘어가게 되고, 빌리루빈은 등황색 또는 붉은 갈색을 띠는 쓸개즙 색소 물질로, 몸에 필요 이상 쌓이면 소변이 매우 진해지고, 눈 흰자와 피부가 노래진다고 한다. 황달 증상이 나타난 뒤 진단받았을 때는 이미 암이 진행된 상태라고 한다.

03. 나 좀 살려 줘

양쪽에 담즙 담는 비닐 주머니를 찬 상태에서 종양을 제거할 병원을 최종적으로 결정을 내려야만 했다. 여러 지인을 통해 일단 서울 모 대학 병원 내과 교수님을 찾아뵙기로 약속하고 대구의 동산병원에서 CT 영상자료 등을 챙겨 집사람과 함께 서울로 올라갔다. 2년 동안 매주 월요일 새벽에 서울로 올라가기 위해 탔었던 KTX, 그리고 매주 금요일 오후 대구에 내려오기 위해 탔었던 KTX. 그동안 얼마나 많이 탔었던 기차가 아니었던가! 그때를 생각하니, 병든 몸을 이끌고 말없이 올라가는 심정은 더욱 착잡하기만 했다.

언젠가 애들과 함께 KTX를 타고 서울 구경 가기로 했었던 기억이 난다. 잠은 서울 시청 앞 모 호텔에서 자고, 첫날은 경복궁, 덕수궁, 청계천 등을 구경하기, 둘째 날은 국립박물관, 전쟁기념관과 여의도 국회의사당 등을 구경하기, 셋째 날은 남산타워 등을 구경하자는 등, 그렇게 여러 계획을 세웠던 기억들이 났다. 애들과 집사람에게 영원히 그 약속을 지키지 못할 것 같다는 불안감이 마음속 깊은 곳에서 올라오고 있었다.

택시를 타고 서울 모 대학병원으로 향했다. 그리고 예정된 시간에 교수님을 뵈었다. 시설은 국내 최고를 자랑해도 손색이 없을 정도였다. 이런 데서 근무하는 교수님이라면 내 몸을 맡겨도 되겠다는 생각이 들었다. 어느새 내 마음은 서울 모 대학병원으로 기울고 있었다. 교수님은 "암이다"라고 명확하게 말씀하셨고, 담당 교수님을 외과의 모 교수님으로 등록하라고 간호사에게 지시하는 것을 듣고 그 방을 나와야 했다. 정작 그 교수님과는 말 한마디 나눠보지 못했다. 대구에서 그렇게 많은 시간을 들여 힘들게 올라왔는데, 교수님께 한 마디도 건네보지 못하고 단 몇 마디 듣는 것이 끝이라니, 한숨밖에 나오지 않았다. 아픈 것이 너무도 서러웠으며, 모든 게 귀찮게만 느껴졌다. 이제는 더 머물러 있을 필요가 없다는 생각에 아내에게 빨리 집으로 내려가자고 했다. 대충 점심을 병원에서 챙겨 먹고 집으로 향했다.

문제는 그날 저녁부터 고통이 시작되었다는 것이다. 시술을 받고 난 뒤부터 밥맛이 점점 사라졌으며, 담즙을 빼기 위해 몸속으로 들어간 호스는 내 몸의 어느 부위를 누르는 건지 엄청난 고통이 느껴졌다. 지금까지 경험해보지 못했던 극심한 고통이었다. 이미 잠을 자야 할 시간은 훌쩍 지났지만, 그 고통은 온몸을 뒤틀리게 했다. 침대에 똑바로 누워있으면 담즙을 받아내는 호스가 몸속 어딘가를 누르기 때문에 똑바로 누워 잠을 잘 수가 없어 흔들의자에서 잠을 청해야만 했다. 하지만 흔들의자에서의 잠자리는 엉치뼈에 또 다른 고통을 안겨줄 뿐이었다. 그러다 보니, 잠을 한숨도 잘 수가 없었다. 점점 시간은 가고 있었지만, 수술을 어디서 받아야 할지를 정해지 못해 답답한 마음만 들었다. 가족들 의견도 분분했지만, 나 역시 쉽게 결정을 내리지 못하고 있었다.

그러던 중 어느 새벽 2시경, 내게 극심한 고통이 찾아왔다. 아내를 붙잡고 눈물로 "나 좀 살려 줘"라고 호소했다. 아내는 서둘러 병원 응급실로 가자고 했다. 퇴원하면서 받아왔던 수면제와 진통제는 이미 다 먹었기 때문에 이제 집에서 응급처치할 만한 약은 없었다. 새벽 2시 반, 혼자서는 차도 타지 못할 정도로 힘든 고통을 견디며 응급실로 달려갔다. 그런데, 응급실에서 기다리는 것은 진통제가 아닌 또 다른 절차가 기다리고 있었다. 처음 입원할 때와 마찬가지로 심전도 검사, 혈압검사, X-레이 검사 등을 해야 한다는 것이었다. 이렇게 아픈데 왜 진통제를 처방하지 않는가를 따졌지만, 이미 나는 퇴원한 환자로 분류되기 때문에 처음과 똑같은 절차를 밟아야만 된다는 것이었다.

퇴원 전, 담당 주치의를 불러 달라고 했지만, 비번이라 퇴근했다고 하였다. 그때 내 몰골은 눈과 코와 입에서 나오는 눈물과 콧물, 그리고 침으로 범벅이 되어있었다. 아내는 휴지로 연신 내 입과 코를 닦아주었다. 어느새 아내의 눈가에도 눈물이 흐르고 있었다. 나는 고통을 참기 위해 응급실 간이침대에 누워 한숨을 쉬면서, 사람이 살고 죽는 것이 무엇인가를 잠시 생각해 봤다. 하루에도 수많은 사람이 죽음을 맞이하는데, 그중에서 죽을 때 고통 없이 죽는 사람은 아마도 복 중의 복을 가지고 태어난 사람일 것이라는 생각이 들었다.

'그 삶이 길었든 짧았든 간에 고통 없이 사랑하는 사람들 곁을 떠날 수만 있다면 얼마나 좋을까?'라는 생각이 들었다.

2013년 가을, 출근길 차 안에서 켠 극동방송에서, 어느 교회 목사님의 어릴 적 이야기가 흘러나오고 있었다.

목사님 이웃집에 사는 손자와 할머니에 관한 이야기였는데, 예수님을 믿었던 사람은 가족 중에 할머니밖에 없었으며, 할머니는 교회에 열심히 다녔다고 한다. 늘 가족들에게 예수님을 믿으라고 말했지만, 아들을 비롯한 가족들은 할머니 말씀을 귀담아듣지 않았다고 한다. 그래도 할머니는 집에서 옷을 곱게 입고 매일같이 찬송가를 부르면서, 손자만이라도 예수님을 알게 하려고 했다는 것이다. 할머니는 손자에게 매일같이 이렇게 말했다고 한다.

"할미가 찬송가를 부르다 혹시 찬송가 소리가 들리지 않으면 하나님이 불러서 천국에 간 것으로 알아라."

그러던 어느 날, 옆에서 찬송가를 부르시던 할머니의 목소리가 들리지 않자 놀란 손자가 할머니를 흔들어 깨웠는데, 아무리 흔들어 깨워도 할머니는 깨어나지 못했다고 한다. 그 할머니가 입관하는 날에 하늘에 무지개가 떴고, 하관하는 날에도 또 무지개가 떴다고 한다. 동네 사람들은 아름다운 무지개를 보며 할머니는 천국에 갔을 것이라고 서로 이야기를 했다고 한다. 찬송하다가 천국 가는 한 할머니의 삶과 죽음이 얼마나 아름답고 감동적인지, 할머니는 행복한 삶을 사신 분이라는 것을 느끼게 되었다. 할머니처럼 고통 없이 세상을 떠난다는 것은 축복이고 감사한 일이다.

결국, 아무런 처방도 받지 못하고 새벽 4시 30분에 집으로 돌아와야 했다. 심한 고통으로 인해 이미 잠은 내 곁을 떠난 지 오래되었다. 고통을 참기 위해 흔들의자에 앉아 몸부림을 쳐 봤지만, 아무 소용이 없었다. 아침이 빨리 오기를 기다렸지만, 시간은 너무도 천천히 가고 있었다. 그렇게 뜬눈으로 밤을 지새우고, 아침 식사도 거른 채, 병원에 빨리 가는 것만이 내게는 급선무였다.

아침 8시에 응급실에 도착한 나는 주치의를 통해 진통제 주사를 맞았다. 그리고 잠시 후, 깊은 잠을 잘 수 있었다. 잠을 깊이 자고 나서 눈을 떠보니, 오전 10시 정도가 되었다. 아내는 침대 옆에서 등을 구부리고 자고 있었다. 아내 역시 밤새도록 잠을 못 잤기 때문에 깊은 잠에 빠져 있었다. 그 모습에 나도 모르게 왈칵 눈물이 쏟아져 내렸다. '아내가 나를 얼마나 원망할까? 나 때문에, 나 몰래 얼마나 울었을까?' 등 많은 생각이 들었다. 이제 시작인데, 벌써 얼마나 지쳐있을까? 나 역시 고통으로 몸과 마음이 서서히 지쳐가는데, 아내는 겉으로 표현 한번 제대로 하지 못하고, 앞으로 무슨 일이 생길지도 모르는 알 수 없는 불안감 속에서 얼마나 힘들까? 잠시라도 모든 것을 잊은 듯 아내는 내 옆에서 그렇게 곤하게 잠들어 있었다.

응급실에서 한바탕 소란을 피우고, 병원에서 수면제와 진통제 몇 알을 받아 집으로 돌아왔다. 점심때가 되었지만, 밥을 먹고 싶다는 생각이 들지 않았다. 이렇게 점심마저 거르면, 두 끼를 굶는 셈이다. 내가 굶으면 아내 또한 굶을 것이었기 때문에, 억지로 한술을 떴다. 수저를 들었지만, 머리는 온통 수술을 어디서 받아야 할지만 생각하다 보니, 밥은 먹는 둥 마는 둥 하고 말았다. 그렇게 또 하루가 지나가고 있었다. 어디에서 그 많은 양의 담즙이 만들어지는 것인지 하루에 두세 번은 꼭 비워야만 했다. 이것 또한 나를 힘들게 하는 일 중의 하나였다.

결국, 고민 끝에 서울 모 대학병원에서의 수술을 포기하고, 대구의 동산병원 교수님으로부터 수술을 받기로 최종적으로 결정하였다. 이 사실을 병원에 알리고, 아내와 동서는 교수님을 만나 수술에 관한 이야기를 하였다. 수술 날짜는 2008년 1월 30일 오전 7시 30분으로 정했다. 수술하기 3, 4일 전에는 병원에 입원해야 한다고 해서, 나는 1월 27일 재입원하기로 하였다. 1, 2차 시술을 받은 지 꼭 2주 만에 나는 수술을 받기 위해 병원으로 다시 돌아오게 되었다.

04. 생사의 기로, 수술실로 들어가다

재입원한 나는 내과 병동에서 외과 병동으로 옮겨야 했다. 비록 수술을 대구의 대학병원에서 받기로 했지만, 여전히 마음 한구석에는 그래도 서울의 큰 병원에서 받는 것이 좋을 것 같다는 생각은 머리에서 떠나지 않았다. 외과 교수님으로부터 수술과 관련하여 여러 이야기를 직접 들을 수 있었다. 수술 진행 방법을 비롯하여 다양한 이야기를 들었지만, 내 머릿속에는 온통 완벽한 수술 생각뿐이었다. 그래서 성공적인 수술 가능성을 교수님께 물었다. 97%는 성공적으로 수술을 자신한다고 말씀하셨다. 남은 2~3%는 환자의 마음가짐이라 했다.

이야기를 다 듣고 입원실로 온 나는 수술을 받기 전에 서울에 있는 대학병원에 다시 한번 가봐야겠다고 생각했다. 수술 날짜는 정했지만, 아내와 처남을 시켜 서울의 대형병원 외과 교수님을 다시 찾아뵙고 CT 촬영 등을 담아둔 CD를 분석해올 것과 수술 가능한 날짜를 받아오라는 것 등을 부탁했다. 그러나, 다녀온 두 사람은 수술 날짜는 최소 두 달을 기다려야 된다는 것과 교수님 응답이 너무 사무적이라 구체적으로 묻지 못했다는 것이다. 이 말을 듣고 나서야 비로소 서울에서 수술받는 것을 포기해야겠다는 결론을 내렸다.

이제 이틀 뒤에는 수술을 받는다. 점점 마음은 불안감으로 휩싸이기 시작했다. 전날 저녁에 간호사는 밤 10시부터 금식하라는 딱지를 붙이고 나갔다. 내일은 또 무슨 인체실험 대상이 될지 모르겠다는 생각이 들었다. 다시 아침이 밝아왔다. 새벽 5시, 평소대로 간호사는 내 혈압을 측정하고 나갔다. 혈압을 재고 나가는 간호사에게 오늘 무슨 검사를 하는지 물어보니, 모르겠단 말만 남기고는 총총히 사라져 버렸다.

병실은 침묵만 감돌았다. 항상 깔끔하게 머리를 빗고 다녔던 아내는 내가 아프고 난 뒤부터는 삶에 지쳐서인지 외모에는 신경 쓰지 않는 모습으로 잠들어 있었다. 교사로 그동안 깔끔한 모습만을 보여왔던 아내가 아니었던가! 나이에 비해 젊어 보인다는 학생들의 말에 신나고 즐거워했던 사람이었는데, 지금은 자기 나이보다 훨씬 더 늙어 보이는 것만 같아 가슴이 미어지게 아파왔다.

결혼하기 전, 장인어른과 황금동에 있는 호텔 커피숍에서 첫 대면을 했다. 그때 장인어른은 내 형제를 비롯하여 우리 집과 관련된 모든 것을 다 알아보았다고 하셨다. 이어 장인어른은 자기 딸과는 결혼할 수 없으니, 다시는 만나지 말라는 말씀만 계속 되풀이하셨다. 아내야말로 내 천생연분이라고 생각했던 나로서는 장인어른의 말씀이 한없이 야속하게 들렸지만 참을 수밖에 없었다. 그럴 때마다 나는 젊은 혈기로, 누구보다도 행복하게 해줄 테니 결혼을 허락해 주실 것을 끝까지 설득하고 또 설득했었다.

그런데 지금 내 모습을 보니, 그때 장인어른의 말씀이 옳았다는 생각이 들었다. 차라리 그때 장인어른의 말씀대로 따랐다면 얼마나 좋았을까 생각이 들었다. 그동안 제대로 호강 한 번 시켜주지 못하고, 또 앞으로 어떻게 될지도 모를 상황에서 저렇게 비좁은 병실 간이침대에서 신발도 벗지 못하고 새우잠을 자는 아내를 보니, 장인어른께 했던 약속, 그리고 집사람에게 했던 약속들은 모두 거짓이 되고 말았다.

시간은 아침 6시를 알리고 있었다. 조금 있으면 누군가 방문을 열고 '민환식 환자분께서는 몇 시에 무슨 검사가 있으니 준비하시기 바랍니다. 그리고 검사와 관련하여 혹시 있을 모든 일에 대해서는 환자분이 책임진다는 각서를 받겠지! 등' 이런저런 생각을 하고 있을 때, 간호사가 들어왔다. 오전 8시에는 PET 촬영이 있으며, 끝나면 바로 MRI 촬영이 있다고 하였다. PET 촬영은 생소한 말이라 무슨 약자인지, 어떻게 촬영하는지도 전혀 모른 채 책임진다는 각서에 사인하였다.

매일 뽑아가는 피와 혈압 체크 등으로 심신이 지쳐가고 있었다. 현재 우리나라에 암 환자들이 얼마나 있는지, 또는 하루에 몇 명이나 암을 발견하는지는 잘 모르겠지만, 물론 나중에 이 사실을 알면서 정말 깜짝 놀랐던 적이 있었다. '매일 같이 암 환자들에게서 뽑아대는 피의 양이라면 도대체 하루에 얼마나 많을까?'라는 생각이 들었다. 매일 뽑는 피로 무슨 검사를 하는지 이제는 관심도 없어지고 빨리 피를 뽑아가기만을 기다리는 무감각한 삶을 사는 암 환자일 뿐이었다. 내 삶의 주체에서 내 삶의 객체가 된 것이다. 지금부터 내가 스스로 판단하고 내 생각대로 할 수 있는 일들은 아무것도 없을 것 같다고 생각하니, 몸도 마음도 괴롭기만 하였다.

또 하루가 지나가고 있었다. 오전에 두 가지 종류의 촬영을 끝낸 후, 점심을 먹고 잠시 낮잠을 잤다. 병문안 오는 직원들이 많아 제대로 잠을 잘 수는 없었지만, 그래도 나를 걱정해주는 동료들이 있었기에, 하루하루 참아내고 있었다. 외과 교수님과 제자분들이 하루에 두 번 정도 방문하면서 나를 체크해 주었다. 기분은 어떤지, 마음의 준비는 하고 있는지 등 큰 수술을 앞둔 환자들에게 관심을 보이고 격려를 해줌으로 환자들의 심적 부담을 줄여주는 것이 목적이라 생각하니, 이 또한 고맙기만 했다. 이제 내일, 모레면 어떻게 될지도 모르는, 삶과 죽음의 기로에 서게 된다. 다시는 돌아올 수 없는 길을 갈 수도 있고, 사랑하는 사람들 곁으로 돌아올 수도 있는 이 두 갈래 길에서 나는 어느 쪽일까?

또 하루가 지나 이제 내일이면 수술을 받게 된다. 수술을 앞두고 찾아오신 어머니와 아버지, 누나와 동생들, 그리고 조카들. 병원으로 달려오면서 이미 많은 눈물을 흘렸다는 것을 얼굴을 보니 알 수 있었다. 어머니는 계속해서 당신의 탓이라고 눈물을 보이셨고, 누나와 동생들은 말없이 훌쩍이고 있었다. 나 역시 자식의 도리를 다하지 못한 불효자라는 생각에, 어머니 앞에서 눈물을 보이지 않으려고 애썼지만, 흐르는 눈물은 어쩔 수가 없었다. 병문안 온 많은 사람들이 격려를 아끼지 않았다. 모든 것이 잘 될 것이라는 말과 함께 나를 위해 기도하겠다는 사람들, 아마 그 당시 불교인, 기독교인, 천주교인 등, 많은 분들이 나를 위해 기도하겠다는 말을 아끼지 않으셨다. 내 수술을 직접 하실 교수님도 퇴근 전에 내 방을 찾아오시어 내 손을 꼭 잡고 기도하고 퇴근하셨다.

그리고 내가 근무했었던 금융노조 위원장님과 모든 간부들이 서울에서 대구까지 내려와 손잡고 파이팅을 외쳤다. 나를 쳐다보는 그 눈빛들은 그동안 치열하게 부대끼며 싸워왔던 노동운동의 현장에서 느꼈던 동지애로 내 마음을 뜨겁게 달궈놓았다.

내 눈가에는 눈물이 고였지만, 나도 모르게 눈물이 나는 걸 이를 악물고 참아냈다. '내가 눈물을 흘리면 돌아서는 동지들의 어깨가 얼마나 무거울까?' 염려되어 간신히 참아냈다. 모든 이들이 가고 나니, 밤 11시, 잠을 청하기 위해 불을 껐지만 잠은 오지 않았다. 아내 역시 잠을 자지 못하고 뒤척이는 소리가 들렸지만, 무슨 말을 건네야 할지 몰라 그냥 병실만 쳐다볼 뿐이었다.

첫 입원과 함께 달려왔던 그 시간이 벌써 한 달이 지나갔다. 수많은 검사와 매일같이 뽑아대는 피와 혈압 체크 등 얼마나 많은 검사를 하였던가! 오늘의 수술을 위해서 그리고 그 수술의 성공을 위해서, 또한 한 사람의 소중한 생명을 살리기 위해 그렇게 병원에서는 최선을 다하는 모습에 감사할 따름이다.

오전 7시 간호사들의 발걸음이 바빠지는 모습에 드디어 수술을 준비하는 것 같았다.

"민환식 환자님! 잘 주무셨습니까. 좋은 꿈 꾸셨는지요?"

성공적으로 끝나기만 바랄 뿐이었다.

오전 7시 10분 수술복으로 갈아입자, 간호사가 내게 수면제 주사를 놓았다. 그리고 잠시 내 몸이 다른 이동식 침대에 놓이는 것 같았다. 서서히 의식이 희미해지며 몸에서 힘도 빠져나가고 있었다. 그리고 이동하는 느낌이 들었지만, 그 이후로는 전혀 기억이 나지 않았다. 다만 아주 멀리서 아내를 비롯하여 가족들의 목소리만 들려올 뿐이었다.

얼마나 시간이 지났는지 모르겠다. 눈을 떠보니 주변에 가족들이 모여 있었다. 수술이 벌써 끝났냐고 물으니, 아직 시작도 못 했다는 말만 돌아왔다. 이게 무슨 소리인가? 실은 나보다 더 급한 환자가 있어 수술을 미루게 되었다는 것이다. 앞서 맹장 수술을 받은 환자가 위독해져서 먼저 재수술하고 이어서 내가 수술받기로 했다는 것이다. 그렇게 나는 다시 입원실로 되돌아오게 되었다. 수술은 오후 1시로 다시 결정되었다.

가족들이 점심 식사를 위해 자리를 비운 사이 생과 사의 갈림길에 서 있는 내 모습을 떠올려 보았다. 길지 않은 삶이었지만 너무도 건방지게 살아왔던 내 삶이 후회스럽다는 생각밖에 들지 않았다. 가족들에게 더 잘해 줄 수 있었는데 등 만감이 교차했다. 특히 부모님께 제대로 효도 한번 해보지 못해 죄송했다. 병에 걸린 자식을 지켜만 봐야 하는 부모님의 마음이 얼마나 아프실까 생각하니, 더 괴로워졌다.

이런저런 생각을 하다 보니, 어느새 수술받을 시간이 되었다. 가족들이 점심을 먹고 돌아오자, 간호사는 내게 수면제 주사를 놓았다.

다시 내 몸은 이동식 침대로 옮겨졌으며, 그 이후는 전혀 생각나지 않는다.

05. 성공적인 수술과 중환자실에서의 3일

얼마의 시간이 지났는지 모르겠다. 몸이 움직여지지 않았다. 다만 한밤중이라는 생각만 들 뿐이었다. 고개도 들 수 없는 상황, 희미하게나마 형광등 불빛과 천장만 보일 뿐이었다. 안경을 찾고 싶었지만 어디에 있는지 알 수 없었다. 목이 너무도 말랐다. 물을 마시고 싶었지만, 내 주변에는 아무도 없었다. 누군가를 부르고 싶었지만, 목소리가 나오질 않았다. 너무도 참기 힘든 고통이었다. 주위에 아무도 없다는 현실에 대한 두려움과 외로움이 나를 더욱 힘들게 하였다. 어느 정도의 시간이 지났을까? 눈만 허공을 향해 울부짖으며 이 고통의 순간이 빨리 지나가기를 바라고 있을 때, 간호사가 다가왔다. 시간을 물으니 "새벽 4시를 막 지났어요."라고 했다. 이어 여기가 어디냐고 물으니 '중환자실'이라고 했다.

그때부터는 오직 물을 마시는 것과 복통을 어떻게 하면 없앨 수 있는가에만 집중했다. 간호사에게 물 좀 달라고 하니, 지금은 어떤 것도 마시거나 먹을 수 없다고 했다. 입안은 갈증으로 타들어 가고 있었고, 시간이 지날수록 혀가 입천장에 달라붙었다. 도저히 참을 수가 없어 간호사를 힘껏 불렀다. 그런데, 내 목소리가 모깃소리만 했다. 작은 목소리라도 내는 순간 복통이 더해진다는 것을 알았다. 주위를 살펴보니 호출용 벨이 있었다. 힘껏 누르니, 잠시 후 간호사가 왔다. 간호사에게 물은 먹지 않고 입만 헹굴 테니, 물 좀 달라고 했다. 그러자 간호사는 내 눈을 잠시 보더니, 측은지심이 들었는지 물을 한 컵 따라 주었다. 나는 물을 한 모금 입에 넣고 입안을 헹구어 냈다. 비록 갈증을 시원하게 해결할 수는 없었지만, 두 입술이 붙거나, 입술과 이가 붙는 불편함은 어느 정도 해소되었다. 수술 후의 갈증은 단지 시작에 불과한 것이었다. 멀리서 보이는 커다란 벽시계는 새벽 5시를 가리키고 있었다. 간호사들이 여기저기에서 움직이는 모습이 보였다. 고개를 들 수 없으니, 침대를 살짝 위로 올려서 보았다. 각자 부지런히 밤 동안 아무 탈이 없었는지 열심히 살펴보고 혈압도 재는 등 정해진 루틴에 따라 움직이는 것 같았다. 내게도 2명의 간호사가 왔다. 혈압을 체크하고 불편한 점이 있으면 호출기를 누르면 된다는 등의 말을 건네고 갔다.

그때까지만 해도 내 몸 상태를 정확히 알 수 없었다. 잠시 복통이 온몸을 억눌렀다. 아마도 마취제의 약효가 서서히 떨어지고 있는 것 같았다. 정말 말로 표현하기 힘들 정도로 아픔이 찾아왔다. 왼쪽 다리는 이미 감각을 잃어 움직일 수 없었다. 몸 전체가 밧줄로 꽁꽁 묶어놓은 것 같았다. 오직 입과 눈과 귀만 열려있을 뿐, 전혀 움직일 수 없었다. 간호사를 불러 너무도 아프니 진통제를 부탁했다. 간호사는 참아야 한다고만 했다. 이 상황이 꿈이었으면 얼마나 좋을까?

시간이 어느 정도 흘렀는지 모른다. 고여있는 물처럼 시간은 제자리에 머물러 있는 것 같았다. 단 한 모금이라도 물을 마실 수 있다면 얼마나 행복할까? 마시고 싶으면 언제든지 마실 수 있었던 물을 전혀 마실 수가 없었다. 중환자실에서의 하룻밤은 열흘 밤을 보내는 것처럼 힘들었다. 그때였다. 시간을 보니 5시 30분이 지나가고 있을 무렵, 간호사가 다가왔다. 간호사는 내 몸속으로 들어가는 각종 화학약품을 체크했다. 그리고 여섯 가지 정도의 항생제를 투여했다. 그 항생제는 지독한 냄새가 났고, 엄청난 두통을 일으켰다. 항생제 색깔 또한 각기 다른 색을 띠고 있었다. 이 지독한 항생제들이 내 몸속에서 무슨 작용을 하는지 알 수 없었지만, 독하다는 생각밖에 들지 않았다. 하루에 두 번 항생제를 투여했다. 내 몸에 달린 줄들을 통해 생명을 유지하기 위한 영양제, 식염수, 마취제, 항생제 등 각종 약물이 몸속으로 서서히 들어가고 있었다. 오른쪽 막대기에 달린 이름 모를 약들은 비닐 팩에 색깔별로 담겨 있었다. 많은 약이 내 몸으로 조금씩 흘러 들어가는 것이 느껴졌다.

긴 시간 동안의 수술을 견뎌내고 생명을 유지해주는 소중한 약으로 생각하니, 오른편으로 목을 돌릴 수 없는 불편함도 견뎌낼 수 있었다. 그렇게 중환자실에서 이틀을 보냈다. 그 사이 간호사들은 내가 입고 있었던 환자 옷을 벗기고 몸을 수건으로 닦았다. 수술한 부위에는 붕대로 감겨 있었기 때문에, 그 상태를 알 수는 없었다.

고통의 시간은 계속 이어졌다. 시간이 지나면서 서서히 내 주위를 둘러보게 되었다. 내 바로 앞에 누워계시는 아주머니는 나보다 먼저 들어온 것 같았다. 간호사들이 말을 시킬 때마다 동문서답하는 등 대소변을 간호사들이 받아내고 있었다. 그리고 그 아주머니 옆에는 교통사고로 입원한 아저씨가 중환자실에 들어온 지 3일이 지났지만, 의식이 돌아오지 않아 산소호흡기로 숨을 쉬고 있었다. 의사들이 주고받는 이야기를 듣게 되었는데, 의사 중 한 분이 이 환자분의 의식이 돌아오지 않으니 머리를 열어야겠다고 했다. 듣기만 해도 소름이 돋았다. 그리고 그 옆에 누워있는 덩치 큰 젊은 아저씨는 맹장 수술로 중환자실에 올라온 환자였다. 이 환자는 맹장염 수술을 받았지만, 장내 출혈이 심해 급하게 재수술을 받고 중환자실에 누워있었다. 내가 2008년 1월 30일 오전 7시 30분에 수술을 받기로 하였지만, 이 환자로 인해 수술 시간이 오후 1시로 연기되었던 것이었다. 이 환자 때문에 나는 마취제를 두 번 맞아야 했으며, 밤 9시가 지나서야 수술이 끝날 수 있었다.

중환자실의 분위기는 삶과 죽음의 기로이다. 생을 마감하는 마지막 치료실, 또는 생을 다시 열 수 있는 희망의 치료실이기도 했다. 여기에서 일어나 걸어 나갈 수 있으면, 새 생명을 다시 얻는 큰 기쁨을 누리는 것이다. 그러나 그 반대일 경우에는 물론 생각할 필요도 없다. 어떻게든 이 중환자실을 빨리 벗어나는 것만이, 생명줄을 연장할 수 있는 것이며 내가 살 수 있는 길임을 깨닫게 되었다.

어느덧 시간이 지나 따스한 햇살이 중환자실 창문으로 들어왔다. 우중충한 중환자실이 밝은 햇살로 가득 찼다. 그 햇살이 얼마나 따스한지 앞으로 내가 살아야겠다는 큰 희망을 준 빛이었다. 그렇게 죽음에 가깝게 느껴졌던 중환자실이 따스한 햇살로 인해 생명의 소중함과 살아야겠다는 의지가 되살아났다.

아내 얼굴이 너무도 보고 싶어졌다. 한겨울, 창문으로 아침 햇살이 들어오듯이 아내도 그렇게 나를 보기 위해 들어왔다. 나를 위해 중환자실 밖에서 밤새도록 기도하며 혼자 밤을 지새웠을 아내 얼굴이 무척이나 푸석해 보였다. 면회시간은 오전과 오후 두 번으로, 시간은 10분 정도의 짧은 시간이다. 그 짧은 시간이라도 남편의 얼굴을 보기 위해 이 추위에 밖에서 얼마나 힘든 시간을 보냈을까 생각하니, 가슴이 아파왔다. 오직 죽지 않고 살아만 달라는 그 기도 소리가 지금도 쟁쟁하게 들려오는 것만 같다.

결혼하면 정말 행복하고 웃음 가득한 가정을 만들겠다는 그 약속을 제대로 지키지 못한 나로서는 미안하고 죄스러울 뿐이었다. 남편의 생사에 관한 두려움으로 아내는 한 달 만에 너무도 늙어버린 모습이었다. 아내와 중환자실에 비친 햇살은 내가 일어나 걸어 나갈 수 있는 희망의 싹이 되었다. 생사의 갈림길에서 살아나 내가 아내를 두 눈으로 볼 수 있어 얼마나 감사한지 모른다. 아내는 슬픔으로 가득 찬 얼굴로 남편의 망가진 모습을 어루만지면서, 긴 시간 동안 수술의 고통을 이겨낸 나를 위로했다. 하루에 두 번만 면회가 이뤄졌으니, 나와 아내의 만남은 1년에 꼭 한 번, 칠월 칠석에 만나는 견우와 직녀 같았다. 한나절이 1년같이 길게만 느껴졌으니까.

수술 부위로부터 번지는 고통은 온몸을 휘돌았고, 육체의 고통이 정신마저 혼미하게 만들었다. 무엇보다도 참을 수 없는 고통은 목마름이었다. 단 한 모금의 물도 마실 수 없는 갈증의 고통은 갈라진 배보다 더 많은 고통을 내게 안겨 주었다. 드넓은 사막, 작열하는 태양 아래에서 죽음을 기다리는 한 마리 낙타가 된 느낌이었다.

저녁 무렵이 되었다. 목에 꽂혀 있는 이상한 기구. 그 기구를 통해 몸속으로 들어오는 각종 약품. 어떤 것은 재주입하는 것도 있었지만, 대형 비닐봉지에 담겨 있는 영양제는 좀처럼 줄어들지 않았다. 흰색의 영양제가 몸속에 다 들어갈 때쯤이면 아마도 중환자실에서 나갈 것이라는 생각이 들었다. 그렇게 3일이 지나갔다. 오른쪽 목으로 들어오던 7가지 정도의 약물도 몇 가지만 남겨두고 없어졌다. 서서히 내 몸속에 생명의 불씨가 살아나고 있음을 느낄 수 있었다.

간호사는 이제 중환자실 밖으로 나가 걷는 운동을 하라고 하였다. 혼자서는 일어날 수 없는 나를 아내가 부축하여 간신히 일어났다. 그리고 화장실을 수술 후, 처음으로 가게 되었다. 화장실 거울을 보며, 내 모습을 보았다. 거울에 비친 내 모습에서 건강했었던 지난날의 그 얼굴을 찾아볼 수가 없었다. 수술 후 3일간의 짧은 시간에도 살이 빠져 얼굴에 많은 주름살이 생겼으며, 머리는 새집을 지은 듯했다. 머리를 곱게 빗어 7 대 3으로 가르마를 타고, 헤어스프레이를 살짝 뿌렸던 지난날을 생각하는 것은 사치인 듯했다. 아내의 부축으로 이곳저곳을 거닐었다. 중환자실이 한 곳에만 있는 줄 알았는데, 옆에도 중환자실이 하나 더 있었다.

아내는 중환자실과 중환자실 사이에 놓여있는 의자에서 새우잠을 자며, 중환자실에서 남편이 걸어 나올 수 있기만을 간절히 기도했을 것이다. 중환자실에서는 밤사이 많은 일들이 있었으며, 운명을 달리하는 사람들도 있었다고 아내는 말했다. 아내는 그 환자 가족들의 슬픔을 보면서 나에 대한 걱정으로 잠을 자지 못했다는 것이다. 미안한 마음이 밀물처럼 밀려 들어왔다.

06. 또 다른 암이 발견되다

몇 차례의 걷기 재활 운동 후, 중환자실에서 개인 병실로 옮기게 되었다. 수술 후 처음 눈을 떴을 때 내 옆에 누워계셨던 할머니는 여전히 그곳을 벗어나지 못하셨고, 그날 교통사고를 당해 입원한 환자 역시 깨어나지 못하고 있었다.

나는 중환자실에서 빨리 벗어나는 것만이 살길이라는 것을 깨닫고, 새 생명의 출발을 위해 희망이라는 새싹을 키웠다. 비록 내 두 다리로 걸어 나오지 못하고 휠체어를 타고 중환자실을 빠져나왔지만, 두 번 다시 이곳에 발을 들이지 않겠다고 결심했다.

이제 약간의 물이라도 마실 수 있다는 사실 그 자체만으로도 내게는 큰 기쁨이었으며, 행복이었다. 개인 병실로 옮긴 지 4일 만에 휠체어에 앉아서 밖을 내다볼 수 있었다. 때맞춰 창밖으로 붉은 꼬리를 단 해가 서쪽으로 막 넘어가고 있었다.

한 해의 마지막과 시작을 병원에서 보낸 나로서는 서쪽으로 넘어가는 붉은 해를 보니, 너무도 가슴이 벅차올라 나도 모르게 뜨거운 눈물이 흘러내렸다. 생사가 갈리는 중환자실에서 살아나와 노을지는 석양을 다시 볼 수 있다는 것과, 하나 둘씩 화려한 불빛들이 켜지는 도시의 밤거리를 다시 볼 수 있다는 사실에 벅찬 기쁨의 눈물이 흘러내렸다. 또한, 아빠로서 그리고 남편으로서 역할을 충실하게 다하지 못한 자책감의 눈물이기도 하였다.

내가 건강했었더라면, 아마도 가족들과 함께 바닷가나 산 근처 콘도를 빌려 한 해를 마무리하고, 새해를 힘차게 시작하며 즐거운 추억들을 만들었을 것이다. 그러나 지금은 몇 평 되지도 않는 병실에서 아내와 함께 고통을 나누고 있는 것이 현실이다.

큰 애와 작은 애는 외가로 보내고, 아빠의 얼굴도 잘 모르는 셋째 아들은 진주 누나 집으로 보냈으니, 아빠의 도리를 다하지 못해 괴롭기만 했다. 애들은 아마 매년 함께했다는 것을 기억하고 있을 것이다. 아마도 애들은 매년 아빠와 함께 보냈었던 연말을 기억하리라. 그렇지만 아빠가 어떤 병으로 고통을 받고 있는지, 또 그 병으로 죽을 수도 있다는 사실은 꿈에도 모르고 있을 것이다. 한 집안의 가장이 무너짐으로 인해 앞으로 닥쳐올 수많은 일들, 그 일들의 대부분이 즐겁고 행복으로 가득 찬 일보다는 고통과 인내로 견뎌내야 함을 생각하니, 애들이 더욱더 보고 싶어졌다.

서문시장 너머로 해가 지고 있었다. 노을이 아이들 생각에 잠긴 내 얼굴을 더욱 붉게 물들였다. 나는 묵묵히 해가 다 넘어가 짙은 어둠이 몰려올 때까지 멍하니 그 자리에 서 있었다.

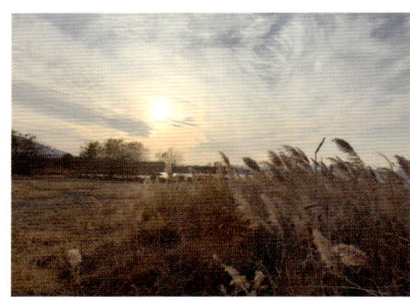 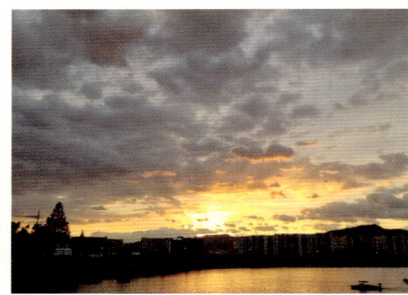

대구 화원유원지와 봉무공원에서 바라본 일몰

수술 후 4일째 되는 날, 교수님이 제자들과 함께 내 병실에 찾아오셨다. 교수님, 레지던트, 인턴, 학생, 간호사 등으로 구성된 한 팀이었다. 레지던트는 교수님이 지켜보는 가운데 간단한 설명을 하였다. 의학용어로 이야기가 오가고 있었다. 그리고 교수님께서 수술은 성공적으로 잘 끝났다는 등 여러 부연 설명을 하셨다. 그러면서 이야기 말미에 나를 충격에 휩싸이게 만든 한마디를 하셨다.

담도암을 제거하면서 우측 간을 절개하였지만, 그 뒤쪽 간 입구에 또 다른 종양이 자라고 있었다는 것이다. 그동안 CT, MRI, PET 등 각종 첨단 장비를 통해 확인했지만, 담도 부분에 생긴 종양을 제외한 더 이상의 종양은 발견되지 않았었다.

그런데 내 몸에 하나가 아닌 또 다른 종양이 자라고 있었다니, 아내는 우두커니 서서 아무런 말도 하지 못하고 그저 고개를 푹 숙인 채 듣고만 있었다. 교수님의 말씀이 이어졌다. 간 뒤의 종양은 현재 조직검사 결과를 지켜봐야 한다고 했다. 교수님은 그렇게 한마디를 남기고 제자들과 함께 병실을 떠났다.

나와 아내만 남은 병실에는 침묵만이 흘렀다. 몇 시간 전만 해도 암을 이기는 여러 가지 이야기를 나누는 등 희망의 불씨를 살리려고 부단히 노력했었는데, 모든 것이 물거품이 되고 말았다.

수술 후유증으로 온몸에 통증이 있어, 밤에는 진통제를 맞으며 억지로 잠을 청하면서 '내일이면 오늘보다 좋아지겠지.'라는 희망으로 지냈었다. 그리고 '며칠 지나면 퇴원하겠지.'라는 생각으로 온몸의 통증을 견뎌내고 있었다. 그런데 교수님의 말씀을 들으니, 허탈했다. 제발 뒷부분의 종양은 악성종양이 아니기를 아내와 나는 간절히 기도했다.

지금까지 살면서 이렇게 기도해 본 적이 없었다. 그동안 내가 일을 계획하고 행동으로 옮겨 많은 일들을 처리했다. 즉 내가 중심이 되어 모든 것을 결정하며 살아왔었다. 그러나 지금 나는 나 자신을 의지하는 것이 아니라, 누군가에게 간절히 기도하고 있었다. 병실 복도를 거닐면서 말없이 기도하고 있었으며, 창문 밖으로 오가는 사람들을 보며 간 뒤의 종양이 악성이 아니기를 기도하고 또 기도했다.

지난 한 달 동안 내가 겪었던 고통의 나날들이 스쳐 지나갔다. 얼마나 힘들었던가! 밤낮으로 고통과 슬픔과 자신에 대한 원망이 이어졌으며, 나와 함께 했었던 사람들에 대한 배신감 또한 나를 괴롭히고 있었다. 그렇지만 이 모든 것들도 시간이 지나면 다 해결될 것으로 생각했었다. 오직 사랑하는 아내와 아이들만을 생각하며 이 힘든 고통도, 암이라는 병마도 이겨내야 한다는 각오와 희망으로 지금까지 버텨왔다.

그런데 또 다른 종양이 자라고 있다는 사실에 모든 희망은 물거품이 되고, 앞으로 무엇을 어떻게 해야 할지를 몰라, 멍하니 앉아 있었다. 아내는 아무 말 없이 그저 눈물만 흘리고 있었다. 아직도 젊은 나이인데, 그리고 아이들 세 명을 키워야 하는데, 그것도 막내는 이제 두 살인데, 앞으로 어떻게 살아야 할지 등, 수많은 생각이 아내의 머릿속에서 맴돌았을 것이다. 또한, 홀로 남겨질 미래에 대한 불안함과 막막함으로 남몰래 많은 눈물을 흘렸을 것이다.

오후 2시경, 개인실 중에서도 깨끗하고 전망이 좋은 병실을 다행히 배정받을 수 있었다. 원망, 절망, 고통 등, 이런 것들이 이제 내 몸의 일부가 되었다. 씻고, 벗고, 걷는 것, 먹는 것 또한 힘들기만 했고, 입술은 항상 말라 있었다. 중환자실에서 그렇게도 마시고 싶었던 물을 이제는 마음껏 마실 수 있겠구나! 생각했지만, 물에 대한 갈증은 어디론가 사라지고 말았다. 정확히 무엇 때문인지는 모르겠지만, 물을 찾지 않았다.

중환자실에서 겪었던 힘든 과정 때문이었을까? 아니면 이 병으로 인해 생명에 대한 희망이 점점 희미해져 마셔야 할 물마저도 내게서 멀어졌던 것일까? 그렇게 마시고 싶었던 물도 전혀 당기지 않았다.

다음 날 아침, 수술 후 거의 닷새 만에 처음으로 미음을 먹게 되었다. 반찬은 물김치가 전부였다. 평소에는 입으로 마셔도 될 정도의 묽디묽은 미음이었지만, 도무지 입맛이 없으니 한 숟갈 넘기기가 고역 중의 고역이었다. 먹어보려고 아무리 애를 써봐도 목구멍으로 전혀 넘어가지 않았다. 물김치 맛 또한 이상하게 느껴지는 것으로 보아, 미각을 완전히 잃은 모양이었다.

그 이튿날에도 나는 미음을 두세 숟가락 뜨다 말고, 멍하니 밖만 바라보며 속에서 넘어오려는 것을 억지로 참아냈다. 물김치를 먹는 것은 미음을 먹는 것보다 더 고통스러웠고, 후식으로 나오는 오렌지 주스를 한 모금 마시는 것은 그 어느 음식보다 더 역겨웠다.

아무것이나 잘 먹을 정도로 건강했고, 먹는 것을 즐겼던 내가 한 술 정도의 미음을 거의 30분 동안 먹었으니, 옆에서 지켜보는 아내가 얼마나 힘들어했을까!

개인 병실로 온 지도 며칠이 지나 입맛이 돌아올 때가 되었건만, 여전히 음식을 목구멍으로 넘겨야 하는 것은 넘어야 할 큰 산이었다. 수술 후유증을 극복하기 위해서라도 잘 먹어야 했지만, 식사 때만 되면 밥 냄새와 반찬 냄새가 역겨워 토할 것만 같았다.

07. 처음 가본 호스피스 병동과 퇴원

식사시간만 되면 밥과 반찬 냄새가 싫어, 2월의 차가운 날씨에도 창문을 열어두어야만 했다. 창문을 열었으면 조금이라도 먹을 수 있어야 하는데, 밥이 목구멍으로 넘어가지 않았다. 먹어야 이 병마를 이겨내고 병원을 떠날 수 있을 텐데, 집으로 돌아가면 따뜻한 햇살을 받으며 시원한 공기를 마실 수 있을 텐데, 그리고 아내가 만들어 주는 밥과 반찬을 먹을 수 있으며, 사랑하는 우리 애들을 볼 수 있을 텐데…. 한 끼 두 끼 억지로라도 먹기 시작했다. 아내는 집에서 장만한 몇 가지 반찬도 가져왔다. 마늘장아찌와 평소 내가 즐겨 먹던 시금치와 콩나물도 가져왔다.

그렇게 시간이 지나면서 입맛이 조금씩 돌아오기 시작했다. 고기반찬을 제외한 여타 반찬을 깔끔하게 비우기 시작했으며, 밥 역시 먹을 만큼 먹을 수 있었다. 밥을 먹으니, 서서히 몸에 기운이 돌기 시작하였다. 밥과 반찬의 역겨운 냄새도 점점 사라졌다. 몸은 여전히 아팠지만, 그 아픔을 견뎌내야 하는 것 역시 하루의 일과가 되었다. 약 두 달 동안은 운동할 수 없었으며, 특히 대수술로 인해 두 다리를 비롯하여 몸에 근육이 거의 사라질 정도로 무기력한 상태가 되었다. 한쪽 손은 링거가 달린 바퀴 달린 막대를 잡고 밀면서 암 병동 6층을 하루에도 수십 차례 걸어 다니기 시작했다. 병동을 거닐 때마다 각 병실에 적혀있는 암 환자들의 나이와 병명을 보면서 새삼 놀라기도 하였다. 새파랗게 젊은 청년을 비롯하여 암 환자들이 너무도 많다는 사실에, 큰 충격을 받았다.

한번은 운동하면서 잠시 들렀던 곳이 있었다. 그곳 병실에는 여러 환자가 함께 누워있었는데, 간혹 환자 옆에서 가족들이 책을 보거나 담소를 나누고 있었다. 병실 옆에는 작은 정원이 있었으며, 밖을 내다볼 수 있도록 커다란 창문도 있었다. 잠시 머물러 있었는데, 그곳이 어디인지 궁금해져 간호사에게 물었다. 그녀는 위쪽 간판을 손가락으로 가리켰는데, '호스피스' 병동이었다.

처음에는 호스피스의 뜻을 몰랐다. '호스피스'는 죽음을 눈앞에 둔 말기 암 환자들에게 연명치료를 하지 않고, 심리적으로 안정을 찾아 삶의 마지막을 평안하게 보낼 수 있도록 하는 곳이었다.

그 병동을 되돌아 나오는데, 환자들의 모습이 자꾸만 떠올랐다. 환자들은 대부분 마르고 머리카락이 없었으며, 얼굴은 굳어 있었다. 너무도 짙고 어두운 그림자가 얼굴마다 깔려 있었다. 죽음에 대한 공포를 느껴서일까? 이제 얼마 남지 않은 이 세상에서 다하지 못한 일들에 대한 미련 때문일까? 사랑하는 가족을 두고 먼저 가야만 하는 슬픔 때문일까? 그 병실에 있는 환우들의 얼굴에는 하나같이 웃음은 사라지고 슬픔, 고독, 괴로움이 가득한 모습이었다.

호스피스 병동의 암 환우들을 보고, 암이 육체적으로 정신적으로 얼마나 사람을 힘들게 하는 것인지를 한눈에 알아볼 수 있었다. 나 역시 마찬가지다. 갑자기 발견된 암으로 아무런 준비도 없이 입원했다. 앞으로 가족들의 삶에 내가 어떠한 영향을 줄지를 생각하니, 암은 무서운 병임을 새삼 느끼게 되었다. 암에 걸린 사람들의 모습을 보니, 한 발은 관 속에 두고 또 한 발은 세상의 온갖 무거운 짐을 끌고 가는 모습이었다. 암 병동을 거닐며 암 환우들의 힘겨운 삶을 지켜보면서, 암 병동 밖으로 보이는 건강한 사람들의 삶도 지켜보았다. 삶과 죽음은 창문을 경계선으로 하고 있다는 것을 알게 되었다.

그렇게 시간이 흘러 어느덧 퇴원할 날짜가 다가왔다. 얼마나 기다렸던 퇴원인가! 2007년 12월 28일에 입원한 후, 잠시 퇴원했다가 다시 입원해 20여 일 만에 퇴원했다. 2008년 2월 15일은 내가 세상에 새롭게 첫발을 내디딘 날이다. 병원에서 지낸 날들을 돌아보니, 대수술 후 처음으로 눈을 떴던 곳인 중환자실을 잊을 수 없었다. 중환자실에서 가장 힘들었던 것은 배를 갈라 간을 떼어 낸 부위의 통증보다 단 한 모금의 물도 마실 수 없었던 갈증으로 인한 고통이었다.

수술로 인한 통증이든 갈증이든 긴 고통의 시간을 보내면서 모든 것은 결국 시간이 해결해 준다는 것을 깨닫게 되었다. 중환자실에서 느꼈던 죽음에 대한 두려움이 사라진 것도 시간이었다. 망가진 육체가 회복되는 것도 시간이었다. 그렇게 20여 일 만에 집으로 돌아왔다. 사랑하는 아이들을 만나니, 그야말로 이산가족 상봉이 따로 없었다. 얼마나 가슴 벅찬 만남이었던가! 그러나 그 행복도 잠시였다. 수술에 따른 통증과 암에 대한 두려움으로, 자고 싶어도 잠이 오지 않았다. 모든 것을 잊기 위해 제발 잠을 잤으면 했지만, 잠은 오지 않고 통증이 날마다 나를 괴롭혔다.

유대교의 경전 주석서인 '미드라쉬'에 '다윗왕의 반지'에 관한 일화가 있다. 이 일화는 장시간의 암 수술과 6개월간의 항암치료, 그 후 우울증으로 힘들어했던 내게 힘을 실어다 준 이야기이다.

어느 날, 다윗왕이 궁중의 세공인을 불러 "날 위해 아름다운 반지를 하나 만들되, 반지 안쪽에 전쟁에서 큰 승리를 거두어 환호할 때 결코, 교만하지 않게 하고, 내가 큰 절망과 환난에 빠져 낙심할 때 결코, 좌절하지 않으며 자신에게 용기와 희망을 줄 수 있는 글귀를 새겨 넣어라."라고 하였다. 이에 궁중 세공인은 아름다운 반지를 만들었지만, 아무리 고민을 해봐도 반지에 새길 글귀가 떠오르지 않았다. 그는 지혜롭기로 소문난 솔로몬 왕자를 찾아가 도움을 청했다. 세공의 이야기를 듣고 잠시 생각에 빠진 솔로몬 왕자는 이렇게 적으라고 일러주었다.
"이 또한 지나가리라(This too shall pass away)"
다윗왕은 어떠한 상황에서도 크게 흔들리는 것을 원치 않았다.

인생살이에서 갑자기 당하는 큰 슬픔은 사람의 마음을 흔들어 놓는다. 그래서 바른 생각을 하도록 내버려 두지 않고 약한 감정에 휩싸이도록 하여 실수하게 만든다. 이럴 때, 필요한 것이 평정심이다. 평정심을 잃으면 눈앞에 해결책을 두고도 멀리에서 찾으려고 하게 된다. 인생살이에서 기쁜 일이 찾아왔을 때도 마찬가지다. 뜻밖의 기쁜 일로 인해 평정심을 잃어 실수하게 된다. 그런데 기쁨을 이웃과 함께 나눈다면 기쁨은 배가 될 것이며, 그 기쁨으로 또 다른 많은 일을 해낼 것이다.

살아가면서 승리의 깃발을 휘날릴 때나, 또는 큰 파도 앞에서 평정심을 잃고 흔들리게 되는 것이 인간이기에, 다윗왕도 손에 반지를 끼워 평정심을 잃지 않으려고 했었던 것 같다.

나 역시 지금 평정심을 잃지 않으려고 많은 노력을 하고 있다. 지금, 비록 암으로 인해 많은 것을 잃었지만, 살아있다는 것에 감사하며, 머리 숙여 겸손한 태도로 임할 때 진정 치유는 시작된다는 것을 깨달았다.

아무리 큰 기쁨도, 슬픔도 결국 지나가게 되어있다. 그러므로 너무 기뻐하거나 너무 슬퍼할 필요가 없다. 지금의 이 어려운 시기를 잘 견디어낸다면 반드시 암을 극복하고 건강해질 것이라고 스스로 주문을 걸었다. 다윗왕의 반지에 새겨진 '이 또한 지나가리라'를 마음속에 새겨두며, 먼 훗날, 담대하게 암을 극복했노라 말할 수 있는 날이 오기를 꿈꾸며 하루하루를 감사하면서 보냈다.

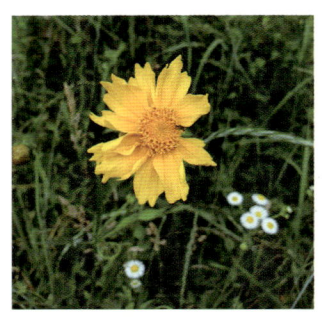
건강할 때 몰랐던 꽃의 아름다움을 암을 얻어 알게 되었다.

퇴원하고 며칠이 지났을까? 엄마가 혼자서 울고 있다고 아이들이 내게 말했다. 엄마가 왜 우는지, 아빠는 아느냐고 물었다. 아무 일 없으니, 걱정하지 말고 엄마 말씀 잘 듣고, 엄마에게 잘해드리라고 애들에게 부탁했다. 나로 인해 슬픔과 불안과 고통의 시간을 보내는 가족들을 생각하니, 밤이 늦도록 잠을 이루지 못하였다. 물론 수술로 인한 통증으로 잠을 설치기도 했었지만, 통증은 진통제로 가라앉힐 수가 있지만, 불확실한 미래에 대한 걱정은 끊임없이 올라와 잠을 이루지 못했다.

2008년 3월. 좀처럼 보이지 않았던 봄소식이 서서히 땅에서 올라오고 있었다. 밤낮의 일교차는 심했지만, 땅 기운은 봄을 부르고 있었으며, 한낮 기온이 영상 10도 이상이 이어지면서 겨우내 땅속에서 움츠리고 있었던 풀들이 서서히 올라오고 있었다. 그동안 병마로 시달린 육신에 따스한 햇볕을 쏘이며, 새들의 노랫소리를 귀담아듣기도 하였다.

이렇게 몇 날을 보내니, 내 몸 저 바닥에서부터 희망의 새싹이 올라오고 있었다.

햇볕이 따스한 날에는 아파트 뒤에 있는 무학산에 올랐다. 그동안 다리 근육이 다 녹아버려서 두 다리는 힘없이 주저앉을 것만 같았다.

무학산 정상은 해발 203m로 아주 낮은 산이었지만, 정상까지는 꿈도 꾸지 못할 정도의 체력이었기에, 산행은 산 입구에서 10여 분의 거리가 전부였다. 그 거리도 내게는 30여 분의 시간이 걸릴 정도로 힘들었기에, 오르면서 몇 번이나 걸음을 멈춰야 했고 다시 나무를 부여잡고 올라가야 했다.

08. 항암치료와 그 부작용으로 인한 고통

2008년 3월 5일 퇴원 후 처음으로 대학병원에 들렀다. 교수님은 나를 아주 밝게 맞이하셨다. 식사와 운동 등 여러 가지를 물었으며, 수술 부위의 상태를 보고 살이 잘 붙었다고 했다. 수술 후, 내 배는 크게 사람인(人) 자가 그려져 있다. 그동안 얼마나 많은 죄를 지었길래 수술 자국이 사람인(人) 자가 되었을까!

교수님은 나에게 충격적인 말 한마디를 던졌다. 전에는 한마디도 언급하지 않았던 '항암치료'에 관한 이야기였다. 교수님은 계속해서 뭔가를 말씀하셨지만, 갑자기 머리가 혼미해지면서 아무 소리도 들리지 않았다. 그저 교수님의 이야기가 빨리 끝나 진료실을 나가고 싶다는 생각만 들 뿐이었다.

교수님은 혹시 남아있을지 모를 암세포를 항암치료로 말끔히 죽이는 것이 좋을 듯하다는 것이었다. 항암치료를 꼭 받아야 하는 목적을 이야기하고 있었다. 내가 맞을 항암치료제는 새로 나온 항암제이며, 보험이 안 된다고 하였다. 최근에 나온 약이라 옛날 약보다는 독성이 적어 백혈구와 혈소판이 줄거나 구토와 탈모 등의 후유증도 적다는 등의 설명이었다. 항암치료 시기는 3월 둘째 주부터 시작하며 매주 한 번, 한 달에 세 번의 항암 주사를 맞고 일주일 쉬기를 6개월간 계속한다고 하였다. 항암치료는 내 의지와 상관없이 이미 진행되고 있었다.

내가 항암치료를 왜 받아야만 하는지를 나중에서야 알게 되었다. 사실은 담도암으로 수술을 받았지만, 수술하면서 간 뒤 간문맥에 새로운 암이 자라고 있었다는 것이다. 전이된 암인지는 모르겠지만, 조직검사 결과 악성종양으로 판명되었다. 병실에서 운동하며 보았던 환우들의 모습이 떠올랐다. 항암치료로 머리카락이 빠지기 시작하여 나중에는 남아 있는 머리카락마저 다 깎아버리는 것을 보았다. 항암치료를 받을 것인지, 아니면 자연치료를 받을 것인지에 대해 고민하기 시작하였다.

아내는 내가 항암치료를 받기 원했지만, 내 생각은 달랐다. 요즘 암 환자들이 산속에서 자연식을 하며, 운동으로 암을 이겨내는 대체요법에 관해 설명하였지만, 아내는 듣지 않고 오히려 나를 설득하기 시작했다. 마음을 독하게 먹고 6개월만 참고, 견뎌내자고 했다. 결국, 나는 항암치료를 받기로 하였다.

2008년 3월 둘째 주 금요일에 주사실로 향했다.

1회 항암투여에 42만 원으로 비싼 가격이었지만, 내 생명을 살리는 일이므로 납부를 한 후 계산서를 간호사에게 제출하고 기다렸다. 잠시 후, 내 이름을 불러 7~8명 정도의 일인용 침대가 놓여있는 주사실로 들어가 간호사의 지시에 따라 일인용 침대에 누웠다. 몸을 들어 올릴 때마다 삐거덕거리는 소리가 들렸다. 이곳에서 항암 주사를 맞는 대부분의 환자는 60~70대의 어르신들이라는 것을 알게 되었다. 항암치료를 6개월 동안 받으면서 나처럼 40대 초반에 항암치료를 받는 사람은 없는 것 같았다. 이 가혹한 벌이 내게 너무도 일찍 찾아왔다는 사실에 지금도 놀라곤 한다.

　간호사는 주입할 항암 약병을 가지고 들어왔다. 흔히 맞는 링거 크기의 병이었는데, 주사를 왼팔에 꽂는 순간 차가운 액체가 내 몸속으로 빨려 들어오는 것이 느껴졌다. 너무도 차가워 점점 추워졌으며 나중에는 한기마저 느껴졌다. 한 시간 정도의 시간이 흘렀을까? 간호사는 모든 약물이 몸속으로 들어간 것을 확인하고 주삿바늘을 뺐다. 주사를 맞는 한 시간 내내 항암치료에 대한 회의가 들었다. 항암치료는 암세포뿐만 아니라 정상 세포까지 죽이기 때문이다. '빈대 잡으려다 초가삼간 다 태운다.'라는 속담처럼, 부작용이 있을까 걱정이 되었다.

　몸속으로 들어간 약물은 추위는 물론, 두통을 가져왔고 수술 부위는 여전히 아팠다. 이 모든 고통을 이겨내는 방법은 잠을 자는 것이었다. 흔들의자에서 잠시 눈을 붙였다. 얼마의 시간이 지났는지 모르겠지만 어머니께서 부르는 소리가 들렸다. 일어나려고 하는데, 벌써 어머니께서 방에 들어오셨다. 어머니의 얼굴을 뵈니, 너무도 초췌하고 늙으신 모습이었다. 이 못난 자식의 병으로 인해 얼마나 많은 밤을 지새우며 우셨을까? 내가 살아온 지난날들이 너무도 원망스럽고 후회스러웠다. 어머니는 항암치료는 견딜만한 것인지 이것저것 물으셨다. 나는 몸에 큰 이상은 없지만, 두통이 약간 생겨 속이 멀미하듯 울렁거린다고 말씀드렸다.

　시간은 그렇게 흘러갔다. 항암치료 10회차부터는 항암치료를 받고 싶지 않았으며, 무엇보다도 병원에 들어가는 것 자체가 싫어지기 시작하였다. 소독약 냄새도 싫어졌고, 병원 화장실에 사용토록 준비한 비누 냄새마저 맡을 수가 없었다. 항암 주사를 맞기도 전에 그러한 냄새들로 구토가 나기 시작했으며, 두통은 더욱 심각해져 갔다. 주사실에 누워서 천장을 보니, 머리는 점점 더 아파왔고 주사 약물이 몸속으로 들어오면서 또 한기를 느껴야 했다. 5월 말, 밖은 초여름처럼 더위가 기승을 부리고 있는데, 나는 추위와 싸우고 있었다.

사실 항암치료 10회차부터가 고비인 것 같았다. 심한 두통은 우울증까지 불러왔으며, 신경은 더욱 날카로워져 조그마한 일에도 짜증을 내기도 하였다. 정신상태가 점점 피폐해지고 있음을 느꼈다. 아마도 항암치료에 따른 부작용인 듯했다. 모든 의욕이 떨어지고, 특히 식욕부진과 살기 위한 몸부림이 점점 멀어지는 것 같았다.

항암치료 18회차 중 13회차 주사를 맞자마자 화장실로 달려가 점심때 먹은 모든 음식을 토해냈다. 내 입가에는 침이 흐르고, 콧물과 눈물이 뒤범벅되었으며, 수술받은 배는 구토로 인해 통증이 심해졌다. 몇 개월이 지나 수술 부위가 아물었는데, 구토로 인한 충격으로 심한 통증이 이어졌다. 겨우 몸을 일으켜 거울에 비친 나를 보니, 그 당당했던 모습은 어디로 가고 너무도 초췌한 모습이었다. 언제 이 세상을 등질지 모르는 암울한 미래를 생각하니, 나도 모르게 눈물이 쏟아져 나왔다. 얼굴을 씻고 화장실에서 나왔지만, 주사실과 병원 전체에서 풍기는 냄새가 내 머리에서 떠나지 않고 나를 괴롭혔다. 복도에서 똑바로 걷지 못하고 비틀거리는 내 모습을 지켜본 처남이 나를 부축하여 계단을 내려왔다. 그렇게 13회차 항암치료를 마쳤다.

암과 씨름하면서 깊은 잠을 제대로 자본 적이 없었다. 그래서 아침 식후에는 항상 잠이 쏟아졌다. 밤에 잠을 제대로 잘 수 없었던 것은 악몽에 시달려서이다. 꿈꾸고 깨면 새벽 2~3시경으로 그때부터 가족에 대한 걱정들이 밀물처럼 밀려와 결국 뜬 눈으로 아침을 맞이하곤 했다. 암은 내게 정신적·육체적 고통을 가져다줬으며, 꿈속에서도 악몽으로 시달려야 했다.

14회차 항암 치료를 앞두고 갈등하기 시작하였다. 천연계에서 내 몸을 치유할 수 있다는 믿음과 확신이 들면서 항암치료에 대한 부정적 생각이 강하게 자리 잡기 시작하였다. 항암치료에 대한 부정적 생각으로 내 얼굴은 굳어가고, 마음의 문들은 꼭꼭 닫혀가고 있었다. 결국, 나는 어머니와 아내에게 말 한마디 없이 14회차 항암치료는 포기하기로 하였다. 18회차 중 13회차까지 항암치료를 받았기 때문에 이제는 받지 않아도 될 것이라는 혼자만의 판단으로 결정하였다. 어머니와 아내가 두 사람 모두 아무런 말이 없었지만, 몇 번만 더 받으면 항암치료가 끝나는데 지금 포기하는 것이 마음에 걸리는 듯했다. 그렇지만, 나는 단호하게 내 뜻을 밝혔다. 더 이상의 항암치료는 무의미할 뿐만 아니라 정상 세포마저 파괴하고, 특히 두통과 구토로 인해 식욕이 감퇴하는 등 부작용으로 오히려 면역체계의 파괴를 가져올 수 있다고 설명하였다.

결과적으로 면역력이 떨어짐으로 암이 재발할 수 있다는 것을 어머니와 아내에게 계속해서 전달하였다.

완벽한 것은 아무것도 없다. 아무리 성공적인 수술로 몸속의 암세포를 제거했다고 해도, 수술 과정에서 일부 암세포는 미세하게나마 몸 안에 남아 있을 것이다. 항암치료는 이렇게 남아 있는 암세포를 죽이기 위한 것이 아닌가! 그렇지만 항암치료는 더 많은 정상 세포까지 죽인다는 점이 문제였다. 그동안 암을 이겨내기 위해 시중에 나와 있는 암 극복 관련 책을 다 찾아 읽을 정도로 책을 많이 읽었으며, 그 책들을 통해 내린 결론은 더 이상의 항암치료는 심각한 부작용을 불러와 오히려 암을 더 키울 것이라는 사실이었다.

며칠 뒤 교수님으로부터 전화가 왔다. 화가 무척 많이 난 목소리였다. 당장 항암치료를 받지 않으면 위험하다는 것이었다. 그 전화를 받았을 때 나는 무학산에서 소나무가 제일 많이 우거진 곳에 자리를 잡고 조용히 생각에 잠겨있을 때였다. 마음은 아주 편안했으며, 새소리를 들으며 어디에 가서 내 몸을 건강하게 만들 것인가? 등을 고민하고 있었다. 즐겁고 희망으로 가득 찬 순간에 교수님으로부터 전화가 걸려온 것이었다. 교수님의 말씀은 무조건 항암치료를 받아야만 살 수 있다는 것이었다. 항암치료를 받지 않으면 왜 죽는 것인지에 대한 설명 없이 무조건 받아야만 살 수 있다는 교수님의 화난 목소리가 핸드폰 저편에서 유난히 크게 들려왔다.

항암치료가 환자에게 어떤 고통을 주는지는 교수님도 잘 아실 것이다. 아마도 지금 겪는 고통으로 암을 치료할 수만 있다면 암에 걸린 모든 이들이 참고 견디면서 항암치료를 받을 것이다. 교수님의 화난 목소리로, 내 논리는 결국 막을 내리고 그다음 주 화요일부터 항암치료를 받기로 하였다. 14회차부터 시작된 항암치료는 15회차, 16회차로 이어지면서 그 고통은 극에 달했다. 항암 주사를 맞는 순간부터 끝나는 순간까지 고통의 연속이었다. 두통과 구토는 갈수록 심해졌으며, 무엇보다도 추위는 한여름임에도 겨울처럼 느껴질 정도로 심해졌다. 머리카락도 조금씩 빠지기 시작하였다. 처음 몇 회차까지는 항암치료를 받고 그다음 날 오전 10시에 산으로 향했지만, 14회차부터는 다음 날 오후가 되어서야 겨우 힘겹게 산에 올라갈 수 있었다. 항암치료 회차가 증가하면서 몸의 상태가 점점 약해져 간다는 증거이기도 하였다. 이러한 내 모습을 보며 더 이상의 항암치료는 몸을 악화시킬 것만 같았다.

결국, 나는 17회차 항암치료를 받고 18회차 마지막 항암치료는 포기하였다. 총 17회에 걸쳐 6개월여에 걸친 항암치료와의 전쟁이 막을 내렸다. 3월 둘째 주부터 시작해 8월 초까지 거의 6개월간 계속된 항암치료는 몸과 마음을 완전히 피폐하게 만들어버렸다. 그뿐만 아니라 자식으로서, 남편으로서, 아빠로서의 역할은 아무것도 기대할 수 없을 정도로 변해버린 그야말로 암울한 시기였다. 지난 6개월 동안 항암치료를 받으며 많이도 울었다. 자신에 대한 원망뿐만 아니라 나를 이렇게 만들었다고 생각되는 사람들까지 원망하면서 울었다.

2008년 8월 중순 교수님을 뵈었다. 항암치료를 마무리하고 향후 치료에 관한 이야기를 듣기 위해 병원에 방문하였다. 교수님은 6개월 동안 수고했다는 말과 함께 향후 6개월마다 피검사와 CT(전산화단층촬영) 촬영을 하겠다는 말씀을 하셨다. 그리고 내게 앞으로 무엇을 할 것인지 등을 물어보았다. 나는 심신을 달래기 위해 공기 좋은 곳에서 요양을 위해 대구를 떠난다고 말했다. 교수님은 내 이야기를 듣다가 경구용 항암치료제를 먹어야 한다는 말씀을 하셨다. 나는 그 모진 항암치료를 힘들게 끝냈는데, 또다시 항암제를 먹어야 한다는 교수님 말씀에 화가 치밀어 올랐다. 그래서 꼭 먹어야 하느냐고 따져 물었다. 교수님은 한결같이 혹시나 있을지 모르는 암세포를 죽이기 위해서는 경구용 항암제를 1년 정도 먹어야 한다는 것이었다. 암이 얼마나 무서운 병인지를 다시 한번 느꼈다. 1년간 복용할 경구용 항암제 중, 3개월분을 약국에서 받아 힘없이 집으로 돌아왔다.

경구용 항암제를 8개월 정도 먹었으며, 나머지 4개월 치는 모두 휴지통에 버렸다. 물론 하루 세 번 먹어야 하지만, 간에 부담을 줄 것 같아 저녁에는 먹지 않았다. 이렇게 경구용 항암제를 1년 먹어야 했지만, 8개월 정도 먹다가 끊었으며, 사실 날수로 따지자면 6개월 정도 복용하였다.

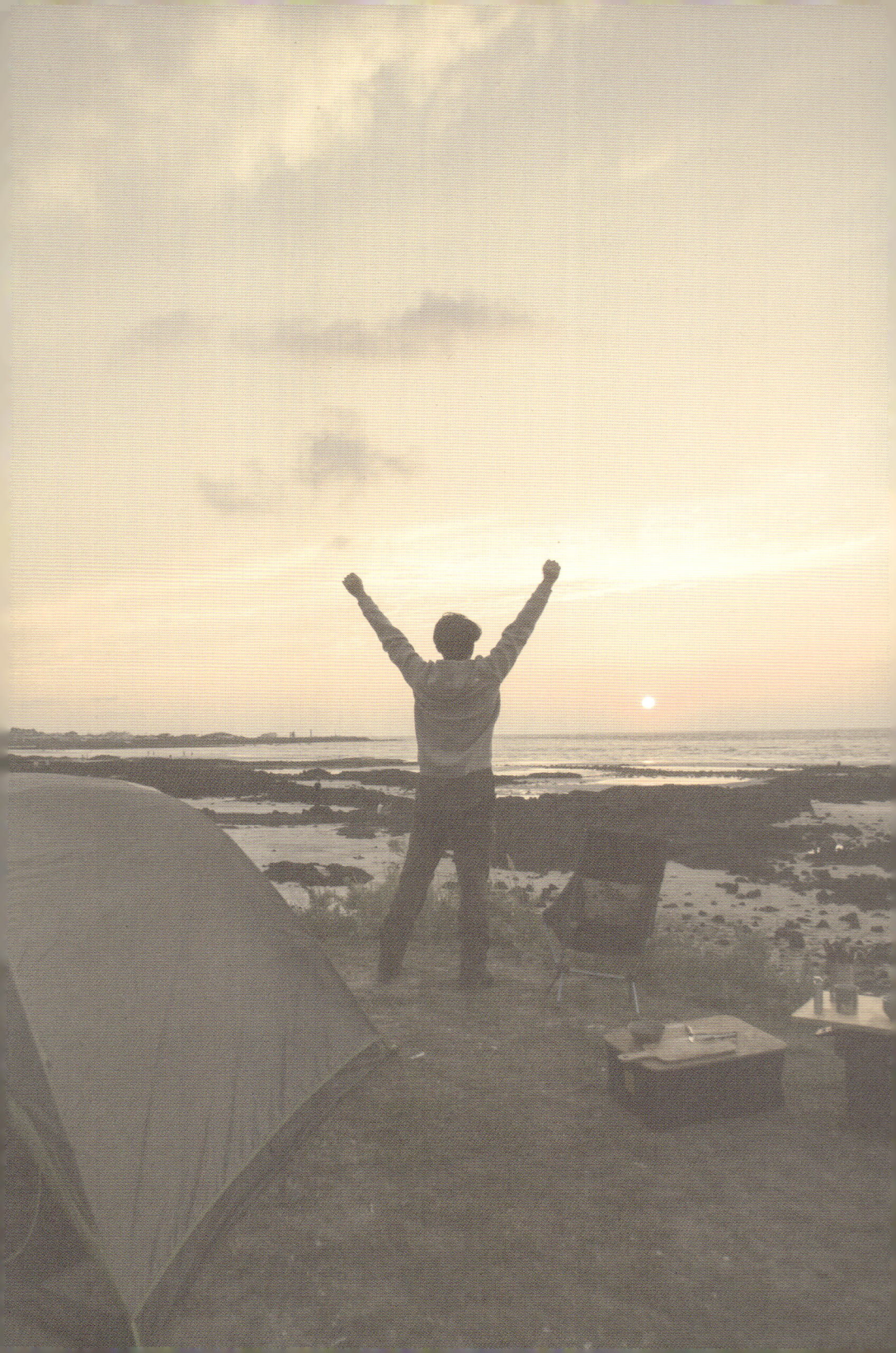

쉼터에서의 생활 2

떠날 수 있다는 것은 무척이나 행복한 일이다.
차를 몰고 내가 가고 싶은 곳으로 갈 수 있다는 것은 희망이다.
아침에 떠오르는 해를 보며, 산새들의 지저귐을 들을 수 있다는 것은
아직 살아있다는 것이고, 살아있다는 것은 감사하며 기뻐할 일이다.

2

쉼터에서의 생활

01. 집을 떠나 쉼터로 가다

집을 떠나는 것은 내게는 아주 쉬운 일이었다. 초등학교 5학년 여름방학 때, 경남 산청의 오지마을에서 진주로 전학 갔었다. 그 당시 진주는 태어나서 한 번도 가보지 못한 대도시였다. 여기저기서 경적을 울리는 많은 차와 북적이는 사람들, 즐비하게 늘어서 있는 높은 건물들, 시골 촌놈으로서는 이 모든 것이 신기하기만 하였다. 초등학교 때부터 아버지와 단둘이 자취생활을 하면서 집을 옮기고 떠나는 것은 어린 시절부터 내 삶의 일부분이 되었다. 누군가 내게 역마살이 끼었다는 말을 하였었는데, 아마도 그것은 어린 시절의 이러한 생활 때문이리라. 그 후 진주에서 대구로 와 직장을 구하고 결혼도 하면서 자녀들을 낳았기에, 짐을 꾸려 집을 떠나는 것이 내겐 너무도 쉬운 일이었다. 그래서인지 요양을 하고, 처음 맛보는 음식을 접하며, 낯선 곳에서 새로운 삶을 사는

데 여러 가지로 도움이 된 듯싶다. 집을 쉽게 떠나지 못했다면, 이 병마를 이겨내지 못했을 것이라는 생각도 든다.

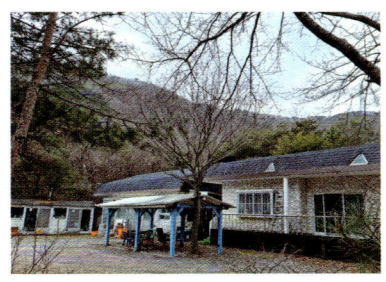
배내골 쉼터

배내골 쉼터는 항암치료를 받는 동안 틈틈이 인터넷을 검색해 알게 되었으며, 경북 봉화에 있는 모 쉼터 역시 인터넷을 통해 알게 되었다. 경북 봉화는 대구에서 너무 멀리 떨어진 곳이어서 불편한 점이 많아 포기했지만, 이곳 배내골 쉼터는 처음 방문했을 때부터 마음에 들었다. 이곳 원장님으로부터 쉼터에서 먹는 음식과 쉼터 주변에 있는 산들, 가볼 만한 장소에 관해 들을 수 있었으며, 무엇보다도 환우에 대한 원장님의 따스한 마음을 느낄 수 있어 마음에 들었다. 나는 아내와 상의하고 배내골 쉼터에서 당분간 생활해야겠다고 결정했다.

2008년 8월 초에 18회차 중 17회차를 마지막으로, 항암치료를 끝내고 집에서 일주일 정도 쉬었다. 그리고 배내골 쉼터를 향해 직접 차를 몰고 갔다. 밀양댐에서 차를 멈추고, 댐 주변의 경치를 구경하면서 앞으로 쉼터에서의 삶이 내 삶의 소중한 시간이 되어 줄 것이라 굳게 믿으면서 쉼터로 향했다.

쉼터에 도착한 직후, 원장님의 따뜻한 인사와 더불어 내가 앞으로 이용할 방을 보여주면서, 가져온 짐을 풀라고 하였다. 이내 차에서 짐을 내리고 쉼터 앞에 흐르는 냇가에 내려가 손을 씻은 다음 얼굴도 씻었다. 산에서 불어오는 시원한 바람이 몸속 깊은 곳까지 시원하게 씻어주는 것 같았다. 텅 빈 쉼터에서 혼자 시작해야 할 생활에 대한 걱정도 있었지만, 매미 소리와 새소리는 희망의 노래를 들려주는 것 같았다. 원장님께서 부르셨다. 점심시간이니 집 안으로 들어오라는 것이었다. 집 안으로 들어가니, 부엌과 연결된 거실에는 식탁과 의자들이 놓여있었다. 의자는 대충 열여섯 개 정도였으며, 커다란 텔레비전과 컴퓨터가 내 눈을 반겨주고 있었다. 점심시간이 되었지만, 환우는 나밖에 없었다. 원장님은 나 외에 두 분의 환우가 더 있다며, 한 분은 강원도로 건강 관련 세미나에 남편과 함께 갔으며, 또 한 분은 항암치료를 받기 위해 서울에 갔다고 했다. 그 두 분의 환우는 여자분이라 했으며, 한 분은 난소암으로, 다른 한 분은 담낭암이라고 했다.

쉼터의 음식은 다양하였다. 둥그런 접시와 수저를 챙겨 자신이 먹을 만큼의 반찬을 챙겨 식탁에 앉아 밥을 먹는 뷔페식이었다. 얼핏 봐도 반찬은 열 가지 정도나 되었다. 생야채로 상추, 쑥갓 등 다섯 가지 정도나 되었으며, 그 외 반찬으로는 김치, 깍두기, 파래전, 두부, 콩고기로 만든 고추장 불고기, 버섯 등 다양한 반찬들이 놓여있었다. 나는 커다란 접시에 반찬을 조금씩 담고 그 옆에 현미밥을 담았다. 그리고 또 다른 접시에는 먹을 만큼의 야채와 된장을 담았다. 집에서 먹어보지 못했던 음식들을 이곳에서 처음으로 접하는 순간이었다. 먹기에 앞서 원장님은 먼저 현미밥을 먹을 만큼 입에 넣고 죽이 될 정도로 천천히 씹어 삼킨

다음, 가져간 반찬을 쌈에 싸서 먹어보라고 하였다. 밥과 반찬이 함께 입에 들어가면 대충 씹어 삼키게 되며, 현미밥이 위에서 소화가 되지 않을뿐더러 현미에 들어있는 영양소를 온전히 섭취하지 못한다는 등의 말씀을 해주셨다. 아마도 거의 매일 이런 이야기를 들었던 것 같다. 이렇게 원장님께서 매일 말씀하시는 것은 우리가 그동안 가져왔던 식습관을 단시간에 바꿀 수 없었기 때문에, 매일 반복하시는 것 같았다. 점심 식사가 끝나갈 무렵 디저트로 잘 익은 수박이 나왔다. 큼직한 수박 두 조각을 시원하게 먹고 감사하다고 인사한 다음 밖으로 나왔다.

배내골 쉼터에서 처음으로 먹은 음식에 대해 평하자면 100점 만점에 100점이었다. 아내에게 전화를 걸었다. 방금 먹었던 음식에 대해 자세하게 설명하고, 매우 맛있게 먹었으며 내 입맛에 딱 맞았다는 등의 이야기를 들려주었다.

한여름 8월, 햇볕이 눈 부실 정도로 절정을 이룬 오후, 점심 식사 직후에는 더위로 인해 사람들이 산에 오르거나 다른 운동을 하지 않는다. 그러나 나는 항암치료 이후에 느끼는 추위 때문에, 8월의 무더위도 느끼지 못했다. 쉼터 마당, 한쪽에 커다란 벚나무 그늘 아래 의자에 앉아서 잠시 눈을 감고 매미 소리를 들으며 낮잠을 청했다. 그런데 등에서 올라오는 냉기는 한여름 무더위도 멀리하는 듯하였다. 의자에서 일어나 햇볕을 받으며 걸었다. 걷는 이 하나 없는 이 무더위에 혼자만 걷고 있었다. 잠시 걷다 보니, 등에서 서서히 땀이 흐르기 시작했다. 그러나 몸속의 차가운 기운은 여전히 남아 있었다.

항암치료는 내 몸의 흐름을 여러모로 바꿔 놓았다. 한여름 더위에도 몸은 추웠으며, 추위를 달래기 위해 햇볕을 쬐어야 했다. 햇볕을 쬐면 땀이 좀 흘렀지만, 몸속은 여전히 춥다는 신호를 보내곤 하였다.

언젠가 암에 관한 아픈 기억들을 잠시라도 잊기 위해 가족과 함께 경주에 간 일이 있었다. 아내가 운전하였고, 운전석 옆에는 큰 애가 타고 있었다. 여름이라 차 안은 더웠으며, 애들은 더워서 창문을 열었다. 더운 열기가 차 안으로 들어오니, 오히려 더 덥다고 하며 에어컨을 틀어달라고 하였다. 아내는 애들 말을 듣고 에어컨을 틀었지만, 내 상태를 잘 알기에 약하게 틀었다. 에어컨은 켰지만, 시원한 바람이 뒷자리까지 오지 못하다 보니 여전히 덥다고 했다. 결국, 큰애가 에어컨을 강하게 켰는데, 켜자마자 내 몸이 추워지기 시작하였다. 큰애에게 에어컨을 줄여달라고 말했지만, 덥다면서 내 말을 들어주지 않아 결국 싸우게 되었다. 나는 엄청 화를 냈으며, 집으로 돌아가자는 이야기까지 하는 등 모처럼 가족과 함께하는 여행은 엉망이 되고 말았다.

이처럼 항암치료 이후의 내 몸 상태는 추위에 민감하게 반응했으며, 세월이 지나도 그 추위는 가시지 않았다. 아내와 영화를 볼 때면 영화관 안의 에어컨 바람으로 항상 추위에 시달렸다. 물론 건강한 사람들은 오히려 덥다고 에어컨을 더 강하게 틀어달라고 하지만, 내게 에어컨 바람은 넘어야 할 큰 산이었다. 항암치료를 받은 지 몇 년의 시간이 흘렀지만, 여전히 영화를 보러 갈 때는 쇼핑 가방에 여벌의 옷과 따뜻한 물을 준비해 갔다. 건강할 때는 조금만 더워도 옷을 벗거나 얼음물을 마시는 등 더위를 참지 못하는 성격이었지만, 암으로 인해 체질이 완전히 바뀌었다.

쉼터에서 윗마을로 연결된 도로를 따라 백여 미터 올라가면 냇가 근처에 아주 넓은 마당과 연못까지 있는 집이 있었다. 입구에서 개가 집을 지키고 있었는데, 더위로 인해 개집에서 나오지도 않고 고개만 내밀고 그냥 쳐다만 볼 뿐이었다. 큰 연못에는 노란색, 연분홍색 연꽃들이 서로 경쟁하듯이 아름답게 피어있었다. 연못 주변에는 잔디가 잘 자라고 있었으며, 연못 주변을 감싸듯이 나무들이 보기 좋게 심겨 있었다. 그 연꽃들을 보기 위해 나도 모르게 그 집 안으로 발을 옮기고 있었다. 개가 나를 보고 일어나더니 다시 누웠다. 더위가 개를 지치게 하는 듯했다. 이 한낮의 더위를 나 혼자만 즐기고 있었다.

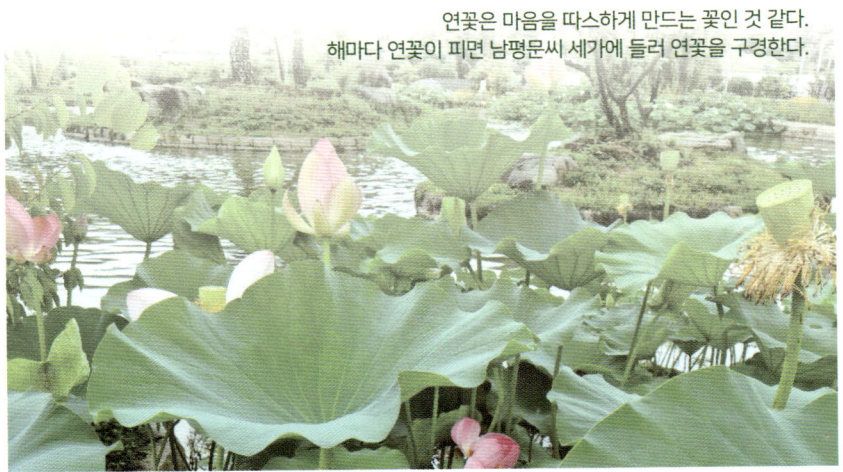

연꽃은 마음을 따스하게 만드는 꽃인 것 같다.
해마다 연꽃이 피면 남평문씨 세가에 들러 연꽃을 구경한다.

8월의 한여름, 하늘은 구름 한 점 없이 푸르기만 하였다. 그 집을 나와 다시 쉼터로 향했다. 매미 소리는 끝없이 이어졌으며 새소리 또한, 나를 반기듯이 울려 퍼졌다. 해는 서쪽으로 서서히 기울고 있었으며, 쉼터의 모습도 하나씩 짙은 그림자 속으로 빠져들어 가고 있었다. 나는 방으로 들어와 방바닥에 누워 길게 다리를 뻗고 팔은 만세를 부르며 체조를 하였다. 그리고 눈을 감고 앞으로 이곳 생활을 즐겁게 할 수 있는 일들이 무엇이 있는지를 생각해 보았다. 지루함을 달랠 수 있는 일들은 무엇이 있으며, 등산은 어느 산을 가야 하는지 등을 생각했다.

오후 5시 30분이 조금 지나자, 어디서 들려오는 소리인지는 모르겠지만 학교 종소리가 희미하게 들려왔다. 땡땡 땡땡……. 학교 종소리가 몇 번에 걸쳐 들려왔다. 그리고 10여 분이 지나자 쉼터 원장님의 남편 되는 분이 와 저녁을 먹으러 오라는 것이었다. 종소리는 식사시간을 알리는 소리였다. 집 안으로 들어가니, 뷔페식이 차려져 있었다. 점심때와 마찬가지로 커다란 접시를 들고 자신이 먹을 만큼의 음식을 담았다. 저녁은 점심과는 달리 밥이나 반찬이 없었다. 어른 주먹만 한 구운 감자와 통밀빵 두 개와 몇 조각의 멜론과 한 그릇 정도의 산딸기와 시원하게 담은 물김치뿐이었다. '이 정도의 음식으로는 저녁 식사로 부족하지 않을까' 내심 걱정도 하였다. 더군다나 다섯 시 반에 저녁을 먹으면 밤에 배고프지 않을까 걱정도 되었다. 그렇게 저녁을 먹고 밖으로 나와 시냇가를 거닐기도 하고, 평상에 누워 점점 어두워가는 쉼터 주변 환경을 관찰하다 보니, 쉼터에서의 첫날이 그렇게 저물어가고 있었다.

쉼터의 첫날은 많은 것들을 내려놓게 하였다. 가족에 대한 그리움, 그동안 즐겨봤던 텔레비전, 암 관련된 책들이다. 더위와 함께 매미와 새소리를 들으며 그 누구도 나를 방해하지 않는 공간에서 시간을 보냈다. 산은 더없이 푸르렀고, 산에서 불어오는 시원한 바람은 한여름의 더위를 날려버리기에 충분했다. 모든 것이 평화롭고 행복한 시간이었다. 평상에 누워 긴 숨을 들이마시고 내뱉는 복식호흡을 하면서 그동안 지쳐 있었던 심신을 달래며, 희망의 불을 지피기 시작하였다. 쉼터에서 보내는 첫날이었지만 내게는 만족스러운 시간이었다. 특히 음식은 내 입에 꼭 맞았으며, 공기는 더할 나위 없이 깨끗했다.

02. 쉼터생활 적응과 배내골 전경

원장님을 비롯한 어르신과 중국 교포면서 이곳에서 식당 도우미로 일하시는 아주머니의 친절함과 웃음소리가 쉼터의 생활에 활기를 불어 넣었다. 특히 아주머니는 쉼터에서 오랫동안 생활하면서 환우들을 웃도록 만드셨다. 성은 정확히 알 수 없었지만, 우리는 귀옥댁 또는 귀옥 아주머니라 불렀다. 2008년 8월, 그해 나이가 50대 중반이었으며, 집은 중국 연변에 있다고 하였다. 남편과 1남 1녀의 자녀를 두었으며, 그해 가을에 아들이 장가를 간다는 이야기도 하였다. 귀옥 아주머니의 순박한 웃음소리와 구성진 노랫소리는 항상 환우들을 웃게 하였다. 매달 받은 월급은 중국 연변 가족들에게 보내었으며, 자신은 월급에서 일부분을 떼어 옷가지와 화장품 구매에 사용하는 매우 알뜰한 아주머니였다.

쉼터에서의 생활이 어느 정도 적응했을 때, 귀옥 아주머니는 나에게 불편한 점이 있으면 언제든지 이야기하라고 했다. 나는 특별히 불편한 점은 없으며, 단지 아침에 식사하고 산행을 할 때는 점심때까지 기다리기가 배고프다고 하였다. 사람의 왕래가 거의 없는 시골 마을에 쉼터가 있어서인지 특별히 간식할만한 것은 없었으며, 그때나 지금이나 식후의 간식은 생수 외에는 거의 하지 않기 때문에, 간식을 찾는 일은 없었다. 그런데 몸이 서서히 안정을 찾아가면서 운동 후의 배고픔으로 심한 허기를 느끼곤 하였다. 물만으로는 허기를 견뎌내기에 힘들었다. 그래서 귀옥 아주머니께 산행 후의 허기를 달래기 위해 사과나 다른 과일을 얻어가곤 하였는데, 그럴 때마다 항상 밝은 웃음을 지으면서 과일을 챙겨주었다.

쉼터 앞에는 텃밭이 잘 가꾸어져 있었는데, 쉼터의 생활이 심심하거나 지루할 때는 텃밭에서 자라는 채소를 구경하곤 했다. 그 텃밭에는 비닐하우스가 하나 있었는데, 한여름이라 비닐은 거의 반이 위로 걷어져 있어 안에는 상추, 쑥갓, 비트, 케일 등 채소들이 자라고 있는 것을 볼 수 있었다. 비닐하우스 주변에는 더덕, 고추, 가지, 방울토마토 등 다양한 먹거리가 싱싱하게 잘 자라고 있었다. 채소들을 친환경으로 키우고 있어서, 이런 모습을 지켜보는 우리로서는 자연이 주는 먹거리에 감사할 따름이었다. 원장님이 아침 설거지를 하거나 밖에 나가실 때면 방울토마토나 오이 한두 개는 내 차지였다. 산에서 먹기 위해 내가 방울토마토를 따거나 오이를 따 깨끗이 씻어서 비닐봉지에 넣었다. 귀옥 아주머니가 챙겨준 사과 하나, 방울토마토 또는 오이를 산에서 먹으면 그 맛은 정말 꿀맛이었으며, 특히 배고픔을 달래기에는 최고였다.

한낮의 더위는 가시고 시원한 밤바람이 산으로부터 내려왔다. 그렇게 울어대던 매미 소리도 잠잠해졌다. 새소리 또한 들리지 않고 밤하늘에서 별빛만 쏟아져 내렸다. 무척이나 아름다운 별들이 밤하늘을 수놓듯 밝게 빛나고 있었다. 개구리 소리와 간혹 들려오는 이름 모를 산 짐승들 소리가 쉼터를 감싸고 돌았다. 아내와 애들 생각으로 나는 쉼터 주변을 서성거리고 있었다. 쉼터를 밝히는 가로등에는 하루살이를 비롯한 수많은 벌레가 불빛을 따라가 퍼덕거리고 있었다. 대구에서는 볼 수 없는 별빛들이었다. 매우 선명하게 보이는 아름다운 별들이 밤하늘을 화려하게 수놓을 때면 어렸을 때 밤하늘을 보는 기분이었다.

어린 시절 한여름, 부모님이 마당 한가운데에 멍석을 펴고 그 주위에 모깃불을 피워주셨다. 우리는 그 멍석에 누워 밤하늘의 별들을 세며 이야기를 나누다 잠들곤 하였다. 할머니는 비료 포대를 오려서 만든 부채로 내 머리끝에서 발끝까지 부채질을 해주셨다. 그 부채질은 모기를 쫓기도 했지만, 온종일 강과 들에서 뛰어다니며 놀았던 나의 피곤함을 달래주기도 하였다.

한참을 서성거리다 보니 도로변의 가로등 불빛만 남기고 쉼터 마당을 환하게 비추었던 전등도 꺼지면서 쉼터는 까만 어둠으로 뒤덮였다. 어둠이 갑자기 쉼터를 덮치는 것을 보고 무서움이 찾아 들었다. 계속 들려오는 산짐승들의 울음소리와 윗동네에서 들려오는 개 짖는 소리는 발걸음을 방으로 재촉하게 하였다. 이제는 문고리를 잠그고 이불을 펴고 잠을 청해야 할 시간이 된 것이다. 지금 잠을 청하지 않으면 무서움과 싸움에서 지고 말 것이라는 생각이 들었다. 앞으로의 쉼터 생활이 힘들어질 수 있으므로, 불을 끄고 억지로라도 잠을 청해야만 했다. 그렇게 쉼터에서의 첫날밤을 보냈다.

그다음 날 아침 6시에 밖에서 원장님의 목소리가 들렸다. "민 사장님!" 하며 나를 깨웠다. 서둘러 옷을 입고 방문을 여니, 원장님이 모자를 쓰고 지팡이를 짚고 아주 밝게 웃고 계셨다. 원장님은 칠순의 나이에도 젊어 보였고, 힘 또한 웬만한 남자 못지않았다. 나는 피곤했지만, 밖으로 나왔다. 원장님은 함께 아침 운동 가자고 하였다. 그러곤 지팡이 하나를 건네주시면서 따라오라고 하였다. 쉼터에 처음 오시는 분과 항상 동행하며, 등산길을 안내하신다는 것이었다.

나는 물 한 통과 지팡이를 챙겨 원장님을 따라나섰다. 칠순의 나이에도 걸음걸이는 장정보다 더 씩씩하고 빨랐다. 첫날인 어제 내가 구경한 집을 지나 마을을 향해 걸어갔다. 비록 열다섯 가구 정도가 사는 아주 작은 마을이었지만, 여기저기 펜션들이 들어서 있었다. 사과는 금방 따도 될 정도로 다 큰 사과나무들이 보였으며, 논은 앞으로 두 달 정도만 있으면 황금 물결로 춤을 출 것이었다. 여기 사과는 여름 사과라고 했으니, 곧 사과를 수확할 것이었다. 아주 작은 마을이었지만, 뒤로는 표충사로 연결된 향로산이라는 높은 산이 병풍처럼 둘러싸여 있었고, 앞으로는 통도사로 연결된 영축산과 신불산이 우뚝 솟아있었다. 이 마을의 앞과 뒤의 산들은 모두가 해발 1,000m가 넘는다고 했다.

원장님은 나를 재촉해 쉼터에서 20여 분 정도 걸어서 동네에서 가장 높은 펜션으로 안내하였다. 그 펜션에서 마을을 내려다보니 한 폭의 동양화를 보는 것처럼 아름다웠다. 마을은 매우 조용하고 평화로웠으며, 산에서

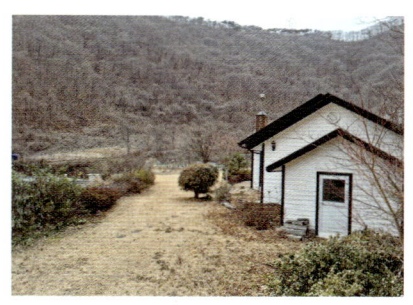

매일 아침 운동하고 일출을 구경한 윗동네 펜션

불어오는 아침 공기는 무척이나 시원하였다. 아침 햇살은 눈 부실 정도로 밝게 빛나고 있었다.

원장님과 나는 아무런 말 없이 영축산을 바라보며, 푸르름이 가득한 대자연을 바라보고 있었다. 진정 아름답다는 말밖에는 더 이상의 말이 필요 없었다. 펜션은 한 달에 한두 번 정도 주인이 이용한다고 했다. 펜션 마당은 특별히 가꿀 필요가 없는 듯하였다. 뒤와 좌우에 아름드리나무들이 집을 빙 둘러싸고 있었으며, 산에서 내려오는 물이 집 옆으로 흐르고 있었다. 마당에는 잔디가 심겨 있었으며, 한쪽 귀퉁이에는 접시꽃이 환하게 피어있었다.

원장님께 이 아름다운 곳을 어떻게 알고 여기 와서 살게 되었는지를 물었다. 원장님은 그동안 자신에게 있었던 많은 이야기를 해주셨다. 원장님 남편 되시는 분은 군인으로, 심하게 당뇨를 앓았으며, 고혈압으로도 고생했다는 것이다. 그리고 여러 약을 먹다 보니, 신장이 많이 망가졌다고 했다. 또한, 큰아들이 간염을 심하게 앓아 간 경화가 되었다고 했다. 남편과 아들 병으로 도시에서 산다는 것은 힘들다고 생각하여, 결국 여기저기 찾아다니다가 이곳으로 오게 되었다고 했다. 처음 이곳에서 생활하는 것이 주변에 친구도 친척도 없는 곳이라 너무도 힘들었지만, 차차 적응해가면서 농사짓기 시작했다고 한다. 농사라고는 지어본 적이 없는 만큼, 하나씩 동네 분들에게 물어보고, 또 실패도 하면서 농사짓는 법을 익혔다고 한다.

원장님은 이곳에 정착하면서 큰아들을 위해 다양한 음식을 만들었다고 한다. 원장님은 '음식으로도 못 고치는 병은 약으로도 못 고친다.'라는 히포크라테스의 말을 인용하며, 오직 당신 아들의 병을 고치는 방법은 먹는 음식이라 생각했다고 한다. 2008년도에 아들의 간경화가 완치됐다는 이야기를 들려주었다. 비록 지금 얼굴은 약간 검지만, 죽는 줄로만 알았던 큰아들이 깨끗하게 치유되어 간혹 초밥도 즐겨 먹는다고 하였다. 남편의 병 또한 좋은 공기와 적절한 운동과 음식 덕분에 깨끗하게 치유되었다고 하였다. 다만 연세가 일흔넷이라 세월 앞에는 몸의 기능이 약해져 이제 큰 기대는 욕심인 듯싶다고 했다. 신장은 깨끗하게 치유되지는 못했지만, 더 악화는 되지 않았다고 했다. 남편 되는 분은 식사

시간이 되면 항상 웃으면서 환우들을 반겨주셨다. 아주 느린 걸음으로 쉼터 곳곳을 다니면서 잡초를 뽑거나, 나무를 자르거나, 비가 오면 환우들을 위해 군불을 지피거나, 이렇게 많은 일을 쉬지 않고 하셨다. 원장님과 함께 이런저런 이야기를 하며, 쉼터로 돌아왔다.

어느덧 시간은 6시 40분을 넘어가고 있었다. 나는 수건을 들고 쉼터 옆으로 흐르는 냇가에 내려가 세수하였다. 상쾌함이 밀려왔으며, 이곳에서의 삶이 이 순간만큼은 행복하다고 느꼈다. 그동안 쉼 없이 달려왔던 세월을 뒤로하고, 암으로 인해 나를 되돌아볼 수 있는 시간을 갖게 된 것에 감사할 따름이었다.

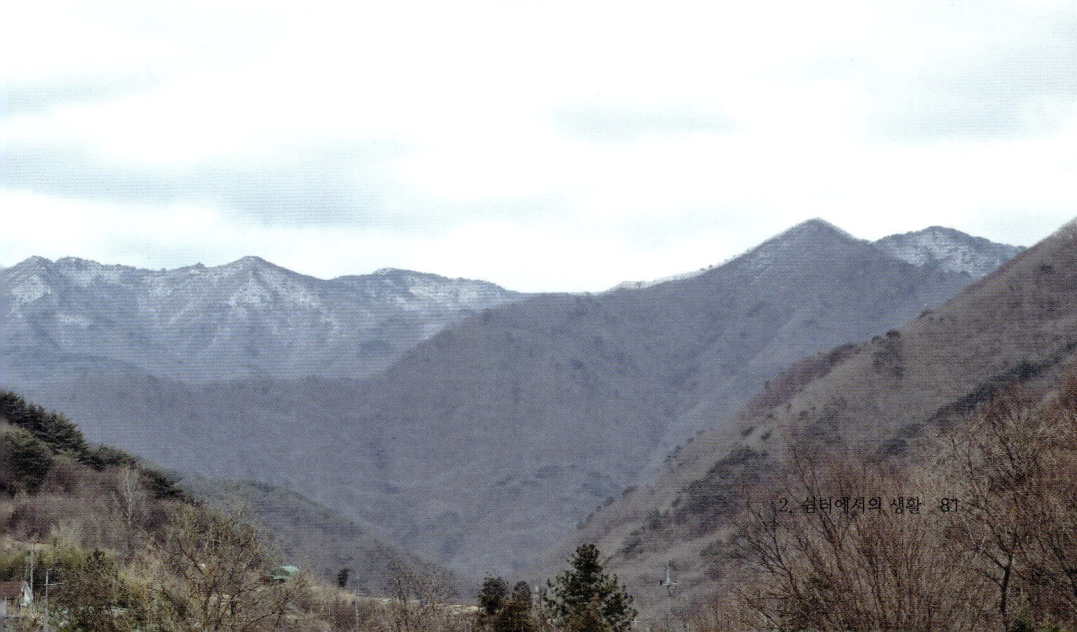

쉼터 윗동네 펜션에서 바라본 배내골(저 멀리 영축산이 보인다)

03. 배내골 쉼터의 식단과 사과의 효능

쉼터의 아침, 점심, 저녁 메뉴

	아 침	점 심	저 녁
일	현미잡곡, 들깨미역국, 김치, 두부조림, 도라지나물	통밀빵토스트, 두유, 땅콩버터, 과일, 야채	찐고구마, 통밀빵, 쑥버무리, 채소셀러드
월	콩잡곡밥, 김구이, 감자조림, 김치, 시금치국, 오이무침	메밀국수, 김치, 두부회, 호두, 야채	으깬감자, 건포도땅콩무침, 포도즙
화	보리김치밥, 호박된장국, 버섯무침, 김치, 통조림	현미감자스프, 오이, 당근, 샐러드	현미와플, 잣스프, 과일
수	현미잡곡밥, 두부, 다시마, 표고버섯, 김구이, 콩나물무침	스파게티, 오이피클, 콩깨강정, 야채	호박현미죽, 오이무침, 땅콩
목	현미잡곡밥, 된장국, 무생채, 김구이, 레몬	현미시루떡, 나박김치, 아몬드, 야채	군감자, 강낭콩야채샐러드
금	차조밥, 두부, 김치찌개, 잡채, 미역튀김, 부추전	현미밥, 인절미, 김치, 건포도, 땅콩잼, 야채	군감자, 멜론, 통밀빵
토	현미콩나물밥, 배추국, 김치, 파래무침	통밀칼국수, 김치, 들깨강정, 야채	율무·보리죽, 튀밥강정, 양배추, 오이무침, 견과류

※ 자료 : 배내골 쉼터 홈페이지
　(실제로 먹는 것과는 많은 차이가 있으며, 다양한 종류의 음식이 나옴)

귀옥 아주머니는 나에게 사과 한 개를 주시면서, 매일 아침 7시가 지나면 사과 한 개를 먹어야 한다고 하였다. 지금은 환우들이 없어 나 혼자서 사과를 먹지만 환우들이 많을 때는 보통 열대여섯 개의 사과가 나온다는 것이다. 아침 운동을 하고 상쾌한 기분으로 쉼터에 돌아와 간단히 씻고 나오면 가장 먼저 사과가 기다리고 있었다. 보통 7시 10분 정도면 누군가 항상 식당에서 사과를 챙겨와서 방마다 다니면서 사과 드시라고 알려주었으며, 그 소리를 듣고 환우들은 쉼터 마당 한가운데 있는 정자에서 텔레비전을 보며 사과를 먹었다. 추운 겨울에는 군불을 지피는 사랑방에서 텔레비전을 보며 먹었다.

　　아프기 전 40년 동안 내가 먹은 사과는 손가락으로 꼽을 정도였다. 사과의 그 신맛을 나는 별로 좋아하지 않아서 어디에 가든지 사과는 잘 먹지 않았었다. 그런데 쉼터에서는 매일 아침 사과가 나왔으며, 환우들은 사과껍질까지 잘 먹었다. 하지만 나는 쉼터에 들어온 지 며칠이 지나도 사과껍질은 먹지 못했다. 사과껍질을 씹을 때 이빨에서 느껴지는 뻣뻣한 느낌이 싫어서 제대로 씹지 않고 넘길 때가 많았다. 그 후 시간이 흐르니, 껍질째 먹지 않으면 사과 하나를 온전히 먹지 않았다는 생각에 껍질까지 즐겨 먹게 되었다. 내 몸과 마음은 이렇게 서서히 치유가 시작되고 있었다.

　　시간이 꽤 흘러 한 할머니가 위암으로 이곳 쉼터에 들어오셨다. 70대 초반의 연세이지만 어디 하나 아픈 데를 찾아볼 수 없을 정도로 건강해 보였다. 그 할머니는 위절제수술을 한 후, 집에서 한 달 정도 쉬었다가 이곳 쉼터를 소개받아 오셨다고 했다. 그 할머니는 아침에 사과를 드실 때 껍질째로 아주 얇게 썰어서 드셨다. 연세가 많으시면 사과를 비롯한 과일을 잘 먹지 않을 것으로 생각했지만, 그 할머니는 사과를 그렇게 잘게 썰어서라도 껍질째로 한 개를 다 드셨다. 사과를 먹을 때마다 쉼터 원장님은 사과를 껍질째 먹어야 사과 하나를 온전히 먹을 수 있다고 매일 같이 말씀하셨다.

이렇게 사과와의 만남은 지금까지 이어지고 있으며, 물론 껍질을 깎지 않고 먹고 있다. 여행을 가든지, 출장을 가든지 항상 사과를 챙겨갔으며, 아침을 거를 때도 사과는 꼭 챙겨 먹었다. 사과의 효능은 장운동 개선, 면역력 강화, 심장질환 예방, 뇌졸중 예방, 노화 방지, 항산화 효과 등이 있어 만병통치약이나 다름없다는 것을 알기에 지금도 매일 먹고 있다. 아마도 죽을 때까지 사과는 나의 건강 도우미가 될 것이다.

8월의 햇살이 쉼터에 머물 때, 나는 한가로이 사과를 먹으며 쉼터 이곳저곳을 다니며 자연이 주는 혜택을 마음껏 누리고 즐겼다. 텃밭에서 자라는 각종 채소를 보고, 산속의 새소리를 들으며, 이른 아침의 신선한 공기를 마셨다. 모든 일이 즐거움과 행복으로 가득 찬 하루의 시작이었다. 평상에 누워 푸른 하늘을 보며, 감상에 잠겨있으면 어느새 매미가 노래를 시작하고 이어 산새들도 행복한 하루라고 전해주는 듯 노래를 부르고 있었다. 눈을 감고 이 행복함에 감사하며, 오늘 하루를 어떻게 보낼 것인가를 생각하다 보면, 아침 식사를 알리는 종소리가 울렸다.

그리고 아침을 먹기 위해 식당에 들어서면, 원장님의 오랜 동반자이신 어르신이 아주 반갑게 맞이해 주셨다. 어디에 다녀왔는지 등을 물으시며 많은 관심과 정을 듬뿍 건네주셨다.

　나는 식사용 접시를 들고 먹을 만큼 음식을 담았다. 원장님은 집게를 들고 음식 앞에 서서 음식에 대한 설명과 함께 몇 가지 반찬을 접시에 올려주셨다. 견과류로 만든 파이, 군고구마 한 개, 김치와 전, 현미밥과 미역국 등이 나왔다. 특히 나는 아침밥을 든든히 먹었다. 아침 드라마를 보면서 거의 30여 분을 천천히 씹으면서 먹었는데, 이렇게 시간이 걸린 것은 현미밥 때문이었다. 현미밥에 붙어있는 씨눈까지 씹기 위해서는 보통 80번에서 100번 가까이 씹어야 하는데, 이 정도로 씹으면 현미밥은 입속에서 거의 풀처럼 변해 쫀득쫀득하였다. 그렇게 서서히 내 식습관이 변해가고 있었다. 현미밥을 먹을 때는 먼저 반찬이나 국을 먹고, 그리고 현미밥을 먹어야 함을 배웠다. 현미밥과 함께 반찬을 먹을 때는 현미밥을 충분히 씹지 못하고 반찬과 함께 넘기기 일쑤였다. 그러면 현미밥을 통한 다양한 영양분을 충분히 섭취하기가 어려웠다.
　이곳에서 배운 이러한 식습관이 지금까지 이어지고 있으며, 식사할 때는 밥을 먼저 천천히, 오랫동안 씹어 삼키고 난 다음에, 야채와 그 외 반찬을 천천히 씹어 삼켰다. 그리고 국을 그릇에 담을 때는 국물보다는 건더기를 최대한 많이 담는 것 또한 지금까지 이어지고 있다.

　2013년 3월 초에 어르신은 소천하셨다. 쉼터를 찾아오는 환우들에게 많은 웃음을 주셨던 분이었다. 항상 밝고 큰 웃음소리는 쉼터를 뒤흔들 정도로 우렁찼으며, 특히 식사시간에 '뿌웅'하며 내는 방귀 소리는 밥상에 앉아 식사하는 환우들에게 짜증보다는 오히려 큰 웃음을 안겨 주셨다. 방귀 끼며 미안하다는 뜻으로 고개를 숙이고 열심히 식사하는 척하는 모습은 지금도 눈에 선하다. 어떤 때 자신은 극구 방귀 뀌지 않았다고 손사래 치시는 모습은 영락없는 어린아이의 모습과 같았다. 이러한 어르신의 모습은 내게는 때로는 아버지처럼, 때로는 할아버지처럼 다가오곤 하였다. 쉼터의 생활이 지루하게 느껴질 때는 어르신의 지나온 세월 한 마디씩을 풀어주시기도 하였다. 결국, 우리의 인생도 지금 종착지를 향해 달려가는 중이다.

그 종착역에서 아름다운 모습으로 기억될 수 있다는 것은 큰 축복이라 생각한다. 어르신처럼 쉼터에서의 큰일은 할 수 없지만, 나도 어르신처럼 종착역에서 아름다운 모습으로 기억되고 싶다. 틈틈이 우리에게 웃음을 주시며, 쉼터 여기저기에 무성하게 자라고 있는 잡초를 뽑으셨다. 한낮의 더위로 말라버린 잡초에 불을 붙이시며 콜록콜록하시는 모습은 평생 잊지 못할 어르신의 아름다운 모습이리라. 어르신이 피워놓은 모깃불 냄새를 맡으며 셀 수 없을 정도로 반짝이는 밤하늘의 별들을 보고, 건강에 대한 희망을 품고 살아야겠다는 강한 의지를 다지기도 하였다.

지금도 나는 고향에서 그 추억을 생각하며 모깃불을 피워놓고 평상에 누워 쉼터에서 봤던 그 별을 바라보며 진한 추억을 떠올리곤 한다.

04. 배내골 전망대에 오르다

2008년 8월이 지나고 있었다. 아침밥을 먹고 산책하고 돌아오니, 귀옥 아주머니가 사과 하나와 텃밭에서 따온 방울토마토 몇 개를 비닐봉지에 넣어 주었다. 배낭 속에 물과 함께 넣고 산행하기 위해 기분 좋게 쉼터를 떠났다. 오전 산행은 쉼터에서 차로 약 20분 거리에 있는 신불산 배내골 전망대에 오르기로 하였다.

영남알프스 신불산을 둘러 흐르는 강 주변에는 오전 9시가 막 지나면서 온통 피서객들로 넘쳐났다. 신불산 입구에 주차하고 파래소 폭포로 향했다. 약 30분 정도 올라가니, 그 유명한 파래소 폭포가 위엄을 뽐내며 우렁차게 절벽 아래로 떨어지고 있었다. 벌써 많은 사람들이 주변에 빙 둘러서서 폭포를 배경으로 하여 사진을 찍거나, 아래쪽 바위에 앉아 떨어진 폭포수에 손발을 담그고 있었다. 나도 폭포 앞에서 한껏 포즈를 취하고 사진을 찍었다.

시원하게 떨어지는 폭포 물줄기를 뒤로하고, 발길을 배내골 전망대로 향했다. 전망대에 오르면 시원하게 펼쳐진 배내골을 한눈에 볼 수 있다는 원장님의 말씀에 오늘의 등산 목적지를 정했었다. 파래소 폭포에서부터 숨 가쁜 산행이 시작되었다. 전망대까지 가는 등산로에는 능선이 없었으며, 오직 수직으로 올라가는 가파른 등산로만이 있었기 때문이다. 너무도 가파른 등산로여서 쏟아지는 땀을 수건으로 연신 닦아내야 했다.

8월의 무더위가 좀처럼 가시지 않았다. 바람 한 점 없는 깊은 산속, 팔랑거리는 나뭇잎 하나 없이 정적만이 흐르고 있었다. 내 몸은 이미 땀으로 흠뻑 젖어, 얼굴에서 흘러내리는 땀이 눈으로 들어가기도 하고, 땅으로 떨어지기도 했다. 너무도 더웠고, 목도 말라, 잠시 그늘진 곳에서 쉬었다. 그런데, 이 한더위에도 여전히 등은 춥다는 느낌이 들었다. 몸에서는 땀이 흘렀지만, 등만은 서늘했다. 장시간의 수술과 항암치료에 따른 후유증으로, 한더위에도 추위를 느끼곤 하였다.

잠시 한숨을 돌리고 나서 목적지를 향해 다시 오르기 시작했다. 파래소 폭포에서 약 40분 걸어 오르니, 배내골 전망대가 보였다. 전망대 근처에 다다르니, 시원한 바람이 불어왔다. 전망대 주변에는 산딸기가 탐스럽게 익어가고 있었다. 그냥 지나칠 수 없어, 산딸기를 따 입에 쉴 새 없이 넣어 맛보니, 달콤한 맛보다는 떨떠름하고 텁텁하며 약간 신맛도 있었다.

드디어 배내골 전망대에 올랐다. 오를 때는 힘들었어도 사방이 탁 트여있어, 속이 시원해지며 잡념도 말끔히 씻기었다. 뒤로는 우뚝 솟은 신불산이 있었고, 그 옆으로는 영축산이 보였으며, 앞으로는 배내골 쉼터가 보였다. 그리고 아침마다 산책하는 향로산도 보였다. 전망대에서 약 30분 동안 경치를 구경하면서, 전망대 난간에 올라가 영화 '타이타닉'의 주인공들이 보여준 한 장면을 연출해보기도 했다. 이곳에서 더 머물러 있고 싶었지만, 산악회 회원들이 몰려오고 있었다. 이곳이 아무리 좋아도 이제 자리를 내어줘야 할 시간, 전망대를 뒤로하고 시원하게 불어오는 바람을 친구삼아 파래소 폭포로 향했다.

땀이 식으면서 등으로 스며든 냉기를 해소하기 위해서는 땀으로 젖은 속옷을 갈아입어야 했다. 전망대에서 내려오면서 한적한 곳에 자리를 잡아 젖은 윗옷을 벗고 가져간 속옷으로 갈아입으니, 한결 따스해졌다. 물 한 모금 마시고, 파래소 폭포로 기분 좋게 내려왔다.

여전히 파래소 폭포는 많은 사람들로 붐비고 있었다. 그들 중 어떤 이들은 파래소 폭포 아래에서 버젓이 수영하고 있었는데, 그곳에 세워져 있는 '수영금지' 푯말이 무용지물이었다. 건강해 보이는 그들이 수영하는 모습에 잠깐은 부러웠었지만, 이내 불쾌감이 올라왔다. 뻔히 '수영금지'라는 푯말을 보고도 무시하고 수영을 즐길 뿐만 아니라, 수영을 끝낸 몇 명은 아름다운 폭포 아래에서 담배를 피우고 있었기 때문이다.

또다시 파래소 폭포를 뒤로하고 주차장으로 발길을 돌렸다. 시간은 벌써 정오에 이르고 있었는데, 아직도 여기저기에서 많은 사람들이 시원한 계곡을 찾아 모여들고 있었다.

휴양림에는 사람들로 북적이고 있었으며, 휴양림 입구 다리 중간에는 '만차'라는 푯말이 세워져 있었다. 차를 타고 쉼터로 돌아오는데, 여전히 계곡은 피서객들로 붐비고 있었고 차량은 계곡을 향해 줄지어 들어오고 있었다.

잠시 아내와 아이들이 생각났다. 집에서 더위와 싸울 것을 생각하니, 마음이 아프기만 하였다. 나의 모진 병 때문에 피서도 못 가고 있는 것을 생각하니 절로 원망과 죄책감이 들었다.

차를 쉼터 마당에 주차하고 오니, 언제 되돌아오셨는지 어르신이 반가이 맞아주셨다. 어르신은 어디에 다녀왔는지를 내게 물으셨다. 큰소리로 어디에 다녀왔다고 대답하니, 어르신은 고개를 끄덕이며 엄지손가락을 높이 들어 '최고'라고 표현했다. 나도 엄지손가락을 치켜들며 어르신도 '최고'라고 표현했다. 우리 두 사람은 한바탕 큰 소리로 웃으며, 그렇게 정을 나누고 있었다. 나중에 안 일이지만, 어르신이 내게 엄지손가락을 높이 든 것은 '대구 민 사장은 건강관리를 철저히 하고 있다.'라는 것을 그렇게 표현했다고 한다.

배낭을 들고 내 방으로 들어가려고, 쉼터에서 가장 시원하며 평상이 놓여 있는 벚나무 아래를 지날 때였다. 한 아주머니가 평상에 앉아 나를 빤히 쳐다보고 있었다. 얼굴빛은 햇빛에 오래 그을린 것처럼 까맣다는 생각이 들었다. 처음에는 젊은 아주머니가 아닌 할머니가 앉아 있는 줄 알았다. 옷차림 또한 할머니처럼 입었었다. 성큼성큼 내 방으로 걸어 들어가며 생각했다. '평상에서 빤히 나를 쳐다보고 있는 저 아주머니도 분명 나처럼 암으로 여기에 오신 것이다.'라고.

샤워한 후 깨끗한 옷으로 갈아입고, 산행으로 땀에 젖었던 옷을 가지고 시냇가로 가 쭈그리고 앉아 빨래를 했다. 냇가에 흐르는 물은 맑고 시원하였으며, 물고기들은 내 발등에 모여들었다 흩어졌다 그렇게 반복하며 발 주변을 맴돌고 있었다.

05. 즐겁고 아름다웠던 소풍

2009년 6월 눈부시게 푸르른 초여름이었다. 둥그런 모자를 눌러 쓴 환우들이 한 손에는 지팡이를, 다른 한 손에는 물통을 들고 줄지어 산행을 떠났다. 그중에 내가 제일 젊었으며, 대부분은 60대, 70대였다. 위암에 걸리신 70대 초반의 어느 할머니, 일본에서 청춘을 힘겹게 보내시고 인생의 황혼기에 간암에 걸려 고국으로 돌아와 수술받으신 70대 초반의 할아버지, 남편이 암 말기 환자로 수술이 어려워 아내와 함께 쉼터에서 시간을 보내시는 애틋한 노부부도 함께 산행을 떠났다. 이 아내는 약간의 치매증세가 있었으나, 운동하거나 식사하는 데는 불편한 점이 없었으며, 집에서 아내 혼자 남편을 간호하기 힘들어서 이곳 쉼터로 오신 듯했다.

우리는 윗동네 하얀 펜션을 지나 향로산 계곡으로 향했다. 노인들이라 쉼터에서 출발한 지 30여 분이 지났지만, 여전히 펜션에 도착하지 못했다. 젊은 환우들은 그래도 기운이 있어서 쉼터에서 펜션까지 20여 분 걸렸지만, 나이 들어 얻은 병이라 더 기운이 없으신지 좀처럼 힘을 내어 걷지를 못하였다. 여러 차례 뒤를 돌아보며 천천히 펜션을 향해 걸어 올라갔다. 펜션에 도착하여 잠시 쉬었다가 다시 향로산 계곡을 향해 걸었다. 6월의 숲은 우거지고 그 숲에서 불어오는 산들바람은 무척이나 시원하였다. 공기가 맛있다는 생각이 들 정도로, 공기가 다르게 느껴졌다. 오르면서 깊은숨을 들이쉬고 내쉬기를 반복했다. 머리가 맑아지고 몸이 한결 가벼워지는 것을 느꼈다. 할머니, 할아버지도 공기가 매우 좋다고 하였다. 중간중간에 쉬면서 어느 정도 올라간 다음, 계곡으로 내려갔다. 그곳에서 양말을 벗고 시원한 계곡물에 발을 담그고 세수도 하면서 행복한 시간을 보냈다. 간암에 걸리신 할아버지는 '부산갈매기'와 '돌아와요 부산항에'를 큰 소리로 부르셨다. 간암 할아버지가 선창하자, 대부분 부산에서 온 환우들은 누구나 할 것 없이 손뼉 치며 따라 불렀다.

암으로 고생하고는 있지만, 이 순간만큼은 모두가 행복감을 느끼고 있었다. 걸을 수 있는 것이 얼마나 큰 축복인지를 나무 그늘에 앉아 가져간 물을 마시며, 서로 이야기하고 있었다.

향로산 등산로를 따라 오르니, 넓은 바위틈 사이로 물이 흐르는 계곡이 눈에 들어왔다. 우리는 넓은 바위를 밟으며 건너갔다. 나뭇잎 사이로 오월의 싱그러운 햇살이 들어왔다. 계곡 위쪽으로부터 불어오는 바람은 피부가 금세 차가워질 정도로 한기를 품고 있었다. 흐르는 시간을 멈추게 할 수는 없지만, 자연이 주는 기쁨과 즐거움으로 암이 자라는 것은 멈추게 할 수 있을 것 같았다. 오전 운동이 거의 마무리되어 가는 시간이 되었다. 자연과 함께하는 시간은 왜 그렇게 빨리 지나가는지 모르겠다는 어느 할아버지의 말씀을 들으며, 우리는 올라갔던 길을 내려왔다.

정상을 향해 오를 때는 매우 힘들었지만, 내려가는 길은 힘이 덜 든다는 어느 할머니의 말씀을 들으니, 우리 인생도 그런 것 같았다. 오직 자식들 뒷바라지에 평생을 바쳐 살아온 분들로 건강마저 탈이 나고 말았으니, 이제는 내려놓을 것도 없는 인생이 되고 말았다.

인생의 황혼기에 병을 만나는 것은 모든 이를 힘들게 한다. 이곳 쉼터에서 생활하는 어르신들은 자식들에게 미안하다며 빨리 죽어야 한다는 말씀을 자주 하셨다. 자식들이 힘들게 살아가고 있는데, 도움은 되지 못할망정 짐이 되는 것 같다고 할아버지는 말씀하셨다. 건강하다면 얼마나 좋았을까? 자식의 건강만을 생각하며 밤낮으로 걱정하시는 어머니와 아버지를 생각하니 또 마음이 아파왔다. 말없이 걷고 있는 나를 보며, "민 사장 왜 말이 없는가?"라고 물어보시는 할아버지, 가던 길을 멈추고 나는 고향 하늘을 바라보며 어머니를 떠올렸다. 움푹 패인 주름살은 자식에 대한 걱정으로 더 깊어졌고, 눈에는 항상 눈물이 고여있는 어머니, 그 어머니의 눈물이 없었다면 이 순간이 내게 없었을 것이다. 내 건강이 회복될 수 있도록 힘을 주신 분은 어머니이시다.

2009년 7월 중순이었다. 한여름의 햇살은 쉼터의 환우들에게 새로운 놀이를 만들어 주었다. 아침 식사시간에 원장님은 날씨도 덥고 하니, 영축산 통도골로 소풍 가자는 것이었다. 도시락과 수박을 준비해 그곳에서 점심을 먹고 놀다가 오자고 하였다. 그곳이 어디인지는 가보지 않아서 모르지만, 다들 환하게 웃으면서 찬성했다. 소풍을 기다리는 설렘이 가득한 초등학생의 얼굴처럼, 어른들도 그렇게 변했다. 아침을 먹고 잠시나마 늘 하던 대로 지팡이를 짚고 쉼터 근처를 가볍게 거닐었다. 매미가 정신없이 울어대고 있었다. 산바람이 계곡을 타고 쉼터로 내려오고 있었다. 한여름이었지만 계곡에서 불어오는 바람으로, 아침 공기는 더욱 시원하게 느껴졌다.

오전 10시 정도에 통도골로 가기로 했기에, 지저분한 차 안을 오랜만에 청소했다. 방석을 털고 여기저기 떨어져 있는 휴지들을 주웠다. 원장님은 점심 도시락과 수박이 준비되었으니, 각자 마실 물만 챙기라고 하였다. 나는 물을 넉넉히 챙겨 차로 갔다. 벌써 할아버지 할머니들은 차에서 기다리고 계셨다. 모두가 밝은 표정이었다. 위암에 걸린 할머니와 울산에서 오신 사장님도 타셨다. 귀옥 아주머니를 포함해 다른 분들은 원장님 차에 타셨다. 쉼터에서 약 10여 분을 가니 통도골로 향하는 잠수교가 있었다. 비가 많이 오면 건널 수 없는 다리였지만, 지금은 새로 다리가 놓여있었다. 가져온 짐을 챙겨 약 20분을 걸어 올라가니, 한국영화《달마야 놀자》의 한 장면을 촬영했던 곳이라는 푯말이 세워져 있었다. 원장님은 그곳에 아주 커다란 바위가 있었으며, 그 아래에는 어른 어깨높이 정도의 깊은 연못이 있었다고 하였다.

이곳을 보니,《달마야 놀자》영화의 한 장면이 떠올랐다. 2001년도에 개봉한 영화로, 그 내용이 재미있어 몇 번을 텔레비전을 통해 본 영화였다. 조폭 중간보스이며 재규 역으로 나오는 박신양과 그 부하였던 불곰으로 나온 박상면, 날치 역인 강성진 등 이름만 들어도 웃음이 나오는 인물들이었다. 그들은 업소의 주도권을 놓고 싸움을 벌이다 예상치 못한 기습으로 절로 숨어들게 된다. 막무가내로 들이닥친 재규 일당들과 수행 중인 청명 스님(정진영) 등 스님들과 사사건건 부닥치게 된다. 결

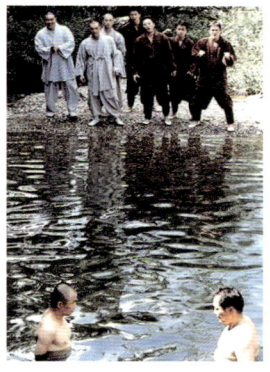

<달마야 놀자> 2001년 개봉

국, 재규 일당은 스님들과 싸움에서 5판 3승으로 이기게 되며, 그들은 스님들과 똑같은 수도 생활을 해야 한다는 조건으로 남게 되었다. 그 과정에서 통도골의 한 장면이 나오게 된다. 그들은 이곳 통도골 바위에 앉아 수영하며 즐겼다. 그리고 청명 스님으로 나오는 정진영과 또다시 맞짱뜨는 모습을 연기한 곳이다. 지금은 푯말이 등산로 한쪽에 세워져 영화의 한 장면을 떠오르게 하고 있다. 저 푯말이 사라지면 아마도 영화의 한 장면도 우리의 머릿속에서 사라지고 말겠다는 생각이 들었다.

우리는 그 촬영지에 돗자리를 펴고 앉았다. 가져간 수박은 물속에 담그고, 도시락은 그늘에 두었다. 어르신들은 돗자리에 누워 하늘을 바라보며, 콧노래를 부르기도 하였다. 나는 양말을 벗고 바지를 무릎까지 걷어 올려 물속으로 들어갔다. 7월, 한여름인데도 통도골에 흐르는 물은 냉장고에 들어간 기분이 들 정도로 차갑게만 느껴졌다. 몇 분을 참지 못하고 물 밖으로 나와야만 했다.

우리는 가져간 도시락 뚜껑을 열었다. 종이로 만든 도시락에는 현미밥이 있었고, 김치 외 여러 반찬이 담겨 있었다. 한쪽에는 방울토마토도 예쁘게 담겨 있었다. 우리는 각자 마음에 드는 자리를 잡고 경치를 구경하면서, 골짜기에서 불어오는 시원한 바람과 따스한 햇볕을 받으며 점심을 맛있게 먹었다. 그리고 물속에 두 시간 넘게 담가 둔 수박을 꺼내 쪼개어 먹으니, 그 맛이 달고 시원하여 일품이었다.

고(故) 김정구 선생님의 '눈물 젖은 두만강'을 간암에 걸리신 한 어른이 멋들어지게 부르셨다. 그 답가로 충청도에서 오신 한 아주머니가 김수희 씨의 '완행열차'를 부르셨다. 우리는 '완행열차'를 다 같이 따라 불렀다. 그 외에도 더 몇 곡이 우리들 입에서 손뼉을 치며 힘차게 흘러나왔다. 우리의 어두운 마음을 비롯하여 작은 암세포라도 모두 이곳 통도골에서 털어버리자는 듯이 그렇게 힘차게 노래를 불렀다.

그렇게 즐겁게 시간을 보낸 후, 가져간 짐을 챙겨 통도골에서 나왔다. 그리고 오후의 나른함을 달래고자 소나무 숲으로 향했다. 통도골 가까운 곳에 아름드리 소나무가 울창하게 자란 곳이 있었으며, 소나무 숲 속에는 여러 개의 의자가 놓여 있었다. 모두 각자 자리를 잡고 의자에 누워 잠을 청했다. 소나무 향기를 맡으며 약 한 시간 정도 잠을 잤다. 원장님이 깨웠을 때는 오후 네 시가 지나고 있었다. 우리는 쉼터로 향했다.

하루가 그렇게 쏜살같이 지나갔다. 행복한 하루였으며, 아마 세월이 흘러도 어르신들과 함께한 추억들이 고스란히 남으리라. 지금도 그분들을 생각하며 이 글을 쓰고 있다. 지금은 그 어르신들이 대부분이 고인이 되셨지만, 어르신들과 함께했었던 즐겁고 아름다웠던 시간을 잊지 않기 위해 그분들을 이 책 속에 수록하였다.

06. 내 생애 잊지 못할 환우들

오후 5시가 지나자 환우들이 쉼터 중앙 정자로 모여들고 있었다. 이때 승용차 한 대가 쉼터로 들어오고 있었다. 새로 입소하는 환우 한 분이 들어오는 것이었다. 이분도 이곳에 암으로 오시는 것이었다. 그분은 올해 예순으로, 부산에서 중소기업을 경영하고 계셨다. 얼마 전까지만 해도 모 시중은행의 명예지점장을 맡는 등 사회에서 많은 활동을 하였다고 한다. 우수고객들과 등산 모임을 갖는 등 산행을 즐기며 나름대로 건강에 자신이 있었다고 한다. 그런데 청천벽력 같은 폐암 진단을 받아 이곳에 오게 되었다고 사모님이 하소연했다.

사장님은 쉼터에서 약 한 달간 머물다 부산으로 돌아갔다. 사장님은 이곳에 있는 동안 항상 선글라스를 쓰고 벚나무 아래 흔들의자에 앉아 조용히 명상을 즐겼다. 사모님은 환우들과 함께 운동하자고 했지만, 사장님은 한사코 짜증을 내며 거부했다. 밤이 되면 옆방에서 사장님과 사모님의 말다툼이 종종 이어졌다. 아마 사장님이 암으로 인해 고통이 시작된 듯했다. 누워서 잠을 잘 수 없어 항상 흔들의자에 의지하여 잠을 청하는 것 같았다. 사장님은 식사시간에 밖에서 혼자 드시거나 식사를 안 하는 때도 있었지만, 사모님은 쉼터의 음식이 입맛에 맞는다며 잘 드셨다.

사장님은 쉼터에 한 달 동안 머물렀는데, 암으로 인한 통증이 점점 심해져 두 차례나 119구급차에 실려 병원에도 다녀왔다. 때로 사장님은 햇살 아래 한적한 곳에 앉아 서서히 죽음을 준비하는 것 같았다. 얼마 남지 않은 생을 쉼터에서 아내와 함께 보내기 위해 들어왔지만, 아내는 밥도 잘 먹고 잠도 잘 자며 운동도 열심히 해서 더 건강해지는 모습을 보면서, 사장님은 사모님에 대한 야속함과 미움이 점점 커졌을 것이다. 밤이면 통증이 극에 달하는 것 같았다. 이곳으로 들어올 때 타고 왔던 승용차 대신에, 119구급차를 타고 쉼터를 떠났다. 그것이 사장님과 사모님의 마지막 모습이었다.

누구든지 세상을 떠날 때 쓸쓸하고 외로운 모습이라면, 결코 행복하게 살지 못한 삶일 것이다. 얼마 남지 않은 시간이라도 아내와 함께 행복하게 시간을 보냈더라면, 지켜보는 우리에게도 아름다운 기억으로 남아 있었을 텐데, 이 부부는 그렇지 못해 너무도 안타까웠다. 사모님이 들려주신 이야기 중에, 사장님이 술은 자주 들었지만, 담배는 멀리했으며, 매주 등산을 즐기는 등 건강을 잘 챙겼다고 한다. 그런데도 폐암에 걸렸다는 사실에 가족 모두가 놀랐다고 한다. 그 누구보다도 당사자가 놀랐으며, 진단 결과를 믿지 못해 의사 선생님에게 화를 내기도 했다고 한다. 건강을 지키기 위해 나름대로 노력했지만, 그 결과가 좋지 않았기에 사장님은 암을 극복하려는 의지가 조금도 없었던 것 같았다.

암은 언제 어디서 누구에게 찾아올지 모르는 병이다. '나는 절대 아니다.'라고 장담하기에는 이미 우리 삶 깊숙이 스며들어 있다.

어느 날, 방송을 통해 술도 하지 않고 담배도 피지 않은 어느 50대 아주머니가 폐암에 걸렸다는 뉴스를 들은 적 있다. 그 사장님처럼 폐암에 걸릴만한 생활을 하지 않았는데도, 폐암에 걸린 분들이 있다는 것은 암이 유전적 요인에 따른 병이라는 생각이 들었다.

쉼터에서 만난 울보 선생님도 50대 초반에 폐암에 걸렸다. 다발성 폐암이라 수술이 불가능했으며, 병원에서 받은 경구용 항암제를 복용하고 있었다. 폐암이라는 이야기를 들었을 때, 하늘이 무너지는 듯하였다고 했다. 자신은 술과 담배 등 폐암에 걸릴만한 그 어떤 행동도 하지 않았으며, 가족 중에도 폐암에 걸려 돌아가신 분은 없었다고 한다. 너무도 억울하다는 생각에 밤낮으로 울었다고 했다. 쉼터 자기 방에서도 울고, 식당에서도 우는 등 계속 우는 모습을 보고, 원장님이 별명을 울보 선생님이라 지었다. 여자 나이 50대 초반이면 자식 농사도 다 짓고 여생을 취미생활 하면서 편안하게 보낼 수 있을 나이인데, 꿈에도 생각지 못한 암이 발생했으니, 매일 눈물이 흐를 수밖에 없었을 것이다.

어느 날 쉼터 정자에 환우들이 앉아 있었다. 그중에 내가 모르는 두 분이 있었는데, 한 분은 약간 뚱뚱한 아주머니이고 다른 한 분은 깡마른 체구에 키는 나보다 커 보이는 아저씨가 정자에 걸터앉아 있었다. 언뜻 봐도 누가 아픈 분인지 알 수 있었다. 삼천포에서 여기까지 어렵게 물어 오셨다고 하였다. 아저씨가 간암 말기인데, 아마도 몇 개월 살지 못한다는 말을 들은 듯, 아주머니의 얼굴에는 수심이 가득했다. 간암 말기인 아저씨는 고통스러운 모습이었다. 이곳 쉼터에 온 것은 아주 작은 희망으로 찾아온 듯하였다. 그분이 쉼터에서 생활한 것은 열흘 정도밖에 되지 못했다. 밤마다 찾아오는 고통도 고통이지만, 간성혼수 때문에 한밤중에 밖으로 돌아다니고 있었다. 잠을 제대로 자지 못하다 보니, 병간호하는 아주머니 역시 밤에는 잠을 못 자고 낮에 잠자는 것 같았다.

새벽이었다. 다들 잠든 시간에 내 방 옆문에서 창문을 긋는 소리가 심하게 들렸다. 나도 모르게 몸이 움츠러들며 무서움이 몰려왔다. "삐이익" 거리는 소리가 계속해서 났다. 내 방은 쉼터 사랑방과 붙어있으며 마루로 연결되어 있어, 사랑방에 들어오는 분들은 내 방에도 얼마든지 들어올 수 있는 구조였다. 그래서 잠을 잘 때 사랑방에 아무도 없으면, 사랑방과 내방으로 연결된 마루 밖에 설치된 문을 잠그고 잤다. 창문을 잠그다 보니, 그 아저씨는 사랑방에 들어오지 못하고 창문을 손톱으로 긁고 있었다. 새벽에 이곳저곳을 다니다가 가로등 불빛에 사랑방을 찾았던 것 같았다. 창문 긁는 소리가 그치며 사람 발걸음 소리가 들렸다. 그제야 삼천포에서 오신 아저씨라는 것을 알게 되었다.

새벽 2시가 넘어가고 있었다. 아저씨가 간성혼수로 느끼는 고통은 며칠째 계속되었다. 밤마다 통증을 견디지 못해 방을 나와 쉼터 주변을 혼자서 돌아다녔다. 몇 분의 환우들이 아저씨로 인해 잠을 청하지 못했다고 했다. 처음에는 아주머니가 아저씨의 이러한 모습을 막았었는데, 병간호로 지친 아주머니가 먼저 잠을 청했다고 한다. 결국, 이분들은 열흘 정도 쉼터에 머물다가 삼천포 자신의 집으로 돌아갔다. 이분들의 삶이 너무도 안타까워 내 가슴이 먹먹해졌다.

경남 고성에서 경찰관 아저씨가 아주머니와 함께 이곳에 찾아오셨다. 간암 말기로, 술을 좋아했으나 암에 걸릴 정도로 마시지는 않았다고 하였다. 배에 복수가 차고 황달 현상이 나타나 찾게 된 병원에서, 간암 말기로 수술하기 어렵다고 했다는 것이었다. 몇 번에 걸쳐 몸이 이상하다는 것을 느꼈었지만, 무지로 인해 병을 키웠다는 자책감에 하루하루를 보내고 있었다고 한다. 그러다가 쉼터를 알게 되었으며, 아주 작은 희망이라도 붙잡으려고 여기까지 왔다고 하였다. 50대 중반의 경찰관 아저씨는 아주머니와 함께 매일 쉼터 옆 산에 올라갔다. 그곳에는 10여 개의 평상이 나무 아래에 있었는데, 이 두 분은 오전 10시에 올라가면 오후 4시 정도에 내려왔다. 점심은 아주머니가 식당에서 챙겨가 산에서 드신다는 것이다. 아저씨는 평상에 누워 노래를 부르면서 풍류를 즐겼다.

며칠째 계속되는 아저씨의 그러한 모습이 궁금해 더덕도 캘 겸, 쉼터 옆 산으로 올랐다. 약 5분만 올라가면 대나무와 잡목들이 우거진 곳에 도착하며, 잡목 안으로 들어가면 더덕들이 가득하다. 여기저기 잡목들이 있고 대나무 사이에 더덕 줄기가 올라와 있어 금방 더덕임을 알 수 있었다. 가져간 작은 곡괭이로 땅을 파서 더덕 20개 정도를 캤다. 그 중, 제일 실하게 생긴 몇 개를 골라 경찰관 아저씨에게 주었다. 나머지 더덕도 쉼터로 돌아와 깨끗이 씻어서 환우들에게 드시게 하였다. 환우들은 고맙다고 인사하며 더욱 건강해지겠다는 농담과 웃음으로 감사를 표현하였다. 그렇게 며칠의 시간이 지나갔다. 경찰관 아저씨와 아주머니는 쉼터에서 열흘 정도 생활하였지만, 음식 외에는 건강을 해결할 방법이 없다고 생각했는지 쉼터를 떠난다고 하였다. 물론 아저씨의 병세가 나날이 악화되어가니, 더 늦기 전에 가족들과 아름다운 추억이라도 만들어야겠다는 생각을 아주머니가 한듯하였다. 쉼터를 떠나는 환우들의 뒷모습은 행복한 모습이 아니라 죽음의 그림자만이 드리워져 있었다.

쉼터에서 만났던 환우들을 나는 잊지 못한다. 건강을 되찾고자 쉼터를 찾은 환우들과 나눈 많은 이야기, 그리고 육신의 통증을 느끼면서도 함께 노래 부르며 웃었던 시간, 끝내 암을 이기지 못하고 이 세상을 하직한 환우들의 모습을 결코 잊지 못한다. 내가 지금 살아있는 이유는 먼저 가신 환우들의 생명까지 살면서, 그분들의 웃음과 노래와 눈물을 잊지 않고 책으로 담아 세상에 내놓으라는 뜻이리라.

2013년 8월 중순 한여름의 열기가 아들 방으로 몰려 들어왔다. 아이들은 덥다고 에어컨을 틀자고 징징거렸지만, 나는 노트북 앞에서 쉴 새 없이 땀을 흘리며 묵묵히 글을 적고 있었다. 쉼터에서 그 따스한 햇살에도 춥다고 했었던 기억들이 생생하다. 만 5년이 지난 지금도 에어컨 바람보다는 한여름의 열기가 스며 있더라도 산에서 불어오는 바람이 더 좋다.

쉼터 냇가에 흐르는 물에 발을 담그고 부채로 바람을 일으키며, 한여름 열기를 식혔던 환우들의 모습을 떠올려 보았다. 일흔이 넘는 연세에도 간암 수술을 극복하고 냇가에서 담배를 즐겨 피시던 할아버지, 마지막 만찬을 쉼터에서 즐기면서 인생을 정리하는 노부부, 암으로 인한 고통으로 잠 못 이루지 못하던 사장님, 경찰관 아저씨, 담낭암에 걸린 아주머니 등 모든 이들의 모습을 잊지 못한다.

쉼터에 있는 동안, 암이 얼마나 무서운 병인지를 깨닫게 되었다. 그동안 살아온 삶이 아무리 멋지고 남들이 부러워하는 삶을 살았다고 해도, 암이 몸속에서 자라기 시작하면 그 삶이 처절하게 무너지는 모습을 볼 수 있었다. 이 작은 쉼터에서도 여러 사연이 있었는데, 쉼터 밖의 넓은 세상에는 얼마나 많은 암 환우들이 힘겹게 하루하루를 살아가고 있을까 생각하게 되었다.

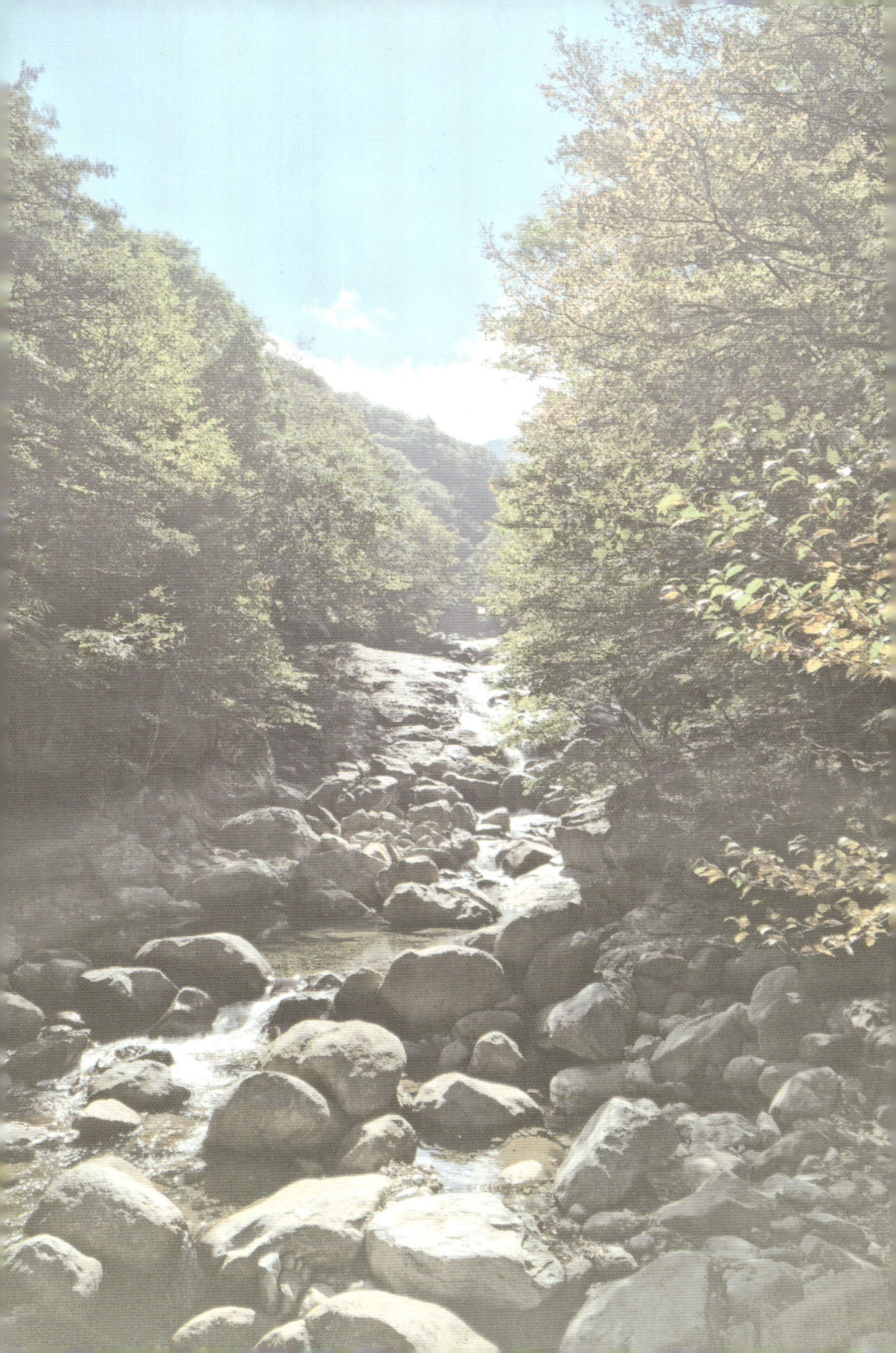

천연계의 비밀과 신앙생활 3

암은 누구에게나 죽음의 그림자이다.
그러나 그것을 이겨내는 힘은 자신의 몸 안에 있다.
하나님은 인간을 만들 때, 우리에게 선물도 함께 주셨다.
공기, 햇볕, 물, 음식 등 천연계를 주셨고 믿음과 절제력도 주셨다.
하나님께서 이렇게 주신 선물을 깨닫지 못하고, 수술과 방사선,
그리고 약물치료만을 고집한다. 천연계의 숨결을 느껴보라.
오직 천연계만이 우리의 몸을 깨끗이 씻어줄 것이다.

01. 암을 치유하는 숲속 맑은 공기
02. 암과 우울증을 치유하는 햇볕
03. 암 치료의 시작은 물 마시기
04. 절제하지 못하면 병을 부른다
05. 암 발생을 부추기는 요소들
06. 참된 신앙생활을 시작하다

3

천연계의 비밀과 신앙생활

01. 암을 치유하는 숲속 맑은 공기

333 생존 법칙이란 말이 있다. 공기 없이는 3분, 물 없이는 3일, 음식 없이는 3주 생존할 수 있다는 말이다.

어떤 공기를 마시느냐에 따라 우리의 몸 상태가 달라진다. 도시에 사는 사람이 직장에서 받았던 스트레스도 풀 겸, 주말에 숲을 찾았을 때, 도시 빌딩 사이로 부는 바람보다 훨씬 더 시원하다고 느끼며 기분까지 상쾌해질 것이다. 그것은 그만큼 숲속의 공기가 맑기 때문이다. 반대로 시골에서 생활하던 사람이 도시로 갔을 때, 숨이 콱콱 막힌다는 말을 종종 한다. 바로 자동차 매연으로 더럽혀진 공기를 마셨기 때문이다.

오염된 공기는 양이온이 많다고 한다. 컴퓨터와 그 외 여러 전자기기로 오염된 공기의 양이온과 음이온 비율은 6대 4 또는 7대 3 정도로,

쉽게 피곤해지고 두통이 자주 찾아오게 된다. 그러나 산이나 바닷가로 가면 머리가 맑아지고 오장육부가 정화되는 것을 느낄 수 있는데, 이것은 음이온이 많다는 증거이다. 그러므로 도시에 사는 사람들은 적어도 1주일에 한두 번 정도는 자동차가 다니지 않는 아주 깊은 산속이나 계곡을 찾아 심신을 치유할 필요가 있다. 숲에는 음이온이 1㎣당 10만 개가 있는데, 숲속 음이온의 10분의 1 정도밖에 되지 않는 도시에서만 생활한다면 건강을 쉽게 해칠 수 있다. 음이온은 우리 몸을 깨끗하게 함으로써 여러 질병을 치유하고 있다.

내가 가장 좋아하는 나무는 편백이다. 자기치유물질인 피톤치드를 나무 중에서 가장 많이 뿜어내기 때문이다. 피톤치드는 항생, 항균 작용으로 머리를 맑게 하며, 몸속에서는 면역력을 키우는 작용을 한다. 편백나무 숲에서 숨만 쉬어도 건강해진다는 말이 바로 여기에서 나온 말이다. 건강을 회복하는 데는 자연이 그 답이라고 할 수 있다. 피톤치드는 편백나무를 비롯하여 삼나무, 전나무, 소나무 등 침엽수에서 많이 나오는데, 나무의 자정 능력 즉 나무가 상처를 입었을 때, 상처로 침투하는 미생물 등을 막기 위해 방산(放散) 하는 냄새이다. 이 냄새가 우리의 몸을 치유한다.

쉼터에서 생활하는 동안, 우리 몸을 치유하는 데는 공기가 맑아야 함을 알게 되어, 항상 창문을 조금 열어두고 잔다. 봄·가을뿐만 아니라 한겨울에도 2~3cm 정도 문을 열어두고 자다 보니, 찬 공기가 방안을 가득 채워 추위를 느낄 때도 있다. 그러니 막둥이 아들놈은 나와 같이 자려고 하지 않는다. 자주 환기를 시키느라 한겨울에도 거실을 비롯하여 온 방문을 활짝 열어두니, 아내와 아이들로부터 잔소리를 들을 때가 종종 있다. 봄, 여름, 가을은 거의 온종일 창문을 열어둔다. 봄에는 산에서 날아든 꽃가루로 온 집안이 노랗게 변한다. 어떤 사람은 봄이 되면 꽃가루 알러지로 병원을 찾기도 하는데, 다행히 우리 가족은 꽃가루 알레르기 반응을 보이는 사람이 없다. 아내와 함께 거실 소파에 앉아 차를 마실 때, 아카시아 꽃향기가 온 집 안을 가득 채운다. 나도 모르게 숨을 깊게 들이마시게 되는데, 꽃향기가 사람을 얼마나 행복하게 하는지 알 수 있다.

2009년 7월 중순, 내가 살았던 시골에 집이 완성되었다. 8월부터 나는 시골집에서 생활하기 시작하였다. 보름 정도는 시골집에서 생활하고, 보름 정도는 대구에서 가족들과 함께 생활했다. 시골에 있는 동안은 어머니께서 식사를 준비해 주셨다. 아침에 일찍 일어나 동네를 한 바퀴 돌았으며, 오전에는 배낭을 메고 산에 올랐다. 집 앞에 우뚝 선 왕산은 해발 925m로, 지리산 끝자락에 있다. '왕산'이라 이름을 붙이게 된 유래는 금관가야의 마지막 왕이었던 양왕이 산 중턱에 궁궐을 지어 살았다는 이야기가 전해지면서부터이다. 산 아래쪽에는 양왕의 돌무덤이 문무 신하의 호위 아래 있는데, 나라를 신라에 넘기고 이곳에서 쓸쓸히 지내면서 망국의 한을 노래했을 것이다. 그리고 유언으로 자기 무덤을 돌로 쌓으라고 했다니, 그 돌무덤은 후손들에게 나라 잃은 양왕의 슬픔을 전했을 것이다.

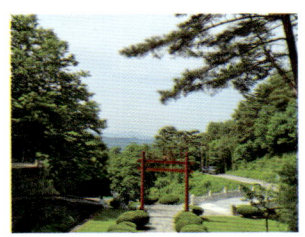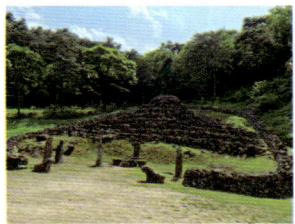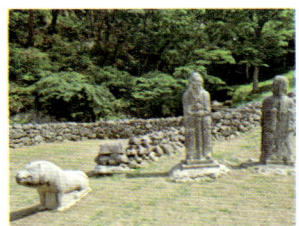

가락국 10대 양왕릉(구형왕릉)

초등학교 시절, 이 돌무덤이 있는 곳으로 매년 소풍을 갔었다. 그 당시에는 돌무덤만 있었을 뿐 주변에는 나무가 거의 없었다. 그런데 40년 세월이 흐른 지금은 많은 소나무와 전나무들이 빼곡하게 들어섰다. 산에 오를 때면 이 돌무덤을 쳐다보며 양왕을 생각하곤 했다. 왕자로 태어나 모든 것을 가진 왕의 자리에 올랐지만, 인생의 마지막에는 모든 것을 두고 가야 하는 것이 인간이라고 생각하니, 성경 시편 90편 10절 말씀이 생각났다.

"우리의 연수가 칠십이요 강건하면 팔십이라도 그 연수의 자랑은 수고와 슬픔뿐이요, 신속히 가니, 우리가 날아가나이다."

때로, 우리 인생은 한없이 긴 것처럼 느껴지지만, 정말 신속하게 날아가는 살처럼 덧없이 사라지고 마는 것이다. 양왕의 돌무덤을 뒤로하고, 이런저런 생각에 잠기며 등산을 계속했다. 빼곡히 들어선 소나무가 피톤치드를 내뿜는 것이 눈에 보이는 듯하다. 공기가 매우 신선하여 상쾌한 기분이 들었다. 뻐꾹새가 울고 있었고, 이름 모를 새들이 나를 반기고 있었다. 약 10여 분을 걸어 올라가니, 내가 가장 좋아하는 편백들이 군락을 이루며 자라고 있었다. 편백나무 아래에는 앉을 수 있는 돌 하나가 있었는데, 그 돌에 앉아 음악을 들으면서 또는 새소리와 바람 소리를 들으면서 단전호흡을 하였다. 그리고 하나님에 대한 믿음이 점점 자라면서 단전호흡과 함께 끊임없이 기도했다. 나의 건강과 가족의 건강, 그리고 전도해야 할 사람과 교회와 목사님을 위해 기도하다 보면 어느덧 30분이 훌쩍 지나갔다. 이렇게 기도를 마치고 정상을 향해 계속 오르곤 하였다.

내가 만났던 임파선암에 걸린 아저씨 역시 5년 동안 숲속에서 살았다. 숲에서 느림의 미학을 배우며 5년 동안 산에서 내뿜는 피톤치드 등 자연이 주는 온갖 혜택을 마음껏 누리고 살아가니 아무리 독한 암이라도 이겨낼 수 있었다.

피톤치드가 아니더라도 음이온을 실컷 마실 수 있는 맑은 공기가 있었으니, 이것이 치료의 시작이었다.

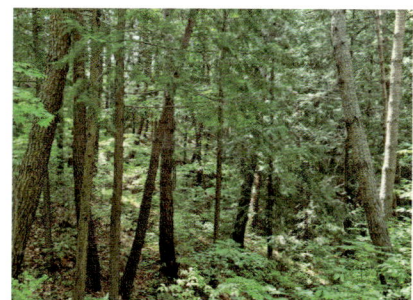 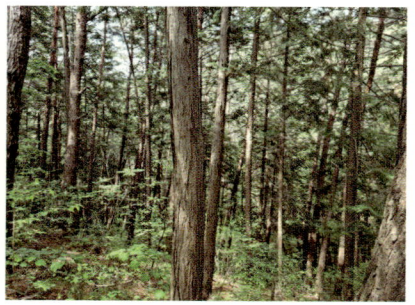

왕산 편백나무숲(왕릉에서 유의태 약수터 가는 길 중간에 있으며, 여기에서 명상을 즐겼다.)

늦은 가을이었다. 아침저녁으로 쌀쌀한 기운이 겨울이 오고 있음을 알려주었다. 점심을 먹고 잠시 쉬었다가 오후 운동을 위해 왕산으로 향했다. 조그마한 가방에 물과 포도즙 하나를 넣고 길을 나섰다. 들에는 이미 추수가 다 끝나 반듯하게 생긴 논과 밭이 한눈에 들어왔다. 논과 논 사이의 길을 따라 걷다 보면, 타작 후의 부산물을 태우는 모습이 종종 눈에 들어왔다. 날아오는 연기에서 향긋한 풀냄새를 맡으며, 어느덧 왕산의 왕릉인 돌무덤에 도착하였다. 천년의 덧없는 세월에 인생무상을 느끼며 잠시 쉬었다가 다시 집으로 돌아오곤 했다.

왕산 아래의 화계 마을을 지나는데, 어떤 아저씨가 경운기에서 나무를 내리고 있었다. 마지막으로 남은 나무를 내릴 즈음, 붉은색을 띤 나무를 발견했다. 나무의 몸통은 껍질이 벗겨져 있어 색깔로 편백나무라는 것을 한눈에 알아볼 수 있었다. 아저씨에게 어느 동네 누구의 아들이라고 인사하면서 편백나무 하나를 주실 수 있겠느냐고 물었다. 아저씨는 너무도 쉽게 가져가라고 하셨다. 나는 그 편백나무를 어깨에 메고 약 2km 정도 거리를 가다 서기를 반복하여 집으로 가져왔다. 동네 어귀에서 아저씨 한 분이 무슨 나무를 그렇게 메고 오냐고 물으셨다. 건강에 좋은 편백나무라고 대답하면서 집으로 돌아온 나는 그 나무를 전기톱으로 자르기 시작했다. 20cm 정도의 크기로 잘라 방과 거실에 놓아두었다.

그리고 며칠 뒤, 편백 나무를 또 얻게 되어 전기톱으로 자르기 시작했다. 20cm~30cm 크기로 자르며, 편백나무 껍질을 벗겨냈다. 나무껍질을 벗기는 순간 짙은 편백 향이 내 코를 콱 찔렀다. 향불을 피운 듯이 그윽한 향이 퍼져나갔다. 편백나무 토막이 큰 것에서부터 작은 것까지 20개 정도 되었다. 나무토막 굵기가 적당한 것 하나를 골라 나무의 딱딱한 느낌이 덜하도록 수건으로 싸 베개로 사용했다. 일종의 목침이다. 이 편백을 안방과 아이들 방에 나누어 놓았다. 그리고 작은 것들은 욕실에 두었다. 향기가 다 사라진 편백나무라도 물을 뿌리거나 물속에 잠깐 담 갔다가 꺼내 말리면 다시 편백나무 고유의 향을 뿜어냈다. 아이들은 방에 편백나무 토막들이 있는 게 미관상 보기 좋지 않다며, 막둥이 방으로 다 옮겨 놓았다. 나는 편백나무가 가득한 막둥이 방에서 잠자곤 했다.

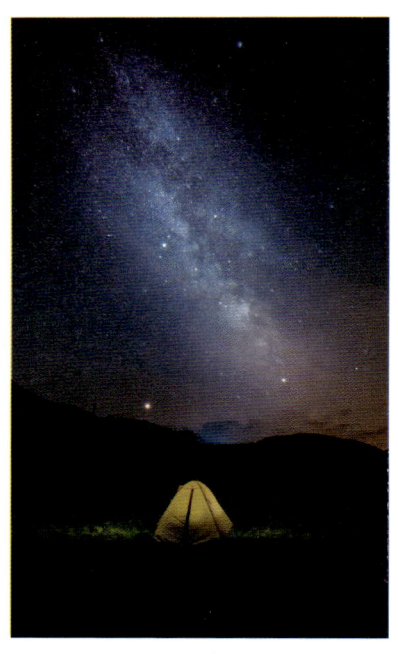

요즘 대부분 직장에서 주 5일 근무를 하고 있다. 그래서인지 오토캠핑(Auto Camping)을 즐기는 캠핑족들이 점점 늘어나고 있다. 공기가 안 좋은 도시를 떠나 숲속에서 1박 2일 정도 캠핑을 즐기다 보면, 심신이 회복되는 것을 느낄 수 있다. 숲속에서 새소리와 풀벌레 소리, 깊은 계곡의 물소리를 들으면서 맑은 공기를 마시면, 머리가 맑아지고 몸도 개운해진다. 밤하늘을 수놓은 수많은 별들도 직장에서 지쳤던 마음을 쉬게 하는데 한몫을 한다.

02. 암과 우울증을 치유하는 햇볕

항암제를 맞고 나면 한여름에도 갑자기 추위를 느끼게 된다. 7월부터 한여름 기온이 30도 이상이다 보니, 주사실에는 늘 에어컨이 켜져 있었다. 반소매 옷을 입고 그 위에 약간 두꺼운 등산용 겉옷을 입고 갔었는데, 에어컨 가동으로 실내 공기는 차가웠으며, 항암제가 몸속으로 들어가니, 오한이 오기도 하였다.

항암제를 맞고 며칠이 지났지만, 여전히 추위가 가시지 않았다. 그래서 등산갈 때도 항상 긴 팔 등산용 옷과 조끼를 걸쳤다. 7월, 8월이면 더위가 한창 기승을 부리는 데도 햇볕이 드는 곳에 앉아 일광욕으로 추위를 달래고 있었으니, 내 몸에 어떤 변화가 있었는지 알 수 있었다. 햇볕에 있으면 몸이 따뜻해지고 그늘로 가면 금방 몸이 식으니, 그늘로 갔다가도 금세 햇볕을 쬐러 나왔다.

암 환자에게 햇볕은 어떤 의미일까? 햇볕은 눈만 뜨면 늘 곁에 있으므로, 그 중요성을 깨닫지 못하고 살았었다. 음식을 통해 비타민D를 흡수하기도 하지만, 햇볕은 몸속에 있는 콜레스테롤을 비타민D로 변화시켜준다. 햇볕을 쬐면 멜라토닌 성분도 만들어 준다. 멜라토닌은 저녁에 잠을 깊이 자게 하는, 수면제 역할을 한다. 우울증에 걸려 잠을 제대로 못 자는 사람에게 병원에서는 보통 수면제를 복용하도록 한다. 그런데 수면제를 오래 먹으면 점점 더 강한 수면제를 복용해야 잠잘 수 있게 된다. 그러나 햇볕은 깊은 잠을 자게 할 뿐만 아니라 우울증도 치료하는 힘을 가지고 있다.

월간 '가정과 건강'(2012년 12월)에 '햇볕과 피부암'이라는 글이 실렸는데, 그 내용을 요약하면 이렇다.

"햇볕 기피 현상은 암뿐만 아니라 10대와 20대에서 제1의 사망원인이 되는 자살, 현대인의 고질적인 건강 문제에 속하는 우울증이나 피로 증후군, 정서 불안 등 문제의 중심에 놓여 있다. 요즈음 우리 사회를 긴장시키는 '묻지 마' 강력 범죄가 증가하는 것도 이와 무관하지 않다.

햇볕 없이 살 수 있는 생명체가 없고, 햇볕으로 치료할 수 없는 질병이 없다. 물론 지나치게 강한 햇볕을 오래 쬐는 경우 피부암 발생 위험도가 높아지지만, 적당하게 햇볕을 쬐는 경우 피부암을 비롯한 유방암, 전립선암, 폐암 등에 걸릴 확률이 낮아지고, 이미 발생한 암 치료에도 도움이 된다. 햇볕에 의해 우리 몸에 만들어지는 비타민D가 암 예방과 치료에 도움이 된다는 것이다. 햇볕을 적당하게 잘 활용하면 그토록 무서운 암이라도 효과적으로 예방하고 치료에도 놀라운 도움을 받을 수 있다.

암은 저체온 상태에서 잘 발생한다. 지구 열의 98%가 햇볕의 적외선에 의존하며, 정온동물에 속하는 인간은 햇볕이 없이는 정상적인 체온을 유지할 수 없다.

특히 햇볕의 원적외선은 암을 효과적으로 극복하는 온열치료에 필수 사항이다. 암은 피가 탁하고 혈액순환이 장애를 받으면서 면역결핍 상태가 되면 많이 발생하는데, 이런 문제를 해결하는데 햇볕처럼 효과적인 것은 없다. 햇볕은 해독작용이 뛰어나며 우리 몸에서 비타민D를 만들면서 동시에 콜레스테롤 수치를 줄이고 혈당을 조절하는 동안 피를 깨끗하게 하고 영양 균형을 이룬다. 결과적으로 면역균형이 오고 암을 예방하거나 치료하는 데 결정적인 역할을 한다.

그리고 낮에 햇볕을 받으면 행복 호르몬인 세로토닌이 우리 몸에 생성되며 밤에 암흑 속에서 세로토닌이 멜라토닌으로 전환된다. 이 멜라토닌은 우리 몸의 생체 시계를 조절하고 시차 적응을 잘하게 한다. 그리고 암 예방과 치료의 필수 요소인 항산화 작용이 탁월한데, 비타민 C나 A보다 더 크다. 암을 비롯한 질병 요인의 80%가 활성산소 문제인데, 가장 강력한 항산화제가 바로 햇볕에 의해 생성되는 멜라토닌이다. 특히 햇볕에 의해 억제되는 '세로토닌'은 우울증인 정서 불안을 근본적으로 해결할 수 있는 천혜의 선물이다.

따라서 햇볕처럼 암을 예방하고 치료하는데 좋은 치료제가 달리 없다. 이런 유익을 얻으려면 최소한 하루에 햇볕을 15~30분 정도는 쬐어야 한다."

월간 '가정과 건강'(2013년 1월)에 '햇볕의 치유력'에 대한 글도 있었다. 이 글을 읽고 햇볕은 생명이라는 것을 다시 한번 깨닫고 그 내용을 옮겨 보았다.

"지구상 모든 에너지의 98%가 햇볕에 의존한다. 햇볕은 질병 예방과 치료에 절대적인 요소다. 미국의 재활 의학자 창시자인 크루센(Frank H.

Krusen)은 햇볕으로 치료되는 질병들을 신체 부위별로 구분하였다.

미국에서는 어떤 약으로도 죽지 않는 결핵균이 확인되었으며, 우리나라에는 어떤 약으로도 치료가 되지 않는 결핵 환자가 300명 이상이 된다고 한다. 그런데 이런 슈퍼박테리아도 햇볕 자외선에는 꼼짝 못 하고 죽는다고 하였다. 빛이 인체에 미치는 효과는 음식이나 운동이 미치는 효과와 같아서 빛의 종류에 따라 사람이 살기도 하고 죽기도 한다.

'환경오염' 하면 대기오염 또는 수질오염을 떠올리지만, '빛 오염'은 다른 어떤 환경오염과 비교가 되지 않을 정도로 인간의 생존과 건강에 치명적이다. 나쁜 종류의 빛은 암을 비롯한 각종 병을 일으키고 수명을 단축하며 심지어 성격을 난폭하게 하기도 한다. 그러나 자연광선이나 이와 유사한 풀 스펙트럼 라이트는 각종 병을 고치고 암을 예방하며 성격을 온화하게 하고 학교 성적을 올리는 등 건강과 행복과 장수를 불러온다.

햇볕처럼 공기정화에 효과적인 것은 없다. 햇볕은 환경 건강에 대한 새로운 해결사로 초미의 관심 대상이 되고 있다.

햇볕은 오염되지 않은 환경에서 자연광선을 적절하게 사용하는 것이 가장 이상적이고 유익한 방법이다. 우선 전자파에 지나치게 노출되어 살아가는 현대인의 생활이나 햇볕 기피 현상과 같은 빛 오염에서 벗어나는 일이 필요하다. 또 햇볕이 암을 일으킨다는 생각을 바꿀 필요가 있다. 햇볕처럼 암 예방, 치료에 효과적인 것이 없기 때문이다. 현대인은 유리 정글의 포로와 비슷하다. 많은 사람이 하루에 햇볕을 쬐는 시간이 5분도 안 된다. 아파트에는 지하 주차장이 있으며, 창유리나 출퇴근하는 자동차 유리는 햇볕 자외선을 99%나 굴절시킨다. 햇볕은 가시광선(33%), 적외선(60%), 그리고 자외선(6~7%)으로 구성되어 있으며, 이 광선들이 다 질병 치료에 활용된다. 햇볕의 다양한 색의 파장을 이용하는 색채 치료, 적외선 열을 이용하는 온열치료, 자외선 살균 작용과 화학 반응 등은 암을 비롯한 각종 질병 치료에 매우 중요한 요소이다.

해독작용과 영양 균형을 통한 면역력 회복, 그리고 체온 조절과 같은 자연치료의 핵심을 단시간에 효과적으로 충족시켜주는 게 햇볕이다."

직장에 복귀하면서 몇몇 직원들에게 건강 관련 이야기를 한 적이 있었다. 그때 모 직원이 자기 아내에 관한 이야기를 하였다. 아내가 심한 우울증에 걸려 직장을 잠시 그만둬야 할 상황이었다고 한다. 그래서 예전에 우울증에 걸렸었던 어느 직원을 찾아가 아내에 관한 여러 이야기를 들려주며, 해결책을 물어보았다고 한다. 그랬더니 하는 말이 우울증은 완치가 어려워서 지금도 약을 먹는다는 것이다. 그러면서 하루빨리 병원을 찾아가 의사와 상담한 후, 치료를 받고 꾸준히 약을 먹으라고 권했다는 것이다. 며칠이 지난 뒤에 그 직원을 찾아가 아내와 병원에 다녀왔는지를 물으면서 그렇게 심한 것은 아닌 듯하니, 자연요법을 병행하라고 했다. 우울증이 발생하는 원인은 여러 가지가 있겠지만, 마음에서 오는 병인 만큼 마음을 다스리는 것이 우선이며, 햇볕 쬐기를 병행한다면 더욱 쉽게 효과를 볼 수 있다.

우리 몸에 문제가 생기면 자연으로 돌아가야 한다. 먹는 것도 중요하지만, 산과 들에서 맑은 공기를 마시며 햇볕을 쬐면 우울증도 치유할 수 있다. 하지만 온종일 햇볕을 쬐기가 쉽지 않으므로, 등산을 권하는 것이다. 등산은 심폐기능이 좋아지고 자신감이 생기는 운동이다. 그렇게 대화를 나눈 이후로 그 직원과 아내는 주말만 되면 산을 올랐다고 한다. 거의 6개월 정도 등산하고 나니, 우울증이 치유되어 직장에 복귀할 수 있었다고 한다.

내가 직장에 복귀한 지 벌써 2년이 지났다. 그동안 직원들의 모습을 살펴보았다. 햇볕을 찾는 직원은 불과 몇 명밖에 없었다. 물론 업무 때문에 햇볕을 쬘 수 있는 시간이 어디 있느냐고 반문할 수도 있겠지만, 아침 8시부터 저녁 7시까지 근무하는 상황에서 단 15분 이상의 시간은 자신의 건강을 위해 투자할 필요가 있다. 문제는 햇볕을 쬐면 피부암을 일으킨다는 그릇된 생각을 하기 때문이다.

어느 날 점심 식사를 위해 밖으로 나간 적이 있었다. 그때 모 여직원이 양산으로 햇볕을 가리는 것을 보았다. 그 여직원에게 "왜 양산을 써요?"라고 물으니, "햇볕을 쬐면 기미, 주근깨 등이 생겨요."라고 했다. 온종일 햇볕을 쬐지 못하고 유리 속 온실에서 생활하면서 몇 분이라도 햇볕을 쬘 기회를 포기하는 수많은 사람이 안타깝게만 느껴졌다.

그 여직원에게 이렇게 말을 이었다. "햇볕이 주는 효능이 너무도 많아요. 우리 몸의 체온 유지를 돕고, 몸에 붙은 각종 세균과 바이러스 등을 죽이며, 무엇보다도 비타민D를 만드는 게 햇볕입니다. 하루에 15분 이상 햇볕을 쬐도록 노력하는 것이 장수하는 비결입니다."라고 말했다.

건강하다고 생각하는 사람들은 이러한 말을 해도 귀담아듣지 않는다. 직원들이 건강을 위해 하루 15분 이상 투자하기를 간절히 바란다. 점심시간만이라도 단 15분을 햇볕을 쬐는 데 활용하는 직원이 점점 늘어났으면 하는 바람이다.

암으로 겪게 되는 고통은 육체적 고통뿐만 아니라 정신적으로도 우울증에 걸리기 쉽다. 암에 관한 사회적 편견이나, 암이 주는 죽음의 그림자로 인해 대부분 환자에게 우울증을 유발시킨다. 우울증이 심화하면 음식과 운동마저 포기하는 등 스스로 생명을 단축할 수 있다. 암 환자를 상대하는 의사들은 피검사와 CT 촬영 등 육체적인 부분에 관해서만 관심을 둘 뿐, 환자들의 정신적 고통이나 우울증에는 관심이 없는 듯하다. 그래서 정신과 의사의 도움이 필요하지만, 자연이 주는 힘 또한 강하다.

나무 사이로 햇볕이 내리쬐는 숲속에 앉아 명상에 잠겨 있으면, 숲속에서 들려오는 새소리와 계곡에서 흐르는 물소리, 간간이 불어오는 솔바람으로 인해 마음은 안정을 찾고 우울증은 사라지게 된다. 의사의 치료와 자연이 주는 혜택을 병행하면 병은 저 멀리 떠나가고 건강 회복이란 희망의 샘이 솟구쳐 오른다.

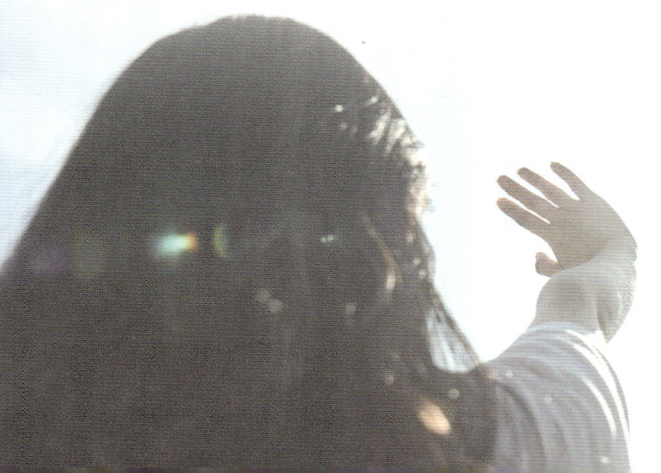

03. 암치료의 시작은 물 마시기

물이 건강과 어떤 관련이 있는가? 우리 몸은 70% 이상이 물로 구성되어 있다. 그중 1%만 부족해도 탈수 현상이 일어나 입술이 마르고, 입 안의 침도 마르는 등 신체에 이상 현상이 생긴다. 탈수 현상이 지속되면 어떻게 될까? 결국, 생명을 잃게 된다.

사실 사람들 대부분은 탈수 현상을 자주 경험하고 있다. 달리기를 하거나 산에 오를 때, 또는 마라톤을 할 때만 갈증을 느끼는 것은 아니다. 일상생활에서 목이 말라 물을 마셨다면 이미 탈수 현상을 경험한 것이다. 사람마다 조금씩 다르긴 하지만 보통 땀으로 1,000cc, 숨 쉬거나 말할 때 500cc, 소변으로 1,000cc 등 전체 2,500cc의 수분이 매일 우리 몸에서 빠져나가고 있다. 여기서 중요한 것은 각자의 몸에서 매일 빠져나간 양만큼 보충해줘야 한다는 점이다.

어느 날, 텔레비전에서 90세 할머니의 '물 사랑'에 관한 방송을 시청하게 되었다. 기자가 "할머니의 건강 비결은 무엇입니까?"라고 질문하니, "일할 때든지 가만히 앉아있을 때든지, 4,000cc의 물, 즉 2,000cc짜리 PT병 2개 분량의 물을 매일 마셔요."라고 했다.

의학박사인 F.뱃맨겔리지(Fereydoon Batmanghelidj, M.D)가 지은 《기적의 물, 암, 비만, 우울증 치료법》이라는 책에서도 "당신은 아픈 것이 아니라 목마를 뿐이다.(You are Not Sick, You are Thirsty)"라고 적혀있다. 비만과 우울증, 그리고 암의 원인이 탈수 때문이라고 언급하고 있다. 즉, 질병을 일으키는 일차적 원인을 탈수로 보고 있다.

이 책에서 탈수 현상은 인체의 정상적인 생리적 기능에서 다면적인 교란을 일으키는데, 이 교란 때문에 암이 발생한다고 보고 있다. 그리고 갈증을 느끼지 않았다 해도 인체는 세포 내부에서 이미 극심한 탈수를 겪고 있을 가능성도 있다는 것이다. 만약 우리 몸 안에 수분이 부족하게 되면 부족분의 66%를 세포에서, 26%는 세포 주변에서 끌어가고, 나머지 8%만이 혈액 속 수분으로 대체된다고 하였다. 또한, 소변 색깔을 보면 탈수인지 아닌지를 뚜렷하게 알 수 있는데, 소변이 물색에 가까울 만큼 옅으면 인체에 쌓인 독성노폐물을 어려움 없이 제거할 수 있는 축복받은 상태라고 언급하고 있다. 하지만, 소변이 노랗다면 물이 부족하다는 의미이며, 독성노폐물이 계속 쌓이는 상태라고 한다.

이처럼 물이 갖는 의미는 매우 크다. 당뇨, 고혈압, 암 등 현대 질병이 스트레스, 식생활습관, 유전적 요인에서 비롯된다는 것을 대부분의 사람들이 알고 있지만, 탈수로 인해 생기는 온갖 질병들에 대해서는 잘 모르고 있는 것 같다. 질병을 일으키는 여러 요인 중에서 탈수는 쉽게 해결할 수 있으므로, 가장 쉬운 치료법이라 할 수 있다.

내가 암으로 고통을 겪는 동안, 항상 물을 곁에 두었다. 그리고 암을 극복한 지금도 직장에서나 집에서나 항상 물을 곁에 두고, 일정한 시간에 일정한 양의 물을 마시고 있다. 물은 가급적 정수기 물을 마시지 않고, 시중에서 파는 유명한 생수를 사서 마시거나 집 근처에서 생수를 떠다 마셨다. 물의 온도는 찬물과 따뜻한 물을 반씩 섞어 미지근하게 만들어 마셨다.

우리 몸에는 교감신경과 부교감신경이라는 두 자율신경이 있다. 교감신경은 심장박동과 호흡을 활발하게 하는 역할을 담당하고, 부교감신경은 위장의 움직임을 활발하게 하고, 잠잘 때 몸이 편안하도록 만드는 역할을 담당한다. 찬물을 마시면 위가 자극받아 부교감신경이 일시적으로 흥분되고 위장운동이 활발해져, 식욕 증진으로 이어진다고 해도 위장에 무리가 갈 듯하여, 그동안 미지근한 물을 마시곤 했다.

아침에 일어나 $300cc$ 정도의 컵에 미지근한 물을 두 컵 정도 마셨다. 그리고 10여 분이 지난 뒤에 산야초와 식초를 물에 타 $200cc$ 정도 마셨다. 아침 식사 30분 전에는 야채스프 $200cc$를 마셨다. 아침에 보통 $700cc$ 또는 $1,000cc$ 정도의 물을 마셨고, 아침 운동할 때는 $1,000cc$ 이상의 물을 마셨다. 이처럼 아침에 일어나 마시는 물은 몸속의 부족한 수분을 채워주고, 부교감신경의 회복을 도와주는 역할을 한다. 하지만, 아침밥을 먹기 직전에 물을 마시면 위장에 부담을 줄 뿐만 아니라, 아침밥을 양껏 먹기에는 배가 부를 수 있다. 이로 인해 배고픔을 쉬 느끼게 되어 점심 식사 전 간식을 하게 만든다.

아침밥을 먹고 약 2시간 반이 지난 10시 이후에 $500cc$ 또는 $700cc$

정도 물을 마셨다. 이 역시 점심 식사하기 30분 전이다. 등산하면서 물을 마실 때는 1,000cc 이상 마셨다. 땀으로 배출되는 것을 고려해 1,000cc를 마셨지만, 소변 색깔이 매우 노랗고 양도 평소보다 적었다. 탈수 현상이었다. 이럴 때는 300cc 정도의 물을 더 마셨다.

  운동하지 않는 날, 오전에 마시는 물은 보통 700cc이며, 걷거나 등산하는 경우에는 보통 1,300cc 이상의 물을 마셨다. 오후에는 운동하지 않기 때문에 점심을 먹고 2시간 30분 정도의 시간이 지난 3시 반 정도부터 700cc 정도의 물을 마셨다. 그리고 저녁에는 보통 5시 30분 이후에 식사하므로, 7시 30분부터 마시기 시작하여 700cc의 물을 잠자기 30분 전까지 마셨다.

  아침부터 마시는 물은 하루 전체 네 번에 걸쳐 2,800cc에서 3,500cc 정도이다. 이렇게 하루에 많은 물을 마시는 것은 탈수 현상을 예방하고, 물이 가져다주는 치료의 효능을 믿었기 때문이다. 지금은 물 마시는 것이 생활화되어 자연스럽게 행하고 있다.

  F.맷밴겔리지 박사가 언급하였듯이 현대 질병의 대부분이 탈수 현상에 따른 것이며, 물이 부족하면 66%를 세포에서 끌어낸다고 하였으니, 결국, 세포 내의 물 부족은 세포의 괴사, 또는 돌연변이를 일으켜 세포의 원활한 활동을 저해한다는 것이다.

  현재 질병에 걸렸다면, 또는 이미 걸렸었던 질병에 걸리지 않기 위해서는 우리 몸이 보내는 미세한 신호를 읽을 줄 알아야 한다. 특히 건강한 사람일수록 질병에 걸리지 않기 위해서 항상 물을 마시는 생활습관이 필요하다.

　세계보건기구(WHO)는 건강을 위한 하루 물 섭취량을 $200cc$ 컵으로 8컵을 마시는 것이 가장 바람직하다고 권하고 있다. 물론 우리 몸속에 수분이 급격히 늘어나고 염분이 부족해져 생체 전해질이 희석되기도 한다. 즉 염분 제공이 없이 맹물만 많이 마시게 되는 경우, 체내 전해질이 희석되면서 물 중독증이 생길 수도 있다는 것이다. 물 중독증이란 수분을 과다섭취해서 저염분화 현상이 나타나는 경우를 말하는데, 호흡에 관여하는 생체신호 조절 부위에 압박이 가해지면서, 두통과 구토 증세가 나타나고, 심하면 사망에 이를 수도 있다고 한다.
　그동안 내가 물을 많이 마셨어도, 물 중독 증세는 보이지 않았다. 사람마다 체질이 다르므로 물 중독증을 예방하기 위해서는 체액과 농도가 같은 0.9%의 소금물을 만들어 섭취하는 것도 좋다.

　직장에 복귀하면서 직원들에게 많은 것을 알려주고 싶었다. 그동안 길들였던 여러 생활습관 중에 특히 물 마시는 방법에 관해 전해주고 싶었다. 어떤 물을 마시고 어느 정도의 물을 마셔야 하는지 자세히 설명했다. 건강에 관심이 많은 직원들이 귀를 쫑긋 세우고 듣기 시작했다. 온종일 마시는 물이라고는 출근하고 마시는 커피 한 잔과 점심 식사 후 커피 한 잔, 점심 식사 전과 후에 종이컵으로 물 한 컵씩, 목마를 때 한 컵이 전부였다고 했다. 녹차 등 차를 마실 기회는 카페에 갔을 때뿐이었다고 했다.

　직원들에게 서서히 변화가 생기기 시작했다. 회사에 출근하면서 항상 뽕잎과 쑥 우린 물을 $500cc$ 통으로 세 통을 준비해 가 한두 통을 직원들에게 나누어 주었다. 직원들 사이에 $300cc$ 컵에 녹차를 두세 번 우려 마신 후, 뽕잎 차를 나눠 마시는 분위기가 조성되었다. 몸이 아픈 직원들은 집에 두었던 차를 직장으로 가져와 나눠 마시기도 했다. 그동안 차의 활용이나 하루에 어느 정도의 물을 마셔야 하는지를 잘 모르고 있었던 직원들이 물을 마시면서부터 다양한 효능을 경험하게 되었다. 그뿐만 아니라, 그동안은 회사 내에 비치된 종이컵을 사용했지만, 집에서 개인 물컵을 가져와 사무실에 두고 사용하게 되었다.

　내가 물을 마시기 시작한 것은 암을 치료하기 위해 쉼터에 머물면서부터였다. 이전에는 술과 탄산음료를 주로 마셨기 때문에, 그동안은 독을 마신 것과 다름없었다. 그런데 쉼터에서 끓여준 물은 약간 갈색 물이었는데, 원장님이 붉은토끼풀로 끓인 물이라고 하셨다. 여러 효능이 있어 암 환우들을 위해 매일 끓여서 통에 담아 놓으니, 마시라고 하였다. 그리고 약물은 미지근하게 식혀서 매일 식전 30분, 식후 30분에 마시는 것이 좋으며 분량도 알려주셨다.

　그 후 다양한 종류의 약물을 마셨다. 시골에 가면 아버지는 여러 물통에 구지뽕 줄기와 뿌리를 말려 가마솥에 끓였다. 때로는 내가 산에서 가져온 조릿대를 끓여주시거나 봄에 말려 둔 쑥이나 뽕잎을 끓였다. 그

중에 매일 마셨던 물은 구지뽕물이었다. 구지뽕은 간에 좋기 때문에, 항암치료로 약해진 간 기능회복에 최고라는 아버지의 확고한 믿음이 있어서였다. 가마솥에 불을 지피고, 아궁이 앞에 앉아 담배를 태우시는 아버지의 뒷모습이 지금도 눈에 선하다. 아버지는 지인에게 부탁해 임천강에서 잡은 다슬기로 국을 끓여 국물과 다슬기 초무침도 해주셨다.

암 종류마다 어떤 약초를 끓여 마셔야 하는가에 대한 정답은 없는 것 같다. 다만 물을 어느 정도 마시고 언제 마셔야 좋은 효과가 있는지, 쉼터 원장님께서 알려주신 이야기가 정답이라고 생각했다.

쉼터에서 집으로 돌아와 아내와 아이들에게 끊임없이 요구하는 것이, 물을 많이 마시라는 것이었다. 매일 아침 물을 마시고 간단하게 체조한 후 식사하라고 했다. 매일 잔소리한 결과, 아내와 아이들 모두 지금은 물을 잘 마신다.

암에 걸린 분들은 치료의 시작이 물부터 마셔야 한다는 것을 명심하고 또 명심해야 한다.

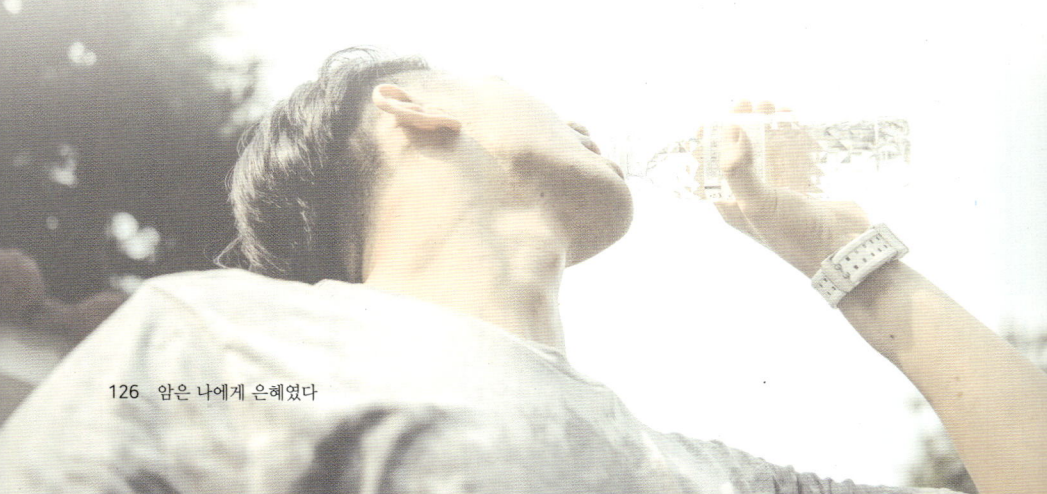

04. 절제하지 못하면 병을 부른다

'과유불급'이라는 옛말이 생각난다. 정도를 지나침은 미치지 못한 것과 같다는 뜻으로, 이 말은 '논어의 선진편(先進篇)'에 나오는 말이다.

어느 날, 자공이 공자에게 물었다.
"선생님, 자장과 자하 중 어느 쪽이 더 현명합니까?"
공자는 두 제자를 비교한 다음 이렇게 말했다.
"자장은 아무래도 매사에 지나친 면이 있고, 자하는 부족한 점이 많은 것 같다."
자공은 공자에게 다시 물었다.
"그렇다면 자장이 낫겠군요?"
공자는 이렇게 대답했다.
"그렇지 않다. 지나침은 미치지 못한 것과 같다."

공자는 중용(中庸:어느 한쪽으로 치우침이 없이 중정(中正)을 의미함)의 도를 말했다. 공자의 제자 자장은 재주가 많고 뜻이 높았으나 중도를 지나쳤으며, 자하는 부족하여 항상 미치지 못하였다. 공자가 보기에는 둘 다 중도를 잃었다는 점을 말하고 있다. 뛰어난 자의 지나침이 어리석은 자의 부족함보다 나을 것 같지만, 공자의 관점은 달랐다. 이 말은 2,500여 년 전에 공자가 살았던 시대나 지금이나 한결같이 우리의 생각과 행동에서 중용의 도가 중요함을 말하고 있다.

병을 부르는 여러 원인 중 하나가 절제하지 못하는 생활습관이다. 먹고 마시는 일, 즉 음식에 관해서는 중도를 지키기가 힘들다. 직장인일수록 절제하는 것이 얼마나 힘든 것인지 잘 알고 있기 때문이다.

직장에는 다양한 친목 모임이 있다. 직장 내 부서 간 이동 또는 지점 발령으로 기존 부서나 지점에서는 헤어지기가 아쉬워, 송별 모임을 갖는다. 이러한 모임은 연말과 연초에 거의 한 달가량 이어진다. 초저녁부터 삼겹살에 소주로 시작되는 술자리는 밤새도록 이어져, 술 마시면서 엄청난 양의 고기도 먹게 된다. 그리고 밥심이 최고라 하며 된장국에 밥을 또 먹는다. 그리고 2차로 가서 마른안주와 함께 맥주를 또 마시고, 3차로 집 근처에서 소주 몇 잔을 더 해야만 술자리가 마무리된다.

1999년 2월, 금융경제연구소에서는 IMF로 인해 조직축소를 해야 한다는 이유로 나를 지점으로 발령냈다. 은행원이었지만 입행 후 제대로 은행 업무를 해본 적이 없는 나로서는 긴장감과 불안감을 가지고 지점으로 이동했다. 그 당시 키 174cm에 몸무게 83kg으로 엄청난 비만 상태였다. 지점에서의 첫 업무로 출납을 담당하였고, 6개월간 지점의 모든 현금을 관리하는 업무를 보았다. 초등학교 졸업만 하면 누구나 할 수 있을 정도의 업무라고 이야기하지만, 돈을 잘못 내어주거나 받는 경우 심각한 큰 사고 발생의 우려가 있어 항상 긴장해야 하는 업무였다. 이 긴장감 때문인지 6개월간 살이 8kg이나 빠져, 그동안 입었던 양복도 입을 수 없을 정도가 되었다. 출납주임에서 계산주임을 거쳐 당좌 및 신용카드 업무로 이어졌으며, 2002년 과장으로 승격하기 직전까지, 만

2년 6개월 동안 서무업무만을 보았다. 서무업무는 지점의 모든 업무를 총괄하며, 조정과 기획을 비롯한 지점의 인적 및 물적인 문제점을 모두 해결해야 하는 업무이다.

문제는 여기서부터 시작되었다. 서무주임 2년 6개월간은 한편으로는 즐겁고 재미있는 시간이기도 했지만, 절제의 기능이 완전히 무너진 기간이기도 하였다. 서무를 보면서 지점 생활의 황금기를 보냈으며, 복 받은 시간이었다고 생각했다. 너무도 많은 복을 받아 75kg의 몸무게가 83kg으로까지 늘었다. 지점에서 지점장을 비롯한 상사들과 직원들로부터 서무주임으로서 나름대로 인정받던 시기였다.

당시 지점장님을 비롯한 책임자들로부터 많은 사랑을 받아, 책임자들 저녁 식사시간이나 간단한 회식이 있는 날에는 나도 항상 참석하게 되었다. 상사들과 함께하는 시간은 기분이 최고조로 치솟았다. 아마 다른 사람도 이런 대우를 받는다면 기분이 좋아지는 것은 마찬가지였을 것이다. 자신이 모시는 상사로부터 인정받고 사랑받는다는 것은 분명 즐거운 일인 것이다. 지점에서의 간단한 회식은 5일 중 4일 정도로 거의 매일 맥주를 마셨다. 그 회식 자리는 늘 웃음꽃이 피었으므로, 거의 매일 참석하였다.

당시 지점 문을 닫는 시간이 오후 4시 30분으로, 오후 5시 즈음 통닭집에 전화를 걸었다. "오늘은 닭 다리를 5인분 준비해 주세요." 그리고 내일이 되면 "닭 날개 몇 인분 준비해 주세요." 그리고 그다음 날은

"닭똥집 몇 인분 준비해 주세요." 등, 닭 전체를 매일 다르게 주문했다. 보통 5시가 넘으면 지점장님을 비롯한 몇 분은 지점 근처 통닭집으로 향했다. 당시만 해도 은행에서 흔히 볼 수 있는 분위기라고 할 수 있다. 하루의 일과를 어느 정도 마무리하고 지점장님과 책임자들 위주로, 가까운 대폿집에서 하루를 마무리했다.

맥주는 보통 2,000cc 정도를 마셨다. 소주 마시는 것보다 더 힘든 것은 맥주를 마시는 것이었다. 소주뿐만 아니라 맥주 역시 냄새를 별로 좋아하지 않았으며, 주량도 소주 몇 잔에 맥주 몇 잔이 전부였지만, 지점에서 근무하는 경력이 점점 늘면서 술 주량도 시나브로 늘어났다.

오후 5시 넘어서 시작된 술자리는 8시 정도가 되어야 끝이 났다. 이렇게 상사들과 함께 하는 시간에는 은근히 책임자가 된듯한 기분이 들어, 매일 술자리를 함께했다. 이러한 술자리로 인해 과장, 차장님들은 점차 부담을 느끼기 시작하였다. 오늘은 집에 일이 생겨 참석하지 못하겠다는 분부터 친구분들과 선약이 있다는 등 여러 핑계를 대어 처음 시작했을 때의 인원이 7~8명이었는데 3~4명으로 줄었다.

시간이 지나면서 술자리는 육체적인 피로로 이어졌고 자연스레 가정에도 소홀하게 되었다. 그들 중 몇 분은 복부에 살이 쪘다는 이야기를 했으며, 몇 분은 아침에 일어나면 피곤하다고 말했다. 나 역시 피곤하고 가정에도 소홀했지만, 그 자리를 피할 수가 없었다. 서무업무를 담당하는 나로서는 시작과 함께 끝까지 지점장님과 상사들을 보필해야만 했었다. 한 주의 시작과 함께 끝나는 금요일까지 거의 매일 술자리에 참석하였으며, 집으로 돌아가는 발걸음은 점점 무겁게 느껴졌다. 특히 여름에 마시는 맥주가 시원하고 맛있다고 하는데, 결코 그렇게 느껴지지 않았다. 맥주로 인해 얼굴을 비롯한 온 몸이 빨갛게 변했으며, 옷에는 닭튀김 냄새로 가득했다. 귀가하면 아내와 아이들이 그 냄새를 싫어했다. 닭튀김과 맥주는 나의 건강을 점점 해치기 시작했다.

결국, 2002년 2월 서무주임을 맡은 지 2년 만에 통풍이라는 병을 얻게 되었다. 내게는 충격이었다. 엄청난 통증이 발가락에 밀려왔으며, 신발조차 제대로 신을 수가 없을 정도였다. 오른쪽 발가락에 빨갛게 나타난 통풍은 살짝만 스쳐도 참기 어려울 정도의 통증이었다. 더는 참기 힘들어 한의원으로 가 발가락을 보이니, 한의사는 통풍인 듯하다며 한의원에서 이 병을 치료하기는 힘드니 외과로 가라는 것이었다. 한의원 맞은편에 있는 외과로 갔다. 70대 초반의 의사 선생님은 내 발가락을 보시더니, 주사를 맞고 약국에서 약 처방을 받으라는 것이었다. 주사를 맞고 한 시간 정도 지나니, 통증이 서서히 사라졌다. 과다한 맥주와 닭튀김이 몸에 요산을 증가시켜 통풍의 원인이 되었다는 것이었다.

지난 2년간, 절제하지 못한 식생활이 가져다준 병이었다. 그때부터 암으로 수술받기 전까지 1년에 두세 번은 통풍으로 고통을 받았다. 통풍은 나를 고통스럽고도 힘들게 하였다. 누구에게도 말 못 하고 혼자서 앓았으며, 조용히 병원에 다녀오는 등 통풍을 숨기면서 살았다. 지금도 아내와 아이들은 내가 통풍을 앓았다는 사실을 모르고 있다. 그런데 통풍보다 더 심각한 암에 걸렸으니, 통풍은 대수롭지 않은 병이기도 하다.

통풍의 원인인 요산은 핵산의 한 종류인 '퓨린'이라는 물질이 인체 내에서 분해되는 과정에서 생성되는 마지막 산물로, 즉 대사 후 남은 찌꺼기라고 한다. 통풍은 소고기나 돼지고기 등 붉은색 고기가 소화될 때나, 또는 세포가 파괴되면서 생성된 요산이 체내에 과다하게 축적되면서 발병한다고 한다. 맥주는 신장의 요산 배설 기능을 억제하기 때문에, 통풍의 주요 원인이었다. 통풍은 이렇게 무절제한 생활습관이 가져다준 병이었다. 피가 끈적거리고, 술과 담배로 면역력은 점점 감소하고 몸무게는 85kg에 달할 정도가 되었으니, 이미 내 몸에 빨간불이 켜진 것도 모르고 살았다.

한번 망가진 건강은 쉽게 되찾기 힘들다는 것을 깨달았다. 당분간 맥주와 닭고기를 비롯한 고기 종류는 멀리하기로 했다. 그리고 무엇보다도 85kg에 육박한 살을 빼야겠다는 생각으로 수성못을 퇴근 후에 두세 바퀴 도는 등, 일주일에 3~4일 정도는 운동하는 시간을 가졌다.

이러한 걷기운동으로 통풍치료가 될 것 같았지만, 걷는 것은 오히려 해롭다는 것이었다. 오랜 시간 앉아 있거나 걷는 운동이 발가락에 통풍을 유발한다고 하였다.

05. 암 발생을 부추기는 요소들

　2002년 7월에 승진하여 은행 본점으로 발령을 받았다. 내가 노동조합 부위원장으로 출마하기 전까지 만 6개월을 마케팅 기획을 담당하였는데, 그 6개월 동안은 술과 고기를 멀리해서인지 통풍은 재발하지 않았다. 2002년 12월부터 시작된 노동조합 선거는 피 말리는 싸움이기도 하였다. 선거사무실에서는 상대 후보의 정책과 선거전략 등을 점검하면서 우리 쪽 대응 방안을 마련했다. 사무실 밖에서는 조합원들을 만나 술자리를 이어가는 등 조직력 강화를 위해 시간을 보내다 보니, 거의 집에 가는 시간은 자정을 넘어서야 가능했다. 거의 한 달간 이렇게 선거운동한 결과, 선거에서 이긴 나는 2003년 2월 대의원대회를 통해 노동조합 업무를 시작하였다. 2003년 6월경 경북 포항지역 직원체육대회를 마치고, 집으로 돌아오는 길에 왼쪽 엄지발가락이 서서히 아파오는 것을 느꼈다.

　지난 6개월간 마셨던 술과 담배는 결국 통풍을 다시 깨우고 말았다. 잠시 빠졌던 살이 노동조합 활동하면서 다시 85kg까지 증가했다. 거의 피우지 않았던 담배도 하루 한 갑으로 늘어났고, 3년간 노동조합에 있으면서 임금협상이나 정기 노사협의회 등을 할 때는 거의 두 갑 이상의 담배를 피웠다. 그리고 임금협상 등이 제대로 되지 않을 때는 술자리로 이어졌으며, 소주 세 잔 정도의 주량이 거의 두 병까지 마실 정도로 주량이 점점 늘어났다. 마치 브레이크가 고장 난 기차마냥 철로 위를 끝없이 달려만 갔다.

　어느날 아침 발 상태를 보니 통풍으로 인해 왼쪽 엄지발가락이 약간 굽은 듯하였다. 점차 심하게 통증이 오기 시작하였다. 도저히 걸을 수 없어서 택시를 타고 노동조합으로 출근했다. 오전 아홉 시가 넘어갈 즈음에, 왼발에는 슬리퍼를, 오른발에는 구두를 신고 절뚝거리며 본점 맞은편 정형외과로 향했다. 직원들이 근무하는 틈을 이용해 가야만 했다. 길만 건너면 되는 곳인데, 한없이 멀게만 느껴져 고민하기 시작했다. 하는 수 없이 무단횡단을 해야만 했다. 슬리퍼가 발가락에 부딪히는 순간 엄청난 통증이 뒤따르기 때문에 중간중간 쉬면서 깨금발로 6차선 도로를 건너 병원으로 갔다. 등에는 식은땀이 흐르고 있었다. 어렵게 진료 접수를 하고 30여 분을 기다려 내 차례가 되었다. 절뚝거리며 의사 선생님 앞으로 가서 통풍으로 왔다고 했다. 의사 선생님은 아픈 발가락을 살짝 만지면서 몇 가지 주의 사항을 당부하였다. 술과 담배, 그리고 등 푸른 생선과 멸치, 시금치 등을 피하라는 것이었다. 심지어는 콩으로 된 음식도 멀리하라는 것이었다. 이제 내가 먹을 만한 것은 없었다.

　의사 선생님이 말씀하신 음식은 요산을 일으켜 통풍에 도움이 되지 않는다고 하였다. 음식은 피할 수 있지만, 문제는 술과 담배였다. 노동조합에서 일하는 한, 술과 담배는 결코 끊을 수 없는 것들이었다.
　의사 선생님께 물어보았다. "선생님! 이 통풍은 치료가 되나요?" 의사 선생님은 거의 불치병으로, 낫지 않는다는 것이었다. 주사를 맞고,

병원 옆 약국에서 약을 받아 사무실로 돌아왔다. 시간이 좀 지나자, 그렇게 아프던 통증도 서서히 가라앉아 또다시 무절제 속으로 빠져들어 갔다. 병원에 있을 때는 술과 담배를 멀리하겠다는 생각뿐이었는데, 막상 통증이 사라지고 몸 상태가 좋아지는가 싶으면, 언제 그런 생각을 했냐는 듯 다시 통증이 재발하기 전까지 무절제한 생활을 반복하는 것이었다. 하루에 한두 번은 술을 마셨다. 점심때 칼국수와 함께 주문하는 돼지 수육에는 항상 술이 따랐으며, 온몸이 벌겋게 달아올라 업무 보기가 힘들 정도로 마셔댔다. 그리고 저녁이면 또 직원들과 고깃집에서 술을 마셨다. 이러한 생활이 거의 3년 동안 이어지면서, 통풍은 끊임없이 찾아왔으며, 종합검진을 받으면 지방간에 고지혈증 등 여러 가지 병명이 따라붙었다. 건강 하나는 자신 있었던 내가 서서히 몸에 이상 징후가 오고 있다는 것을 느꼈다. 1년에 한두 차례 찾아왔었던 통풍이 노조 생활 6개월이 지날 즈음부터는 매 3~4개월마다 재발하였다.

2005년 노동조합 3년 차 후반기에 접어들면서 술자리는 점점 늘어만 갔다. 노조위원장의 재선 출마를 준비하는 과정에서 보이지 않게 알력과 다툼이 계속되었다. 특히 위원장 출마를 위해서는 무엇보다도 조합원들과 만나야 하며, 이는 조직관리를 위한 것으로, 매일 저녁 술과 싸움이 이어졌다. 그렇게 무절제한 생활을 거의 3년 동안 했으니, 내 몸은 최악의 상태가 되어가고 있었다. 결국, 노조위원장 선거를 포기하고 2006년 2월부터 서울에 있는 전국금융산업노동조합 정책국장으로 파견업무를 시작하였다. 그 파견 기간에도 내 몸은 고난의 연속이었다.

서울에서 2년간의 생활은 은행에서 3년간의 생활보다는 더 즐겁고 만족스러운 삶이었지만, 술과 담배는 여전히 나를 떠나지 않았다. 스트레스를 풀기 위해 대부분의 시간을 술로 보냈다. 집과 멀리 떨어져 있으니, 누구에게도 간섭을 받지 않게 되자 술과 담배는 내 삶의 한가운데에서 나를 완전히 구렁텅이로 몰아넣었다. 금융노조 산하에는 시중은행과 지방은행 및 수협, 농협 등 여러 국책금융기관이 있어 그 숫자만 해도 40여 개에 달했다. 이러한 산하 금융기관을 때로는 통합하고 지원하였으며, 그 과정에서 조직 또는 정책적 유대강화가 있었다. 대부분 이러한 유대강화는 조합원들과의 소통을 통해 이뤄지기 때문에 주로 술자리로 이어지곤 하였다. 또한, 투쟁이 있는 은행과 대의원대회가 있는 금융기관에 오갈 때면 항상 술로 마무리하기 일쑤였다.

2003년부터 2007년 12월까지 만 5년간 노동조합 생활은 나에게 많은 추억을 남겼다. 즐겁고 행복했던 순간들이 곳곳에서 희망을 주기도 하였다. 산에서 홀로 앉아 그 시절을 생각하다 보면 나도 모르게 헛웃음이 나오기도 하였다. 내 삶이 얼마나 무절제한 삶이었던가를 5년간의 노동조합 생활이 잘 말해주고 있었다. 노조위원장을 하기 위해서 벌어지는 온갖 더럽고 추잡한 일들이 곳곳에서 일어나고 있었으며, 그 중심에서 끊임없이 이어진 스트레스는 항상 내 몸을 억누르고 있었다. 뒤에서는 좀 더 큰 조직을 얻기 위한 거래와 앞에서는 투쟁적 모습을 보여야 하는 이중적인 삶을 지켜보면서 많은 괴로움이 있었다. 이러한 이중적 모습을 벗어버리고자 나름대로 노력하였지만, 위원장직이 갖는 그 자리의 매력을 쉽게 떨쳐버리지 못하였다. 사실 이러한 노동조합 생활이 내 몸에 맞지 않는다는 것을 알면서도, 쉽게 내려놓지 못하고 달려갔었다. 노조위원장이라는 달콤한 그 자리가 내 눈에는 항상 부러움의 대상이었다. 그 자리를 통해 더욱 큰 것을 바라는 잘못된 생각들이 나를 휘감고 있었다. 금융노조에 머무는 동안, 아마 9부 능선까지 왔기 때문에 앞으로 1년만 참으면 10부 능선으로 바로 고지에 올라설 수 있다는 생각으로 쉽게 포기하지 못한 것 같다. 이전 3년 기간에 망가진 몸을 제대로 추스르지도 못한 상태에서 이어진 서울에서의 2년간의 생활이 결국 '암 발생'이라는 엄청난 결과를 가져왔다.

2002년에 내 몸에서 통풍이 나타났을 때 깨달았어야 했다. 통풍은 발끝처럼 심장에서 먼 부위에서 주로 생긴다고 한다. 나 역시 암 수술을 받기 전까지 거의 5년간 왼쪽 엄지발가락과 오른쪽 엄지발가락에서 매번 통증이 나타났었다. 심장에서 먼 곳일수록 혈액 온도가 낮아 요산의 결정체가 잘 만들어지기 때문에 발가락에서 통풍이 나타났다.

어느 날, 아버지에게서 50대 후반에 위암에 걸려 위를 90% 정도 절제를 한 친구분 이야기를 듣게 되었다. 이제 그분의 연세가 70대 중반이 되었는데, 지금까지도 건강하게 잘 살고 계신다고 하였다. 그분이 위암에 걸리기 전에 술과 고기를 너무도 좋아했었다고 한다. 술을 마실 때면 안주 없이 술만 드셨다고 한다. 이러한 생활이 지속 되면서 찾아온 것이 위암이었다는 것이다. 그 아저씨는 수술 후에 술과 담배를 비롯한 고기도 끊었다고 한다. 수술 후부터 드시기 시작한 것은 민들레와 보리밥이었다고 한다. 보리밥에 민들레를 믹서기에 넣고 돌려 죽처럼 만들어 드셨다고 한다. 하루 한 끼 식사가 이 민들레 보리밥 죽이었다고 한다. 그것마저 귀찮을 때는 보리밥과 민들레로 환을 만들어 들고 다니면서 간식처럼 챙겨 드셨다고 한다. 몸무게는 순식간에 빠졌으며, 어느 정도 시간이 지나니 몸무게가 일정하게 유지됐다고 한다.

그분은 암에 걸린 이후부터 지금까지 민들레와 보리밥을 드신다고 하니, 절제하는 삶이 바로 이러한 삶이 아닐까 생각한다.

세월이 지나면서 주변 분들이 이제는 고기와 다른 것들을 들어도 될 것이라는 이야기를 수없이 했을 것이다. 그러나, 아저씨는 과거에 힘겨웠던 암투병생활을 잊지 않고 다시는 그와 같은 병마에 시달리지 않겠다는, 자신의 철칙을 따랐을 것이다. 입을 황홀하게 하는 온갖 세상의 것들을 멀리하며, 산과 들에서 자라는 풀들을 자신의 음식으로 만들어 드시며 살아가는 이분이야말로 절제가 무엇인지를 몸소 보여주고 있었다. 아버지는 지금도 그분을 비롯해 몇몇 분이 부부 동반으로 계모임을 한다고 하셨다. 그런데 그분은 모임 때마다 먹을 것을 꼭 준비해 오신다고 한다. 계모임은 오리고기 또는 돼지고기 요리를 하는 식당이나, 아니면 횟집에서 하니, 그분이 드실 것은 없었다. 그래서 식당에서 나오는 야채를 좀 드시거나 민들레와 보리밥으로 만든 죽이나 환으로 식사한다고 하니, 암을 극복하는 방법은 이렇게 절제하는 삶에서 비롯된다는 것을 알 수 있다.

돌아보면 노동조합에서 생활했던 때는 내 인생에서 질풍노도의 시기였다. 과거에 학생운동으로 많은 것을 잃은 적도 있었지만, 그때는 혈기가 왕성한 시기로, 돌아보니 추억이고 인생 경험이었다. 그러나 사랑하는 가족이 있으며, 가족을 책임져야 하는 사람으로서 건강관리는 그 어느 때보다 중요한데도 불구하고 심신을 철저히 망가뜨렸다. 그뿐만 아니라 고삐 풀린 망아지처럼 이리 뛰고 저리 뛰고 아는 체하면서 겸손하지도 못했다. 스트레스를 풀기 위해서 찾았던 것은 오직 술이었으며, 술 다음에는 항상 담배를 찾기 마련이었다.

거의 5년 동안, 이렇게 무절제한 삶을 살았으니, 이 모든 것이 암 발생을 부추기는 요소들이었다.

06. 참된 신앙생활을 시작하다

고난이 닥치면, 사람들은 자신도 모르게 신을 찾는다. 아마도 인간의 깊은 내면에는 신에 대한 믿음이 있는 것 같다. 나 역시 암 선고를 받고 절망 중일 때, 암을 이겨낼 수 있도록 해달라고 신에게 간절히 기도했다.

2008년 7월 초, 대구 달서구의 모 교회에 교인으로 등록했다. 목사님께서는 안수기도를 해주셨고, 내가 신앙생활을 잘할 수 있도록 어느 집사님이 도와주셔서 예수님을 영접하게 되었다.

내가 신앙생활을 시작할 때, 쉼터에는 여자 환우들이 많이 있었는데, 그들 대부분이 부처님을 믿는 불교 신자들이었다.

아프기 전에는 신앙생활을 제대로 하지 못하다가 병을 얻으면 믿음이 강해지는 것 같았다. 신을 믿음으로 치유가 일어난다고 생각하면, 그 믿음은 치유의 시작이었다.

쉼터에서 만난 한 아주머니는 시력이 점점 나빠지는 희귀병에 걸렸다고 하였다. 그분은 항상 손에 염주를 들고 있었고, 옷도 불교 신자들이 입는 회색 바지를 입고 다녔다. 그리고 새벽에 일어나 부처님께 108번의 절을 올린다고 하였다. 그 옆방에 난소암 아주머니가 있었는데, 그분도 함께 절한다고 하였다.

어느 토요일, 비가 오고 있었다. 운동하기에는 좀 많은 양의 비가 내려서 우두커니 밖을 내다보고 있었는데, 쉼터에 차 한 대가 들어왔다. 한 달에 한두 번 뵈었던, 난소암 아주머니의 남편 차였다. 그리고 잠시 후에 난소암 아주머니와 염주를 들고 다니는 아주머니가 우산을 쓰고 차에 올랐다. 쉼터를 떠나는 것이었다. 어디를 향해 가는지 모르겠지만, 차가 쉼터를 벗어나는 것을 우두커니 쳐다만 보고 있었다. 그때 전화가 걸려왔다. 쉼터 밑에 있는 다리에서 기다리고 있으니, 내려오라는 것이었다. 왜 그러냐고 물으니, 어디에 가자는 것이었다. 우산을 쓰고 내려가 차에 오르니, 불공을 드리러 석남사에 간다고 했다. 내키지 않았지만, 비가 내려 할 일도 없기에 따라갔다.

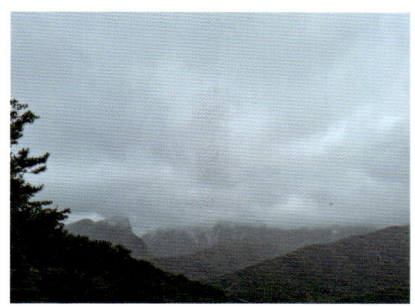 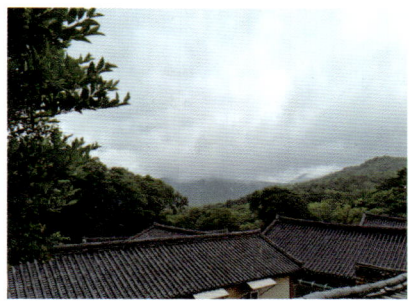

비오는 날 석남사(부산에서 오신 두 아주머니와 함께 갔었다. 두 분 중 한 분은 2022년 10월 세상을 떠났다. 108배를 드리는 아주머니의 모습이 선하다.)

석남사에 도착하니, 이루 말로 표현하기 어려울 정도로 경치가 아름다웠다. 구름 사이로 석남사의 지붕만 보일 뿐, 절 대부분은 구름에 덮여 있었다. 절경에 홀린 듯, 한참 동안 넋을 잃고 바라보았다. 석남사에 가까이 다가가니, 절 전체의 모습이 눈에 들어왔다. 큰 절은 아니었지만, 주변의 아름드리나무들이 오래된 절임을 말해주고 있었다.

아주머니 두 분은 대웅전에 들어가 연신 절을 했다. 주변을 둘러보다가 절 밖으로 나와 등산로를 따라 잠시 혼자 걸었다. 절 앞으로 흐르는 냇물은 금세라도 모든 것을 휩쓸고 지나갈 듯이 우렁찬 물소리를 내었다. 처음으로 물이 무섭다는 생각이 들었다. 어렸을 적에는 아무리 깊고 넓은 강이라도 수경만 있으면 얼마든지 들어갔다 나오곤 했었다. 그런데 몸이 아프다 보니, 마음도 점점 약해지고 있었다. 산에 오르다 들리는 새소리나 바람 소리에도 놀라 가슴을 쓸어내리니 말이다. 이런저런 상념에 잠겨있을 때, 두 아주머니가 나를 불렀다.

아주머니들의 병은 각각 다르지만, 부처님이 병을 낫게 해주실 거라는 믿음은 동일했다. 그래서 그 두 분은 매주 절을 찾았다.

인간은 큰 병에 걸리면 그동안 찾지 않았던 절대자에게 의지하는 것 같다. 감기에 걸리더라도 "하나님 제발 빨리 낫게 해주세요."라고 기도하는 것이 인간 본성인 듯하다.

어떤 사람들은 문제에 부닥치면 친구와 가족 등 사람을 의지하거나 조상을 찾는다. 그래도 문제가 해결되지 않으면, 철학관에 가 사주팔자를 보고 굿을 하는 경우도 종종 있다. 하지만, 문제 해결은커녕 오히려 문제가 더 커지는 것을 종종 경험하게 된다.

지금은 고인이 되셨지만, 간 경화로 쉼터에 온 키 크고 잘생긴 40대 후반의 아저씨가 있었다. 그리고 그분과 함께 쉼터에 온 30대 초반의 체격 좋은 남자도 있었다. 그 두 분의 얼굴만 봐도 간이 안 좋다는 것을 금세 알아차릴 수 있었다. 두 분은 부산 모 병원에서 같은 병실을 이용하다가 형님 동생으로 지내게 되었으며, 건강에 호전이 없게 되자 쉼터에서 음식 및 대체요법으로 치료하고자 왔다고 한다. 젊은 남자는 어깨에 문신이 새겨져 있었으며, 1주일에 한두 번은 어떤 사람이 찾아와 고개 숙이며 정중히 인사하거나 무엇인가를 건네기도 하였다. 아마도 조직폭력배의 중간 보스 정도인 듯했다. 과한 음주와 흡연으로 세월을 보냈다는 이야기도 들었다. 그리고 두 사람은 간 경화로 하나님을 믿게 되었다고 한다. 과거 조폭 생활로 화려한 시간을 보냈지만, 간 경화 앞에서 그들은 하나님을 믿는 참된 신앙인이 되어있었다.

두 사람은 항상 함께 다녔다. 쉼터에서 10여 분 정도 거리에 있는 아주 작은 배내골 교회가 있었는데, 그 교회에 가서 기도하고 쉼터로 돌아오곤 했다. 그리고 식사 전에는 고개를 숙이고 말없이 두 손 모아 기도하는 모습을 보았다.

어느 날, 잘생긴 아저씨를 만나기 위해 서울에서 그의 아내와 딸이 점심시간에 찾아왔다. 항상 내가 앉는 자리에 그 아저씨와 아내와 딸이 함께 앉아 기도한 후 식사하는 모습을 보았다. 그들은 아무런 말도 없이 식사만 하더니, 밖으로 나갔다. 아마도 그들은 생의 마지막 순간에 가족 간의 따뜻한 정을 나누기 위해 찾아온 듯하였다. 약 두 달 정도 쉼터에 머물다 서울로 올라갔지만, 간이식을 받지 못해 돌아가셨다고 하였다. 그리고 체격 좋은 젊은 총각은 다행히 간이식을 받아 새로운 생명을 얻었다고 한다.

과거에 무엇을 하며 살았는지는 그리 중요하지 않다. 어떤 문제가 발생했을 때, 자신을 하나씩 내려놓고 지난날의 잘못을 회개하며 하나님을 믿고 의지하며 살아가는 것이 중요하다. 우리가 하나님의 참된 자녀가 된다는 것은 쉽지 않은 것 같다. 예수님이 여러 곳에 다니면서 산상 수훈을 남길 때, 바리새인들은 예수님의 설교를 귀담아듣지 않았다. 그리고 예수님의 제자 되기를 싫어했으며, 결국 예수님을 십자가에 못 박아 돌아가시게 했다.

예수님의 가르침을 믿고 순종하며 살아간다면, 과거의 생활습관으로 비롯된 질병도 깨끗하게 치유될 것이다. 왜냐하면, 하나님 말씀대로 살아가는 사람은 술 담배와 멀어질 것이며, 나쁜 생각과 생활습관을 버리게 되어 병도 치유될 것이기 때문이다. 설사 중한 병에 걸리더라도 강한 믿음으로 하나님께 매달린다면 하나님께서 치유해주실 것이다. 하나님의 말씀을 믿고 순종할 때, 우리의 병은 이미 치유가 시작되는 것이다.

마태복음 9장 25절에서 34절까지 보면, 열두 해를 혈루증으로 앓아온 한 여인을 소개하고 있다. 그 여인은 무리 가운데 끼어 예수님 뒤로 와서 그분의 옷에 손을 대었다. 그 여인은 오직 예수님의 옷만 스쳐도 구원을 받을 수 있다는 생각뿐이었다. 그때 예수께서 이르시되 "딸아! 네 믿음이 너를 구원하였으니, 평안히 가라. 네 병에서 놓여 건강할지어다." 하시니 그 즉시 여자가 병에서 나았다. 혈루증을 열두 해 동안이나 앓았다는 것은 이 세상 약으로는 해결할 수 없다는 의미이다. 여인의 가족들은 포기했으나, 그 여인은 아픈 몸을 이끌고 예수님을 찾아왔다. 그 여인에게는 오직 예수님만이 병을 고칠 수 있다는 믿음이 있었다.

또한, 마태복음 8장 5절에서 13절까지 보면, 백부장이 중풍병에 걸린 자신의 하인을 치료해달라고 예수님께 간구하는 내용이 있다. 예수님은 백부장의 집으로 가서 그 하인의 병을 고치겠다고 하셨다. 이에 백부장은 대답하기를 "주여 내 집에 들어오심을 나는 감당하지 못하겠사오니, 다만 말씀으로만 하옵소서. 그러면 내 하인이 낫겠사옵나이다." 라고 하였다. 예수님은 백부장의 이러한 믿음을 보고 이스라엘 중 아무에게도 백부장 만한 믿음을 보지 못하였다고 하셨다. 그리고 예수님은 백부장에게 "가라 네 믿음 대로 될지어다." 하시니, 그 즉시 하인이 낫게 되었다. 백부장은 당시 로마 군대의 장교 신분으로, 예수님에 대한 강한 믿음이 있었다. 중풍에 걸린 자신의 종을 구원할 분은 오직 예수님이라는 것을 믿었다.

혈루증을 앓은 여인처럼, 그리고 백부장처럼 예수님을 믿고 의지할 때 치유가 일어난다.

히브리서 11장에는 "믿음은 바라는 것의 실상이요 보이지 않는 것의 증거'라는 말씀이 있다. 병을 고치기 위해 끊임없이 기도할 때, 그 병의 치료는 이미 시작된 것이다.

질병은 우리에게 참된 신앙생활을 시작하도록 한다. 사람을 의지하거나 조상을 의지하는 것이 아니라, 육체의 고통을 덜어주고 병을 낫게 하는 하나님에 대한 믿음을 갖게 만든다. 질병 앞에서 세상 것을 내려놓고 오직 하나님께 의지하는 모습이 인간의 가장 순수한 모습이라고 생각한다. 건강한 사람이든 질병에 걸린 사람이든 죽기 전에 하나님을 믿는 사람은 이미 복 받은 사람이다.

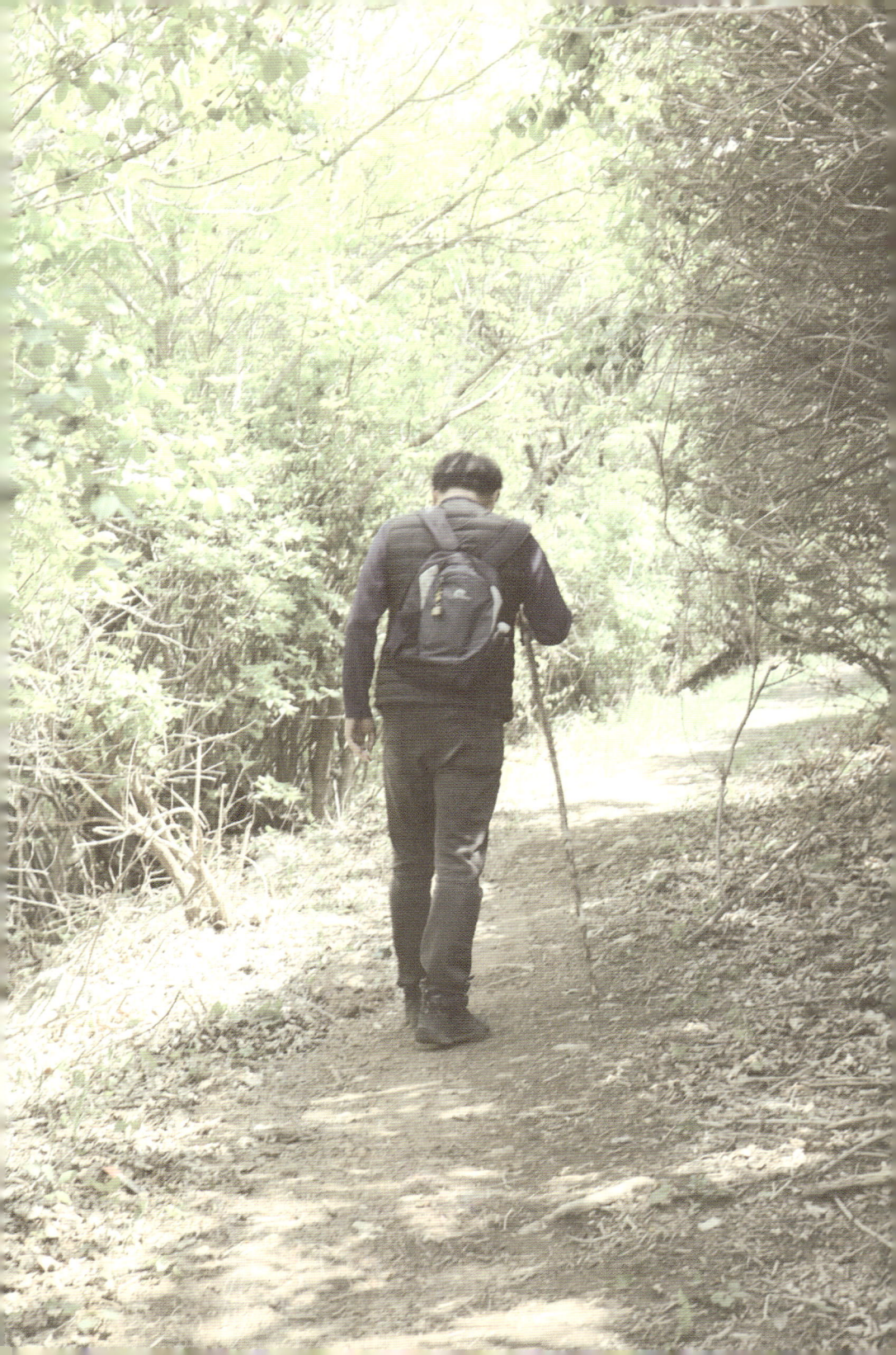

암 치유의 시작은 등산

등산의 기쁨은 정상에 올랐을 때 가장 크다.
그러나 나의 최상의 기쁨은 험악한 산을 기어 올라가는 순간에 있다.
길이 험하면 험할수록 가슴이 뛴다.
인생에 있어서 모든 고난이 자취를 감췄을 때를 생각해 보라.
그 이상 삭막한 것이 없으리라.

- 니체 -

4
암 치유의 시작은 등산

01. 무학산 정상을 바라보다

퇴원 후 며칠이 지났다. 수술 부위에 통증이 있었지만, 진통제를 먹거나 주사를 맞지 못하니 참고 견딜 수밖에 없었다. 이렇게 집에서 우울한 날을 보내고 있을 때, 아내가 다가와 말했다.

"집에만 있으면 더 힘들어져요. 밖에 나가 바람도 쐬고 햇볕도 쬐면서 잠시 걸어요."

날씨도 차갑고 수술 부위의 통증도 있어 모든 게 귀찮았지만, 여기에서 주저앉으면 다시는 일어설 수 없다는 생각이 들었다. 따뜻하게 옷을 입고 밖으로 나갔다. 3월 초, 봄이 왔지만 바람은 여전히 차가웠다.
아파트 앞에는 약 70여m의 솔밭길이 있었다. 30년 가까이 자란 소나무들이 솔밭을 이루며 하늘을 향해 곧게 뻗어 있었다. 솔밭길 건너편에는 큰 도로가 있었으며, 많은 차가 지나갔다. 솔밭길을 걸을 때마다 항상 까치가 날아와 동행하듯이 머리 위로 날며 지저귀었다. 약 2주일 동안 매일 솔밭길을 걸으니, 내 몸에 서서히 변화가 일어나고 있었다. 첫 번째는 희망이 솟아나고 있었다. 두 번째는 몸에 온기가 느껴졌다. 세 번째는 다리에 근육이 어느 정도 붙어가는 것을 느꼈다. 퇴원할 때만 해도 다리 근육이 조금도 없었다. 물렁거리는 살만 장딴지에 붙어있어, 보기에 쭈글쭈글했으며 손으로 만지면 퍼석할 정도였다.

'아! 바로 이거구나! 운동을 통해서만 망가진 심폐 기능과 근육을 회복할 수 있구나!' 이제 등산을 해야겠다고 결심했다.

대학 시절부터 등산의 효과를 잘 알고 있었다. 솔밭길을 걸은 이후부터 바람이 불어도 햇살만 비치면 무조건 집 뒤에 있는 무학산에 올랐다. 집에서부터 걸어 5분이면 도착하는 거리에 무학산이 있었기에 등산하기 최고의 조건이 이미 갖춰져 있었다.

한 손에 등산용 지팡이를 들고, 다른 한 손에는 물병을 들고 집을 나섰다. 건강할 때는 구릉 정도로 생각했던 야산으로, $500cc$ 물 한 통만 들고 거의 뛰다시피 올랐던 산이었다. 약 20분 정도 오르면 산 능선 가장자리에 도착하였으며, 그곳에는 찻집이 있었고 여러 운동기구도 있어 체육공원이나 다름없었다. 아이들과 함께 오르는 날에는 그 찻집에서 아이들은 컵라면을, 나는 따뜻한 믹스 커피 한 잔을 시켜 먹고 내려왔었다. 남녀노소 가리지 않고 모두 좋아하는 산으로, 힘들이지 않고 적당하게 운동을 시켜주는 고마운 산이기도 하였다.

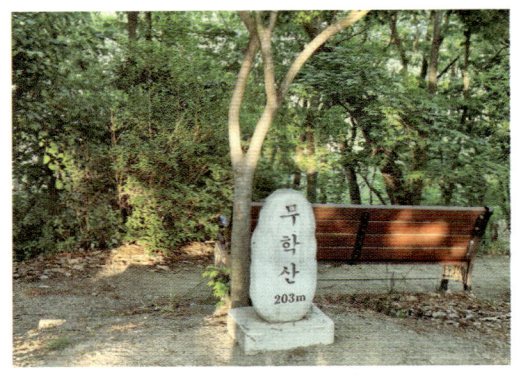
무학산 정상

하지만, 지금은 그 산을 오르는 것조차 너무도 힘들었다. 퇴원 후, 처음으로 마주한 무학산은 나를 그렇게 쉽게 받아주지 않았다. 한 발 또 한 발 발걸음을 뗄 때마다 숨이 심하게 차올랐으며, 몸은 균형을 잃은 듯 앞뒤로 흔들리기도 하였다. 복대를 했는데도 배에 힘이 실려서인지 수술 부위에 느껴지는 통증은 산행을 더욱 힘들게 하였다. 나무를 잡고 긴 숨을 몰아쉬면서 한 걸음씩 정상을 향해 발걸음을 옮겼다. 건강하다면 3분 만에 오를 수 있는 거리를 20분이 넘도록 힘들게 올랐다. 더 올라가는 것은 무리라는 생각이 들었다.

주변을 둘러보면서 앞으로 당분간은 이곳까지 올라오는 것을 목표로 삼았다. 그리고 쉴만한 곳을 찾았다. 따스한 햇살이 비치고, 바람을 막아줄 수 있는 곳에 앉았다. 햇볕을 쬐면서 가져간 보온병 뚜껑을 열었다. 김이 모락모락 올라오고 있었다. 천천히 한 모금씩 따뜻한 물을 마셨다. 낙엽 사이로 연둣빛 풀들이 서서히 올라오며, 봄이 왔다고 말하고 있었다. 새들이 나뭇가지 사이에서 노래하고 있었다. 몸이 점점 따뜻해지는 것을 느낄 수 있었다.

그렇게 그곳에서 한 시간 남짓 앉아 있을 때, 여러 사람이 내 등 뒤로 지나갔다. 그들은 쉼 없이 오르고 있었다. 나도 그들과 함께 오르고 싶었지만, 무리하지 않기로 마음먹고 수술 후 무학산 첫 산행을 마무리하고 집으로 돌아왔다. 비록 언덕 정도 오른 것에 불과했지만, 그것은 앞으로 암을 극복하는데 큰 희망의 불씨가 되었다.

2주 동안 날마다 그곳에 올랐다. 1주일 정도는 배의 통증으로 쉽게 오르지 못했지만, 그다음부터는 통증이 느껴져도 무시하고 쉬는 곳까지 바로 올라갔다. 아기가 태어나 처음으로 서고 점차 발걸음을 떼면서 걷기 위해 수없이 넘어지고 일어서는 것처럼, 아기의 심정으로 무학산에 천천히 올랐다. 그리고 그다음 단계, 즉 그동안 쉬었던 장소보다 좀 더 위로 오르기 시작했다. 이제는 어느 정도 다리 근육이 만들어졌고, 심폐 기능도 많이 회복되었다.

3월 중순 토요일, 아내와 무학산을 향했다. 전에는 함께 산에 오르면 항상 내가 먼저 올라가 아내가 올라올 때까지 기다렸었다. 그러나 지금은 아내가 먼저 올라가 나를 기다렸다. 힘없이 올라오는 내 모습을 보고 안타까워하며 쳐다보고 있었다. 내가 다다르면 아내는 또 더 위로 올라가 나를 기다리고 있었다. 힘드니 좀 쉬었다 가자고 하면, 아내는 조금만 더 올라가서 쉬자는 것이었다.

그렇게 해서 우리는 2주 동안 올라가 쉬었던 곳을 벗어나 이미 무학산 허리를 지나고 있었다.

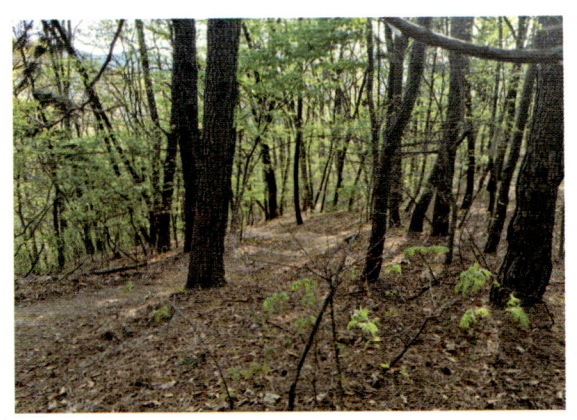
무학산 제2 난코스(이곳에 앉아 명상을 하거나 음악을 들었다.)

아내는 앞에서 나는 뒤에서 천천히 무학산 제2의 쉼터로 향하고 있었다. 처음 2주 동안 올랐던 곳을 아내는 무학산 제1 난코스라고 하였다. 그리고 지금 함께 오르고 있는 곳을 무학산 제2 난코스, 그곳에서 능선을 따라 체육시설이 있는 곳까지를 제3 난코스라 하였다. 끝으로 체육시설이 있는 곳부터 무학산 정상(해발 203미터)까지를 제4 난코스라고 하였다.

제2 난코스를 숨 가쁘게 올라 그곳에서 쉬면서 가져간 따뜻한 물을 천천히 마셨다. 등에는 땀이 흥건하게 흐르고 있었다. 주변에는 많은 소나무들이 있었다. 오늘 산행은 여기까지 올라오는 게 목적이었으며, 당분간 여기까지 매일 오르기로 마음먹었다. 그 후, 어느 정도 시간이 지나면 제3 난코스, 제4 난코스까지 오르게 될 것이다.

산에 오른다는 것은 단순히 운동만 하는 것이 아니라, 아주 낮은 곳부터 목표로 정해 한 단계씩 정복한다는 도전정신과 희망을 안겨주었다. 그래서 산악인들은 히말라야산맥의 산봉우리 정상 하나씩 정복하면서 등산의 보람을 느끼는 것이 아닐까 하는 생각이 들었다. 등산에 아내가 동행하니, 마음이 한결 편안하고 좋았다.

어느덧 3월이 지나고 있었다. 산새들의 노랫소리가 신나고 즐겁게 들려와, 주변을 둘러보니 나뭇가지에는 어느새 연녹색 잎들이 고개를 내밀고 있었다. 우리가 앉은 자리는 소나무로 둘러싸여 있었고, 소나무 사이로 따스한 햇살이 들어오고 있었다. 어디서 불어오는 바람인지 소나무 향을 듬뿍 실어와 실컷 맑은 공기를 마실 수 있도록 하였다. 항암치료가 시작되면서 심적으로 고단하였었는데, 이렇게 솔숲에서 회복되는 것이 느껴졌다.

무학산 산행을 시작한 지 거의 한 달 정도 지나서 체육시설이 있는 제3 난코스까지 오르게 되었다. 건강한 사람은 20분이면 오를 곳을 우여곡절 끝에 거의 한 달 만에 올랐다.

비록 항암치료로 심신은 고달팠지만, 등산하며 흘린 땀들은 이 힘들고 어려운 시기를 이겨내는데 소중한 밑거름이 되었다. 특히 몸속으로 들어간 항암치료제를 몸 밖으로 빼내는 데는 등산이 제일 좋은 운동이었다. 무학산은 건강한 사람이 오르기에는 아주 낮은 산에 불과하지만, 내게는 아주 벅찬 산이었다. 그래도 숨 가쁘게 오르다 보면 항암치료의 고통이나 암에 대한 불안감도 사라지고, 산새들의 노랫소리와 향긋한 봄 내음을 맡으면, 가슴 저 밑바닥에서부터 희망과 강한 의지가 올라왔다. 머지않아 무학산 정상도 오르리라.

02. 노래의 힘, 등산의 힘

날씨가 따스한 어느 날이었다. 무학산 제2 난코스를 올라 단전호흡을 하고 있었다. 비가 온 뒤라 공기가 매우 상쾌했다. 항암치료로 두통이 가시지 않았었는데, 무학산에서 부는 바람은 두통을 말끔히 씻어주었다.

혼자 산에 오르다 보니, 심심하다는 생각이 들어 가져간 라디오를 켰는데, 내 마음을 달래주는 노래가 흘러나왔다. 노래를 들으니 금세 기분이 좋아지는 것을 느꼈다. 이후 그 노래를 계속 듣기 위해 CD를 구매해 한동안 산에서 들으며 마음을 달랬다. 정수라 씨가 부른 〈우리 둘이〉라는 노래이다. 또 한 곡이 있는데, 현숙 씨가 부른 〈월화수목금토일〉로, 암을 이겨낼 수 있도록 큰 힘을 실어준 노래이다.

암을 치유하는 데 노래가 한몫을 한다는 것을 깨달았다. 마음이 울적하고 괴로울 때, 노래를 듣거나 부르면 마음이 가벼워지고 밝아지는 것을 느낄 수 있었다. 암과 싸우며 힘들어할 때 이 노래들을 들었으며, 쉼터에서 즐겨 불렀다. 특히 현숙 씨의 노래는 쉼터 원장님과 귀옥 아주머니도 즐겨 불렀던 노래로, 운동하고 쉼터로 들어서는 나에게 불러주기도 했다.

"사랑해 사랑해 나는 그댈 사랑해 둘이둘이 단둘이서 둘이둘이 단둘이서……."

특히 일요일 점심 식사 중, 전국노래자랑에서 현숙 씨의 노래가 나오면 환우들 모두가 식사를 잠시 중단하고, 함께 따라 불렀다. 노래가 지쳐있는 환우들에게 큰 힘이 되어 준다는 것을 이때 알았다. 그 후로 현숙 씨의 노래는 쉼터의 애창곡이 되었다. 환우들이 함께 길을 가거나 산에 오를 때, 누군가의 입에서 먼저 노래를 부르기 시작하면 다 같이 입을 모아 합창으로 이어졌다.

현숙 씨의 〈월화수목금토일〉 노래 가사는 다음과 같다.

" 월화수목금토일 "

둘이둘이 단둘이서 둘이둘이 단둘이서
월화수목금토일이 너무너무 행복해

이 세상을 다 준다 해도 당신이 없다면
무슨 의미 무슨 꿈을 갖고 살아갈 수 있나요.
생각만 해도 가슴 떨리는 그 사람을 만났어
이리 보고 저리 봐도 틀림없는 이상형

사랑해 사랑해 하늘만큼 땅만큼
사랑해 사랑해 나는 그댈 사랑해
둘이둘이 단둘이서 둘이둘이 단둘이서
월화수목금토일이 너무너무 행복해

정수라 씨의 〈우리 둘이〉 노래 가사는 다음과 같다.

> **"우리 둘이"**
>
> 루비루 루비루 루비루와 루비루 루비루 루비루와
> 나는 너무나 당신을 사랑합니다.
> 이 세상에서 제일로 순진한 맘으로
> 당신도 오직 나만을 사랑해줘요.
> 이 세상에서 제일로 순결한 맘으로
> 루비루비루 나는 행복해요 루비루비루 정말 좋아
> 지금 이 행복이 영원하길 매일 기도해요
> 지금 이 기쁨이 영원하길 매일 기도해요
> 그대와 나 손을 잡고 낙원으로 가요
> 우리들의 사랑으로 꿈을 이뤄가요
> 우리 둘이면 우리 둘이면
> 이뤄낼 수 있죠 우린 하나예요

무엇보다도 3월 초부터 시작된 항암치료는 한 달에 3회 항암 주사를 맞았으며, 6개월 동안 18회 주사를 맞도록 계획되어 있었다. 항암 주사를 맞으면, 식욕이 떨어지고 구토와 두통도 심해졌는데, 등산은 이러한 항암치료의 부작용을 극복하는 데 최고로 효과 있는 운동이었다. 항암치료의 횟수가 거듭될수록 부작용도 심해졌다. 하지만, 아무리 힘들어도 무학산에 오르는 일은 포기하지 않았다. 5월 중순이었다. 굴참나무 잎들이 제 모습을 갖추고, 나뭇잎 사이로 햇살이 비치고 있었다.

봄의 향기로운 꽃바람이 무학산을 가득 채웠다. 수술 후에 떨어진 식욕은 등산을 통해 점차 회복되었다. 물론 그 이후에도 항암치료의 부작용은 계속되었으나, 극복하기 위해 끊임없이 무학산에 오르고 또 올랐다. 숨이 차고, 땀이 흐르며 목도 말랐지만, 쉬지 않고 제3 난코스까지 올라갔다. 몸속에 있는 항암치료제를 몸 밖으로 꺼내기 위해서는 등산이 최고의 운동이었다. 또한, 숲속의 바람 소리와 새소리를 들으면서 나의 내면의 소리도 들을 수 있게 되었다. 소나무 아래에 자리를 잡고 양반다리로 앉았다. 그리고 손을 양 무릎 위에 올려놓고 눈을 감았다. 내 마음이 고요해질 때까지 그렇게 앉아서 마음을 달래고 또 달랬다.

수술 후 힘들고 고통스럽다며 집에만 있었더라면, 아마도 그 힘든 항암치료의 부작용을 이겨내지 못했을 것이다. 죽음에 대한 두려움과 미래에 대한 불확실성, 가족에 대한 미안함 등으로 우울한 날들을 보냈을 것이다.

어느 신문기사에 나온 것처럼, 암 환자들은 대부분 심한 우울증에 걸린다고 한다. 암으로 죽는 것보다는 암에 따른 우울증으로 죽는 사람이 더 많다는 것이다. 그 우울증은 식욕부진과 운동 부족을 가져오며,

영양결핍과 대인기피증으로도 나타나는데 그동안 친하게 지냈던 친구들과 직장 동료들과도 멀어지게 된다고 한다.

나 역시 수술 직후에는 많은 분들에게서 연락을 받았지만, 그 이후 3년 동안은 거의 소식을 주고받지 않았다. 그로 인해 직장에서는 많은 이야기들이 오갔다고 한다. 누군가는 죽었다 하고, 누군가는 투병 생활을 위해 산에 들어갔다고 했으며, 누군가는 암이 재발해 생존이 어렵다는 등 여러 말들이 있었다고 한다. 암은 개인만의 문제가 아니었다. 가족 전체에 암울한 그림자를 드리우게 하여 온 가족이 우울증에 시달리기도 한다. 직장에도 영향을 끼쳤다. 이 모든 것을 극복할 수 있었던 것은 무학산에 오르면서 자연이 주는 혜택을 마음껏 누렸기 때문이다.

책을 통해 단전호흡, 즉 복식호흡을 배우게 되었다. 처음에는 편안하게 누워서, 눈을 감고 코로 숨을 들이시고, 잠시 머물렀다가 천천히 입으로 숨을 내쉬었다. 그렇게 몇 번을 하고 나면 몸에 열기가 느껴졌다. 그 후에는 앉아서도 어느 정도 단전호흡이 가능하게 되어, 무학산에 올라 소나무 향을 맡으며 단전호흡을 하였다.

솔잎 사이로 비치는 햇살은 치유의 빛이었다. 그렇게 햇살 아래 몸을 맡기고 있노라면 어느새 고통도 사라져, 반드시 이 병을 이겨내고 직장으로 돌아가야겠다는 생각만 들었다. 약 석 달 만에 등산을 통해서 부정에서 긍정으로, 불평불만에서 웃음과 행복으로 서서히 변화됨을 느끼게 되었다.

무학산은 내게 희망이라는 단어를 선물했으며, 그 어떤 병이라도 치유할 수 있다는 것을 깨닫게 한 산이었다. 어느덧 무학산에 오른 지 6개월이 되었으며, 내 인생에서 가장 고통스러웠던 항암치료도 막을 내리게 되었다. 항암치료 총 18회 중 13회차부터는 항암 주사를 맞자마자 화장실로 달려가 구토와 두통, 눈물과 콧물이 범벅이 되었었다. 주사실의 약품 냄새는 머릿속에서 떠나지 않아 향수를 뿌리거나, 마스크 안에 말린 쑥을 넣고 간 적도 있었다. 이 모든 항암치료의 부작용을 극복하게 한 것이 바로 등산이었다.

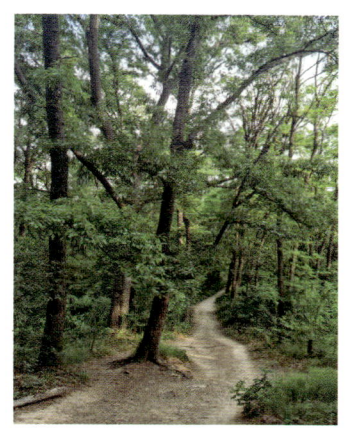

무학산 등산길

지그시 무학산을 바라보노라면 어머니의 따스한 품처럼 느껴진다. 2008년 수술 후 만 7년이 지났는데, 지금도 무학산에 오른다. 물론 이전처럼 매일 오르지는 않지만, 주일 예배를 마치면 집으로 돌아와 옷을 갈아입고, 아내와 함께 간다. 한 시간 반 정도 능선과 능선을 돌아 해발 203m 정상에 올라 간단한 체조를 하고, 아내가 기다리고 있는 곳으로 향한다. 아내는 무학산 능선 중간에 설치된 운동기구를 이용하거나 줄넘기를 하면서 나를 기다리곤 한다. 그곳에 도착하면 역기와 바벨을 들거나, 봉으로 몸을 비틀기도 하였다. 이렇게 매주 사랑하는 아내와 함께 운동하고 있다는 사실이 매우 기쁘고 행복하다.

03. 신불산 파래소 폭포가 안겨 준 희망

　암 환자는 움직일 수만 있다면 걸으라는 말이 있다. 이에 덧붙여 나는 걸을 수만 있다면 산에 오르라고 말하고 싶다. 수술과 항암치료를 마치고 점차 깊어가는 우울증을 해결하고자 집 주변에서만 걸었다면, 아마도 지금쯤 나는 이 세상 사람이 아닐 것이다. 우울증은 걷는 것만으로는 해결할 수 없다.

　무작정 등산하기보다는 어떤 효능이 있는지, 또 부작용은 무엇인지 알고 싶어 인터넷으로 검색해 보았다. 인터넷이 나오기 전에는 전문서적이나 사전을 통해서 지식을 습득할 수 있었지만, 요즘은 인터넷을 통해 웬만한 정보는 쉽게 접근할 수 있으니, 세상이 날로 변화되면서 편하고 살기 좋은 세상이라는 생각이 들었다.

　등산의 효능에 관해 수많은 자료가 올라와 있었다. 하나하나를 클릭해 읽어 보니, 거의 다 비슷한 내용이었다. 한 사람이 자료를 올리면 그 자료를 다른 사람이 인용하고, 이를 또 다른 사람이 인용하는 수준의 내용이었다. 어쨌든 등산이 그 어느 운동보다 효과적이라는 사실을 알게 되어 암을 극복할 수 있겠다는 확신이 생겼다.

　등산의 여러 효능 중 하나가 정신적 만족감을 100% 준다는 것이다. 그래서 등산은 우울증 치료는 물론 예방 차원에서도 필요하다는 것이다. 등산은 혼자 하는 때도 있지만, 대부분 직장 동료, 동창회, 산악회 등 다양한 모임을 통해서 이뤄지는데, 산에 오르고 내리면서 많은 이야기가 오가게 된다. 이때, 누군가의 말 한마디로 일행들이 모두 웃게 되는데, 이렇게 웃는 웃음 또한 정신적 치유가 되는 것이다.

내가 은행에 입사하고 약 6개월 정도 지났을 때, 당시 소속된 부서에서 부장님을 중심으로 산악회를 만들어, 20년의 세월이 지난 지금도 운영하고 있다. 매월 1회 은행 버스를 이용해 산악회 행사를 운영했던 기억이 난다. 토요일 오후가 되면 서무담당자와 함께 백화점에 가서 사과, 귤, 음료수, 맥주, 과자 등을 준비했었다. 그리고 사무실에 와서 산행 참가인원 수만큼 비닐봉지에 각각 담았다.

등산은 준비에서부터 마무리까지 모든 과정이 즐거움이었다. 산에서 내려와 음식점에 들러 막걸리를 돌리며 "위하여" 할 때는 1주일 동안 쌓였던 스트레스가 한순간에 날아가는 듯한 기분을 느꼈다. 등산한 다음 날에 스트레스 해소 효과가 있다는 혈액 내의 베타엔돌핀 양을 측정해보면, 그전보다 10%~20% 상승하는 것으로 알려져 있다. 등산이야말로 우울증 치유에 가장 좋은 운동이다.

하루하루 시간이 지나가면서 몸과 마음의 안정을 찾아가고 있었다. 이른 아침부터 시작한 운동은 저녁을 먹고 난 뒤에도 이어졌다. 그러나 운동 대부분이 쉼터 앞길을 걷는 것이 고작이어서 어르신이나 아주머니들에게는 적당한 운동이 될 수 있겠지만, 나에게는 운동량이 적을 뿐만 아니라 쉼터에서의 지루함을 극복하는 데 별 도움이 되지 못하였다.

결국, 쉼터 밖으로 나가기 시작하였다. 원장님은 쉼터 앞의 영축산과 그 옆의 신불산에 올라가면 좋을 것이라고 했다. 그 즉시로 차를 몰아 쉼터에서 15분 거리에 있는 신불산으로 달려갔다. 그렇게 도착하자마자 파래소 폭포를 향해 걸었다. 어찌나 시원하게 물줄기가 쏟아지던지 매우 기분이 좋아졌다. 물이 흐르는 곳이나, 폭포가 있는 곳에는 엄청난 음이온이 쏟아져 나온다는 것을 책을 통해 익히 알고 있었다. 파래소 폭포에서 한참 동안 시간을 보냈다. 녹음이 짙게 드리워진 신불산 계곡과 그 깊은 계곡에서 거대한 폭포를 만들고 있었으니, 그동안 쌓인 피로가 한꺼번에 사라지는 듯하였다.

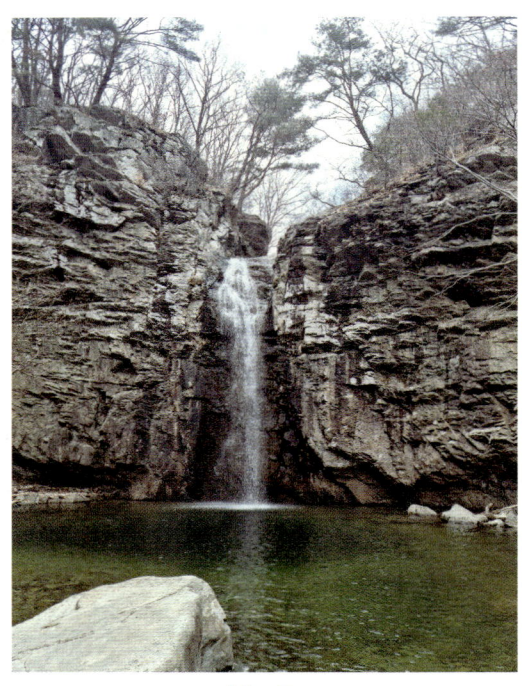

파래소 폭포

파래소 폭포는 신불산과 간월봉 양 산줄기가 골을 만들어 북사면의 배내골로 흘러내리는 하단부에 위치한다. 산이 높고 골이 깊어 수량이 많은 편으로, 가뭄에도 마르지 않는 폭포이다. 소(沼)의 색깔은 푸르름을 넘어 검푸른 색채를 띠고 있으며, 한여름인데도 찬 기운이 서려 주변에 있기만 해도 추위를 느낄 정도다. 소 안에는 암반층으로 이뤄져 있고 동굴도 있다고 전해지고 있지만, 확인된 바는 없다.

폭포의 높이는 15m 정도이며, 소(沼)의 둘레는 약 100m 정도 된다. 전하는 이야기로는 이 폭포를 처음에는 '바래소'라고 했는데, 가뭄이 심할 때 기우제를 이곳에서 지내면 바라던 대로 비가 내렸다고 해 붙여진 이름이라고 한다. 무속인들은 지금도 이곳에 와서 빈다고 한다.

우기 때에는 수량이 더 늘어 폭포 주위에 안개같이 자욱한 물보라가 일어 그 여파로 무지개가 생기기도 하는데, 이때의 모습은 가히 형용할 수 없을 정도로 아름답다. 곤두박질치며 떨어지는 폭포수는 굉음을 토한다고 해야 할 것이다, 예로부터 이 모습을 묘사하여 '요림비폭파래소(搖林飛瀑波來沼)'라 일러 울주 8경의 하나로 꼽았다. 특히 폭포가 떨어져서 만들어진 소(沼)의 수심이 옛날에는 명주실 한 타래를 풀어도 끝이 닿지 않아, 이로 인한 전설이 있었다고 한다.

신불산 파래소 폭포와의 첫 만남은 뜻밖의 행운을 가져다준 듯한 기분이었다. 폭포의 웅장한 모습과 폭포 주변의 아름드리나무들이 빼곡하게 들어 서 있어 마치 정글 속에 들어온 느낌이었다. 수많은 나무가 하늘 높이 솟아있어 햇빛을 볼 수 없을 정도였으니, 신비로움 그 자체였다. 파래소 폭포를 구경하기 위해 올라오는 사람마다 "와! 정말 멋지다."라는 말을 아끼지 않았다. 폭포 앞에 있다 보니, 우리 조상들의 애타는 기도 소리가 들려오는 듯했다. 오직 생명을 위한 기도, 물이 있어야 농사를 지을 수 있었고, 농사를 지어야 먹고 살 수 있었다. 시원스럽게 떨어지는 폭포를 바라보며, 내 생명을 살리시고 더욱 윤택하고 풍성한 삶이 되도록 도와달라고 기도했다.

파래소 폭포와의 첫 만남을 뒤로하고 산에서 내려왔다. 내려오는 내 발걸음은 무척이나 가볍고 힘찼으며, 음이온을 맘껏 들이마셔서인지 몸은 한결 가벼워졌다. 울창한 숲이 손짓하며 다시 부르는 듯하여, 쉼터로 향하면서 조만간 다시 올 것을 기약하였다. 파래소 폭포를 다시 볼 것이며, 파래소 폭포 너머에 무엇이 있는지, 그리고 신불산 정상까지 걸어 올라갈 것을 약속하며 쉼터로 돌아왔다.

어느 토요일이었다. 아침에 일어나 간단히 운동하고 냇가로 가 시냇물로 세수하였다. 햇빛이 잔잔한 물결과 함께 눈부시도록 빛나고 있었다. 오전에 도시락을 준비하여 신불산에 오를 생각으로, 쉼터 원장님께 도시락을 부탁하였다. 아침 식사 후 잠시 쉬었다가 오전 9시 30분까지 등산 준비를 모두 마치고, 원장님께 다녀오겠다는 인사를 하고 출발하였다. 배낭에는 물과 도시락, 사과와 방울토마토 등이 담겨 있었다.

배낭이 꽤 무겁다는 생각이 들었지만, 신불산을 향하는 마음은 가볍기만 하였다. 오늘의 산행은 내 몸 상태를 파악할 수 있는 아주 좋은 기회라고 생각했다.

신불산 입구 주차장에 차를 세워두고, 파래소 폭포로 향했다. 토요일로 많은 사람들이 폭포를 향해 가고 있었다. 신불산 안에는 두 개의 자연휴양림이 있는데, 파래소 폭포를 기준으로 폭포 위쪽의 자연휴양림과 아래쪽의 자연휴양림으로 이뤄져 있었으며, 특히 배내골을 중심으로 수많은 민박집과 펜션들이 우후죽순처럼 들어서 있었다.

파래소 폭포를 구경하기 위해 수많은 사람이 오가고 있었고, 앉아서 구경하는 사람, 일어나 사진을 찍는 사람, 바위에 앉아 무릎에 손을 얹고 명상에 잠긴 사람, 둘이 다정하게 손을 잡고 구경하는 사람들도 있었다. 파래소 폭포에서 잠시 쉬면서 쏟아지는 폭포수를 보면서, 파래소 폭포는 찾아와주는 사람들이 많으니 외롭지 않겠다는 생각이 들었다. 계절이 바뀌어도 파래소 폭포를 사랑하는 사람들은 끊임없이 찾아들고 있었다. 자연이 주는 여러 혜택을 한꺼번에 즐길 수 있는 곳이 있다면 아마도 파래소 폭포가 아닐까 생각하였다.

배낭을 다시 메고 파래소 폭포를 지나, 신불산 자연휴양림 상단을 향해 출발하였다. 파래소 폭포에서 약 20분 정도 오르니 휴양림이 나를 반갑게 맞이해 주었다. 신불산 자연휴양림 상단의 모습은 매우 아름다워서 구경할 수 있다는 것만으로도 감사했다. 하단의 자연휴양림과 별반 차이는 없었지만, 조금 더 고요하다는 생각이 들었다. 어느 길로 가야 가장 쉽고 빠르게 정상까지 갈 수 있을지 휴양림 관리자에게 신불산 등산로를 다시 한번 재확인했다. 상단의 우측으로 이어져 있는 임도를 따라 오르면, 억새풀 광장과 신불산으로 이어진다는 설명을 들었다. 가져간 물을 마시며 시간을 보니, 10시 40분을 넘어가고 있었다.

이제 임도를 향해 발걸음을 옮겼다. 아무도 걷는 사람은 없었지만, 고즈넉한 산길은 더없이 나를 뒤돌아볼 수 있었던 시간으로 만들어 주었다. 그동안 보지 못한 미지의 세계를 여는 희망과 설렘으로 천천히 임도를 걸었다. 산길 주변에는 이름 모를 잡초들이 자라고 있었다. 우리나라 어디를 가든지 쉽게 볼 수 있는 칡덩굴이 나무를 덮고 있는 모습들이 눈에 들어왔다.

04. 신불산에서 백두대간 종주를 꿈꾸다

신불산 중턱에 지천으로 널려있는 칡을 보고 있자니, 어린 시절 동네 친구들과 함께 칡을 캐러 산에 다녔던 생각이 났다. 겨울이 되면 1주일에 한두 번은 꼭 칡을 캤다. 개칡은 나무칡이라 해서 그 뿌리가 딱딱해 입안에 넣고 씹을 수가 없었고, 단물도 없었다. 하지만, 참칡은 살칡이라 해서 씹으면 단물이 나오고 씹는 재미도 있었다.

지금 생각해 보면, 개칡은 수칡이었으며 참칡은 암칡이었다. 칡은 우리에게 간식거리가 되었으며, 좋은 추억을 만들어 주기도 했다. 오르는 산길에는 개비취와 닭의장풀, 민들레, 질경이 등이 자라고 있었다.

9월인데도 한여름처럼 더웠지만, 더위가 나를 힘들게 하지는 않았다. 오직 건강이 회복되기만을 바라며, 오르고 또 올랐다. 한 시간 동안이나 걸었지만, 임도를 걷는 사람은 오직 나 하나뿐, 아무런 인기척도 들리지 않았다. 혹시 산짐승이 나타날까 봐 마음 졸이기도 했지만, 기도하면서 찬송가를 부르거나 대중가요를 불렀다. 그리고 큰 소리로 소리내어 웃어보기도 했다. 아무도 없는 곳에서, 나만의 시간을 갖는 것이 즐거웠다.

피곤한 심신을 달래기 위해 산을 찾았는데, 암으로부터 완전히 해방된 기분이었다. 내가 나에게 마술을 건 것처럼, 즐겁고 행복한 시간을 보내면서 마지막 힘을 다해 신불산 정상을 향해 올라갔다.

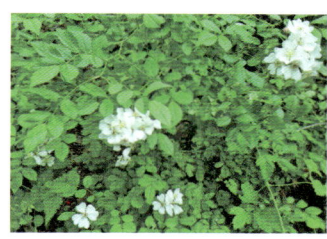 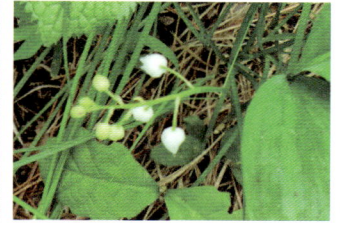 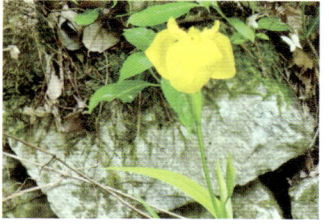

찔레꽃, 둥글레꽃이 이쁘게 피어 있다.

점점 발아래로 겹겹이 산등성이들이 보였다. 저 멀리 보이는 산들이 눈앞에 시원하게 펼쳐진 전경(全景)은 지금 서 있는 곳이 상당히 높은 곳임을 알게 하였다. 산허리를 여러 번 돌 때마다 산등성이 하나씩 내 눈에 들어왔으니, 꽤 높은 곳까지 오른 것이다. 임도를 걷는 중에 만난 아름드리 소나무는 정말 인상 깊었다. 그 웅장한 소나무 아래에 펼쳐진 산등성이들을 내려다보니, 새로운 희망들이 솟아오름을 느꼈다. 산 정상을 한 군데씩 정복할 때마다 더욱 건강해질 것으로 확신했다. 적어도 한 달에 한 번은 높은 산 정상을 꼭 밟으리라.

신불산을 시작으로 대구의 팔공산, 집 근처의 용지봉과 감태봉, 그리고 대덕산, 비슬산, 가야산을 오르겠다고 결심했다. 최종 목표는 지리산 천왕봉을 거쳐 태백산과 소백산, 오대산과 설악산으로 이어지는 백두대간을 종주하겠다는 꿈을 꾸었다.

소나무를 뒤로하고 신불산 정상을 향해 다시 발걸음을 재촉하였다. 산허리를 도니 아주머니 두 분이 길가에서 무엇인가를 캐고 있었다. 손에는 호미와 검은 봉지를 들고 있었으며, 봉지에는 무엇인가 가득 채워져 있는 것 같았다.

뭘 그리 열심히 캐느냐고 물으니, "질경이와 민들레, 고들빼기를 캔다." 하였다. 아주머니들은 자연이 주는 먹거리가 우리 몸을 살린다는 것을 잘 아는 듯하였다.

한 모퉁이를 돌아서니 손에 잡힐 듯 억새풀이 바람에 흔들리는 모습이 눈에 들어왔다. 억새풀 광장의 주변에는 많은 사람들이 무리를 지어 움직이고 있었다. 수많은 억새풀이 바람에 휘날리고 있었고, 사람들은 억새풀을 배경으로 사진을 찍고 있었다.

9시 50분부터 시작된 산행에서 파래소 폭포와 자연휴양림 위쪽을 거쳐 억새풀 광장까지 3시간 동안이나 걸었다니, 정말 내가 살아있음을 실감케 했다.

한쪽에서는 패러글라이딩 동호회 회원들이 비행을 위해 낙하산을 조립하고 있었다. 그들은 조립을 마친 후, 10분 간격으로 낭떠러지 쪽으로 몸을 날리고 다시 위로 솟구쳐 올라갔다. 현기증이 날 정도로 까마득한 낭떠러지인데, 그런 곳에서 아무렇지도 않다는 듯이 뛰어내리는 것이었다. 하늘에는 형형색색의 패러글라이딩이 빙빙 돌며 날고 있었다.

억새풀 광장에서 약 30분 정도만 올라가면 신불산 정상에 도달할 수 있다고 들었지만, 몸 상태를 보니 더 이상의 산행은 무리라는 생각이 들어, 정상을 포기하고 반대편 임도를 따라 내려오기 시작했다.

하지만 임도로 걷는 것도 무척이나 힘들었다. 다리 통증뿐만 아니라 수술 부위로부터 전해지는 통증으로 인해 발걸음을 재촉하기에는 무리였다. 지나가는 차를 얻어탔으면 했지만, 한참을 걸었는데도 내려가는 차는 한 대도 만날 수 없었다. 다만 먼지를 가득 뿜으며 정상으로 향하는 차만 있을 뿐이었다. 그래서 지루함을 달래기 위해 웃거나 노래를 불렀지만, 산에 오를 때와는 달리 별 효과가 없었다.

한참을 걸어 내려오니, 신불산 자연휴양림 위쪽으로 가는 갈림길이 나왔다. 오전에 보았던 이정표가 보여 휴양림 앞, 계곡으로 들어가니, 매우 맑은 물이 흐르고 있었다. 몸을 굽혀 세수하고 신발을 벗어 발을 물속에 담그니 무척이나 차가웠다. 고생한 발을 달래기 위해 냉수마찰도 하니, 발목과 발바닥이 한결 시원하고 피로가 풀렸다. 윗옷도 벗어 속옷을 갈아입었다.

다시 배낭을 메고 급히 내려가기 시작했다. 오후 4시가 지나가고 있었는데, 추위가 느껴지기 시작했다. 해는 서쪽 하늘로 긴 꼬리를 끌며 넘어가고 있었고, 산속은 금세 어둠으로 뒤덮일 것만 같았다. 파래소 폭포로 향하는 길에는 이미 어두움이 깔리고 있었다. 간간이 보이는 햇살이 길동무가 되어 길을 안내하고 있었다. 뱀들도 발걸음을 재촉하는 듯 내 앞을 급하게 지나고 있었다. 순간 놀랐지만, 독사가 아니어서 가는 길을 잠시 구경하고선, 파래소 폭포로 향했다. 파래소 폭포에 도착하니, 몇 사람만 서성이고 있었다. 해는 순식간에 지고, 어둠이 밀려와 서둘러 내려오니, 오후 5시 정도에 차에 오를 수 있었다.

오전 10시부터 시작한 산행이 오후 5시에 마무리됐으니, 거의 7시간을 산에서 보낸 것이다. 이렇게 오랜 시간을 산에서 보냈다는 것은 나에게 큰 희망이었다. 차 안에서 큰 소리로 웃었다. 그리고 "민환식 파이팅! 너는 암을 극복할 수 있어, 그리고 살 수 있어!"

내가 대단한 남자임을 발견하고 감탄하며 큰 소리로 웃었다.
"하하하하, 호호호호, 히히히히" 신나게 웃으면서 쉼터로 향했다. 도착하니 저녁 먹을 시간이 되었다. 샤워한 후 새 옷으로 갈아입는데 무척이나 감사하고 행복함을 느꼈다. 쉼터 원장님과 환우들에게 신불산 억새풀, 자연휴양림, 파래소 폭포에 관해 이야기하며 즐겁게 저녁 식사를 했다.

이날 신불산 정상까지 가보지는 못했지만, 건강이 허락하는 한 정상을 꼭 밟으리라 다짐한 날이었다. 산행은 미래를 계획하는 시간이었으며, 희망이었다. 희망이 있는 한, 그 어떤 어려움도 나를 쉽게 끌어내리지는 못할 것이다.

2009년 5월 어느 봄날이었다. 미국에서 오신 사장님이 신불산에 함께 가자는 것이었다. 신불산 정상에 오르고 싶은 내 마음을 아는 듯 제안한 것이다. 울산에서 오신 윤 사장님도 동행하기로 했다. 쉼터 원장님께 3인분 점심 도시락을 부탁하고, 오전 10시에 주차장에서 만나기로 했다. 이번 산행은 억새풀 광장까지 차로 올라가기로 했다. 길은 구불구불, 길바닥은 자갈로 인해 차가 간신히 오르고 있었다. 차는 힘들게 억새풀 광장에 도착했다. 많은 사람들이 억새풀 광장 주변에서 움직이고 있었다. 행글라이더 동호회 회원들은 한 명씩 하늘 높이 오르거나 우리 주변을 맴돌기도 하였다. 이 사장님과 윤 사장님은 억새풀 광장에서 연신 감탄사를 연발했다.

우리는 신불산 정상으로 연결된 나무 계단으로 오르기 시작하였다. 내려오는 사람들과 기 싸움이라도 하는 것일까? 서로 뒤엉켜 오르고 내리고 있었다. 조금씩 위로 향하는 우리 발걸음은 남과 북, 동과 서로 이어져 있는 경치를 구경하기 위해 멈추기를 반복하다 마침내 정상에 올랐다.

오늘 산행은 그야말로 축복이었다. 그동안 머릿속에서만 맴돌았던 신불산 정상 정복을 실천한 산행이었기 때문이다. 또한, 동행했던 이 사장님과 윤 사장님도 산행하는 내내 웃음과 감탄이 넘쳐났으니, 모두에게 축복이었다. 나무 그늘에 앉아 자연의 경이로움을 감상하며 먹었던 점심은 꿀맛이었다. 고된 산행을 마치고 그늘에 앉아, 세상의 온갖 더러운 것들을 던져버리고 몸과 마음을 자연에 맡기는 그 시간은 치유가 일어나는 시간이었다.

심한 고통이 찾아오더라도 자연이 주는 그 신비한 마력에 빠져들면 그 고통은 어디론가 사라지고 살아야겠다는 강한 의지와 희망이 솟아오르니, 진실로 병은 자연 속에서 치유된다는 것을 깨달았다.

애석하게도 이 사장님은 고인(故人)이 되셨지만, 함께한 등산은 가슴속 깊이 아름다운 추억으로 생생하게 남아있다.

05. 법이산과 용지봉이 주는 행복

전 세계적으로 장수하는 마을은 히말라야, 안데스, 카프카스 등 해발 1,000m~3,000m 이상의 고산지대에 속한 지역이라고 한다. 그 이유는 무엇일까? 무엇보다도 산악지대에서 자연스럽게 등산하며 살아가는 삶이 건강에 영향을 끼쳤기 때문이다.

〈동의보감〉에도 "고지대 사람은 장수하고 저지대 사람은 수명이 짧다."라는 말이 나온다. 이 말을 증명이라도 하듯 고지대에 사는 사람들은 동맥경화, 고혈압, 심장병, 우울증 등 생활습관병에 쉽게 걸리지 않고 건강하게 오래 산다고 한다.

우리나라에서도 이러한 현상을 쉽게 찾아볼 수 있다.

지리산, 설악산, 태백산 등 산이 높은 지역에서 장수하는 사람들이 많다. 장수촌이라 불리는 장수, 무주, 진안 등은 그 옛날 살아가기가 너무도 힘들었던 산골이었다. 이 지역의 특징은 산으로 둘러싸여 있으며, 주변의 산들이 모두 해발 1,000m 이상이라는 것이다. 산이 높으면 골이 깊어 계곡물이 맑으며, 우거진 숲에서는 음이온이 풍부한 신선한 공기를 마실 수 있어 건강해질 수밖에 없다는 것이다.

사시사철 다양한 약초와 산나물, 채소 등 풍부한 먹거리도 제공되는데, 현대인들에게는 말이 필요 없는 건강 식자재다. 게다가 머위, 곰취, 고사리 등의 산나물을 뜯기 위해 산을 오르고 내려야 하니 건강해질 수밖에 없다.

한 여선생님이 쉼터에서 잠시 머물다 경남 산청의 오봉마을로 떠났다. 암을 극복하기 위해 단식하거나, 반신욕을 하는 등 다양한 방법으로 노력하다가 쉼터 생활이 자신에게 도움이 되지 못한다고 판단하여 암 환자들이 모여 산다는 오봉마을로 떠난 것이다. 십여 일 지난 뒤, 우연히 그 여선생님과 통화를 하게 되었다. 대부분의 암 환자와 가족은 오전에 산으로 들어가 더덕, 도라지, 겨우살이 등 산나물과 약초를 채취하고 오후 늦게야 집으로 돌아온다는 것이다. 그런데 자신은 힘들어서 그들을 따라갈 수 없으며, 어떤 것이 약초이고 산나물인지도 모른다고 했다. 그래서 낮에는 마을에서 혼자 생활한다고 하였다. 그분이 언제까지 오봉마을에서 살았는지 모르겠다.

암 환우들이 모여 사는 그 오봉마을은 내 고향과 그리 멀지 않은 곳이다. 어릴 적 그곳은 전기도 들어오지 않았으며, 차 역시 구경할 수 없었던 아주 오지마을 중의 오지였다. 지금은 승용차와 조그마한 트럭 정도는 들어갈 수 있는 길이 만들어졌지만, 여전히 오가는 차가 서로 만나기라도 하면 한참 동안 실랑이를 벌여야 지나갈 수 있는 곳이다.

이런 곳에서 암 환우들이 건강하게 살 수 있었던 것은 역시 산이 있어서이다. 분명한 사실은 운동을 위한 등산이 아닌 약초를 찾아 산을 오르내리는 생활을 하다 보니, 자신도 모르게 심폐 기능이 향상되고 근력이 강화되며 우울증에서도 벗어났다는 것이다.

특히 원자력병원 암환자정신건강센터 자료에 의하면 암이 진행된 환자의 80%가 우울증을 경험할 정도로 암은 우울증에 치명적인 질환이라지만 누구라도 산에서 몸에 좋은 산나물과 약초를 캐다 보면, 자신이 암환자라는 사실조차 잊고 생활한다는 것이다. 또한, 저녁을 먹은 후에는 가족들 모두 함께 둘러앉아 산나물과 약초를 손질하면서 가족들 간의 사랑 또한 깊어진다고 한다.

오봉마을에서 사는 한 간암 환우의 모습이 방영된 적이 있다.

부산에서 살다가 오봉마을로 이사 왔는데, 그들 부부는 낮에는 산에 다니며 온갖 종류의 약초와 산나물을 캐러 다녔고, 저녁이면 반찬으로 만들어 먹었으며, 나머지는 산야초 효소를 담그거나 삶아서 말렸다고 한다. 이렇게 하루하루 생활하다 보니, 어느새 자기에게서 우울증이 사라지고 심폐 기능과 근력이 강화되면서 암은 자연스럽게 치유되었다는 것이다.

2010년 1월 초, 지금 사는 아파트로 이사했다. 전에 살았던 아파트는 2층이라 차 소리가 심하게 들렸으며 여름이면 덥고, 겨울이면 추웠다. 아파트를 지은 지 오래되어서인지 보일러 배관 곳곳에서 물이 새어 자주 공사를 하였다. 무엇보다도 1층에 사는 분들에게 해마다 두세 번은 피해를 주곤 했었다. 거의 10년 동안 살면서 매년 집수리를 하였으며, 거실에 깔린 강화마루는 여기저기에 구멍이 나 있었다. 이런 집에서 하루라도 빨리 떠나고 싶었지만, 학교와 학원이 가까워서 아이들을 위해서 참고 견뎠던 것이다.

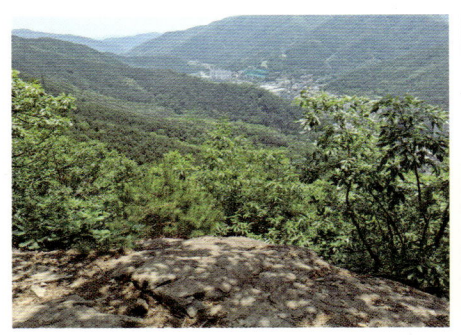 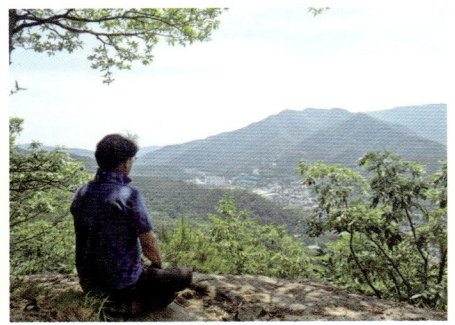

2010년부터 10년 정도 올랐던 법이산(오를 때는 허심바위, 내려갈 때는 낙암바위라고 불렀다. 허심은 마음을 비우고 산에 오르자는 뜻이고, 낙암은 내려갈 때 암을 절벽 밑으로 버리고 가자는 뜻으로 내가 붙인 이름이다.)

하지만 이제 아파트 앞에는 법이산이 있으며, 법이산 중턱을 깎아내려 아파트 단지를 조성했는데 해발 100m라고 하였다. 이사 온 뒤, 법이산은 내 친구가 되었다. 눈만 뜨면 쳐다보는 법이산과 용지봉은 항상 내 눈을 밝게 해주었다.

첫째와 둘째를 등교시킨 후 막둥이도 유치원에 보내고, 집 청소와 설거지를 하면 9시경, 오전 할 일은 대충 끝이 난다. 등산복으로 갈아입고 물과 과일을 챙겨 법이산에 오르곤 했다.

어느 날, 온 가족이 함께 법이산에 올랐다. 아내는 내게 항상 부탁하기를, 제발 혼자서 빨리 가지 말라는 것이었다. 지난 몇 년간 혼자 산행을 하다 보니, 가족과 함께 하는 산행 속도는 어느 정도로 맞춰야 할지 몰라 나도 모르게 앞서가는 것이었다. 이러한 내 모습에 아내는 '법이산 날다람쥐'라고 별명을 붙여주었다.

수술 후 무학산에 처음 오를 때는 아내가 나를 기다리고 있었다. 그것이 몇 년 전의 일이었는데, 지금은 내가 아내를 기다리고 있으니, 몸이 상당히 좋아졌다고 볼 수 있다. 거의 매일 등산을 했으니, 다리에 근육이 오르고 심폐 기능이 좋아진 것이다. 암 투병 중에 '등산이 곧 치유이다.'라는 생각뿐이었다.

법이산에는 조선 시대 봉수대가 있었다고 한다. 지금은 그 흔적만 남아 있는데, 해발 500m 정도의 봉우리가 서너 개로 이어져 있어 낙타 등을 연상케 하는 산이다. 629m의 용지봉으로 가기 위해서는 이 봉우리들을 올랐다 내렸다 반복하면 어느덧 용지봉에 도착하게 된다. 사람들 대부분은 용지봉을 찾는 것보다 낙타 등을 타면서 중간중간에 있는 체육시설을 더 즐기는 편이다. 때로는 도시락을 준비해 그늘에 돗자리를 펴고 앉아, 오순도순 점심을 드시는 모습도 볼 수 있었다.

어느 날은, 산행하다가 숲속에서 반짝반짝 빛나는 것을 발견했다. 거울에 빛이 반사되듯이 매우 밝게 빛나는 게, 호기심에 이끌려 그곳을 향해 걸었다. 그곳에는 아주머니 몇 분이 둘러앉아 있었는데, 그 빛은 어느 아주머니가 배낭에서 꺼낸 양푼에 햇빛이 반사된 것이었다.

아주머니들은 대화를 나누면서 가져온 밥과 나물들을 배낭에서 꺼내고 있었다. 그리고 양푼에 가져온 것을 모두 넣고 비볐다. 그들은 점심 도시락으로 비빔밥을 만들고 있었다. 밥을 꺼내면서 웃고, 비비면서 웃고, 드시면서 웃고. 산행이야말로 즐거움이요, 행복이요, 치유였다.

아주머니들이 양푼 비빔밥을 맛있게 드실 때, 나도 물과 가져온 과일을 꺼내 먹으며 그 주변에서 쉬고 있었다. 아주머니들 사이에 남편에 관한 이야기, 자식과 며느리에 관한 이야기가 오가고 있었다. 때로는 침묵이, 때로는 웃음이 가득한 분위기에서 식사하고 있었다. 점심시간은 오롯이 그들만의 아픔과 고민거리들을 나누는 시간으로, 새소리가 들리고, 솔 향내 나는 숲속에서 그들은 그렇게 마음의 병이 치유되고 있었다. 아주머니들의 웃음소리를 뒤로 한 채 용지봉으로 향했다.

사람들 대부분은 자신의 아픔을 다른 사람에게 이야기하는 것을 꺼린다. 나 역시 힘들 때, 아내에게도 말을 꺼내지 못했으니, 아마도 자존심 때문일 것으로 생각한다. 이러한 고민거리들은 보통 술을 마실 때 쏟아져 나오는 경우가 대부분이다. 하지만 산에서는 술을 마시지 않아도 된다. 산에 오르면서 고민거리가 흘러나오고, 솔숲에서 점심을 먹다가도 흘러나온다. 이때 흘러나오는 고민거리는 등산의 즐거움과 평안함 가운데 스스럼없이 나오는 하소연들로, 바람 타고 날아가 흩어져 사라지는 것 같았다.

법이산에 처음 오른 것은 큰아이가 7살, 둘째 아이가 4살 때였으니, 아직 등산하기에는 어린 나이인데 함께 했다. 수성못에서 시작하여, 조금씩 조금씩 올라간 것이 법이산 봉수대까지 오르게 되었다. 아이들은 힘들다고 투정을 부렸지만, 둘째 아이를 업고 달래면서 조금만 더 올라가자고 설득했었다. 그렇게 해서 목적지까지 도달하면 고생했다며 아이스크림을 사줬던 기억이 난다. 지금 생각해 보면 미안한 마음이 든다. 큰아이는 동생 때문에 업어달라는 말도 못 하고, 뒤를 졸졸 따라왔었다.

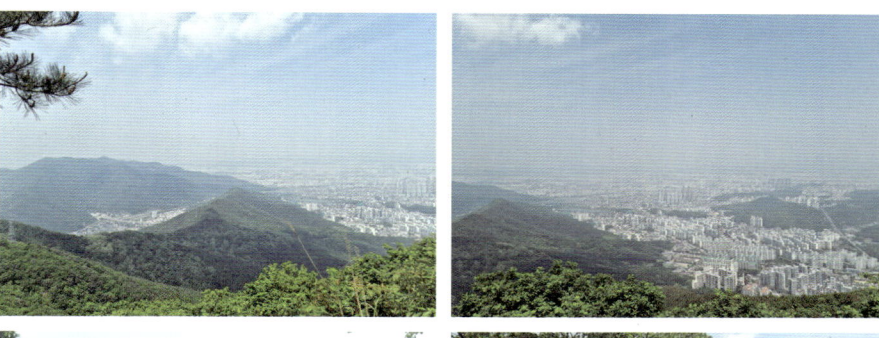

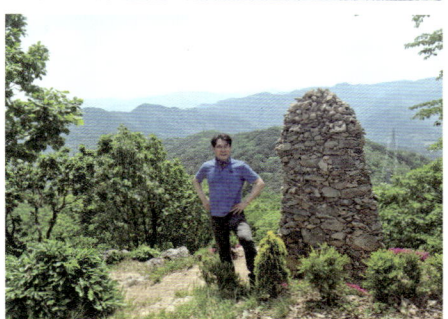
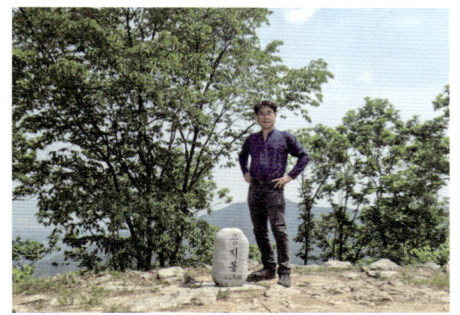

용지봉 정상(629m). 대구를 한눈에 볼 수 있어 매달 즐겨 찾았던 산이다.
돌탑 뒤쪽은 감태봉과 선운산으로 가는 길이다. 암 수술 후 2년이 지나 수성못에서 출발해 법이산, 용지봉, 감태봉에서 진밭골로 이어지는 산행을 8시간이 넘도록 했었다.

법이산은 내게 아름다운 사계절을 선물하고 있다. 아파트 거실 밖으로 보이는 봄, 여름, 가을, 겨울을 모두 느끼게 해준다.

봄이 되면 아파트 밖에서 새들이 쉴새 없이 지저귀고, 연둣빛 새싹을 선물한다. 5월이면 아카시아 향이 온 집안에 가득하여 상쾌한 기분으로 하루를 시작한다. 여름이면 매미들이 돌림노래 또는 3부, 4부 합

창을 하는 등 매미 소리와 싱그런 공기로 가득하다.

　비가 오는 날에는 한 폭의 동양화를 감상하는 듯하여 마음이 평안해진다. 구름이 법이산 전체를 휘감고 내려왔다가 어느새 산 위로 올라가기도 한다. 가을이면 나뭇잎이 울긋불긋 변화하면서 화려한 수채화를 그려낸다. 겨울에는 밤새 내린 눈으로 산 전체가 하얗게 변해 "와"하는 감탄사가 저절로 터져 나온다.

　이 아름다운 경치를 혼자 보기 아까워 아이들을 깨워 함께 창문을 열고 겨울바람을 맞으며, 하얗게 변한 세상을 향해 아이들과 함께 "야호" 소리를 질러본다.

　이 모든 것이 법이산이 주는 행복이다.

06. 왕산에서 마주한 삶의 발자국

경남 산청군 금서면 화계마을과 주상마을에는 천년의 역사가 흐르고 있다. 해발 925m의 왕산에 금관가야의 10대 왕이자 마지막 왕이기도 한 양왕(구형왕)과 그 증손자 김유신 장군의 유적들이 있다. 초등학교 시절, 이곳으로 소풍 가면 왕릉 아래에서 저학년이 놀았으며, 무덤 위와 산을 무대로 고학년이 보물찾기를 하거나 장기자랑을 했었다.

조선 건국을 반대한 고려의 충신들 72인이 금강산 두문동으로 숨어 들어가 살았으며, 이방원은 이들을 죽이려 군사를 보냈다고 한다. 이 사실을 알게 된 충신들이 미리 피신하여 전국으로 흩어져 살았는데, 그중에 농은 민안부 선생이 이곳으로 숨어들어오게 되었다고 한다. 매월 보름달이 뜨면 왕산 망경대에 올라 고려의 수도였던 지금의 개성을 향해 제를 지내며, 임금에 대한 충절을 노래했다고 한다. 해마다 후손들이 그분의 뜻을 기리며, 화계마을 뒤편 덕양전에서 제를 올리고 있다. 추수가 끝날 무렵, 덕양전에 가면 들깻대가 쌓여있거나, 곡식을 말리는 광경을 보게 된다. 그럴 때면, 후손으로서 역할을 다하지 못한다는 생각에 부끄러웠다.

망경대는 후손들에게는 충절의 소중함을 일깨워주고, 등산객들에게는 쉼터가 되었다. 그분의 유훈은 "후손들이여! 조선에서 녹을 먹지 말라."고 하였다. 이 유훈에 따라 후손들이 오랫동안 조선의 녹을 먹지 않았다고 한다.

그리고 왕산은 허준의 스승인 조선 중기의 명의 유의태 선생이 머문 산이기도 하다. 왕산에 오르다 보면, '유의태 약수터'를 만나게 된다. 이곳 물은 한천수라고 하며, 한천수의 특징은 동쪽에서 물이 나와 서쪽으로 흐르며, 겨울에는 따뜻하고 여름에는 시원하다고 한다. 물 중에 으뜸은 정화수이지만, 유의태 선생은 몸을 다스리는 물로 한천수를 사용하였다고 한다. 한천수를 마시면 위를 다스리고 피부병 등을 치료했다는 것이다. 등산하면서 한천수를 쉼 없이 마시고, 가져간 물통에도 담았다. 주말이면 많은 등산객이 왕산을 찾았으며, 유의태 약수터에 들러 한천수를 마시고, 가져온 물통에도 하나 가득 채워, 정상으로 향했다.

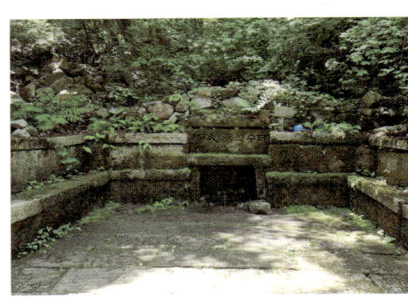 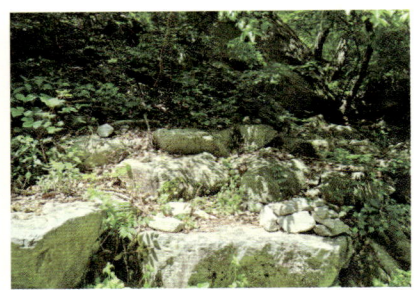

유의태 약수터와 근처 바위(이 곳에 앉아 명상을 하거나 노래를 불렀다.)

2009년 7월 중순 시골집이 완공되었다. 부모님은 쉼터 생활에 대해 불안해하셨다. 특히 음식에 대한 것이었는데, 어머니가 자식을 위해 손수 해주시는 밥이 온갖 정성이 들어가므로 병을 이길 수 있다고 생각하셨다. 그래서 쉼터의 생활을 접고 하루빨리 시골로 내려오라는 것이었다. 결국, 쉼터 생활을 마무리하고 시골집으로 향했다. 시골집이 완공된 지 한 달이 지난 8월 중순으로, 한창 더운 시기였다. 차에는 약 한 달 동안 먹을 과일과 통밀빵 그리고 입을 옷 등을 싣고 왔다. 마을에서는 가장 깨끗하고 좋은 집이었다. 그 후 몇 년이 지나자 마을 여기저기에 새집이 들어섰다. 고향을 떠났던 분들이 돌아오면서 옛날 집을 부수고 새집을 지었다.

짐을 방에 두고 동네를 한 바퀴 돌면서, 어릴 적 놀았던 곳들을 둘러보았다. 시원하게 흐르는 임천강(경호강이라고도 함)을 따라 위쪽으로 걸었다. 강에서 다슬기와 물고기를 잡았던 기억이 났다. 방과 후 친구들과 달려와 수영하며 놀았던 기억도 생생하게 떠올랐다.

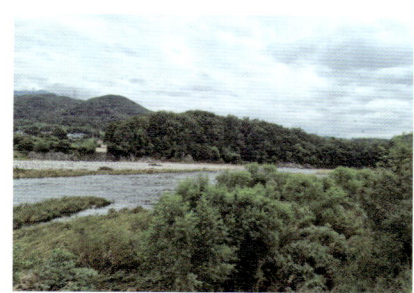 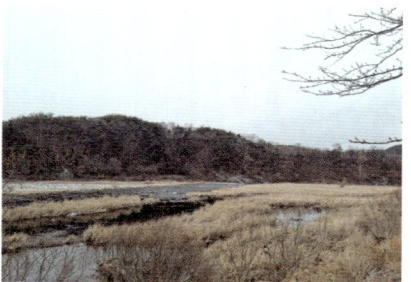

임천강(경호강)의 봄, 겨울 모습(어릴 적에 물고기와 다슬기를 친구들과 잡았다.)

8월의 무더위가 계속되었다. 아침 5시 30분이 되었다. 아침 운동을 위해 집을 나섰다. 쉼터에서 들인 습관으로, 그 시간이 되면 일어나 집을 나서게 된다. 동네 어르신들은 집 밖 청소와 농기계 청소 등을 하시거나 이슬 먹은 밭에서 부지런히 김을 매기도 하였다.

집 앞에는 거인처럼 왕산이 늠름하게 서 있다. 왕산 중턱에 해가 솟아오르고 있었는데, 어찌나 아름다운지 온 세상이 붉게 변하고 있었다. 그 붉은 태양이 비치는 강을 따라 걷기 시작하였다. 강에는 물안개가 피어오르고 있었다. 논에는 벼가 꽤 자랐으며, 밭에는 콩과 기장, 그리고 수수, 고추가 자라고 있었다. 저만치 떨어진 곳에 초등학교 교정이 보였다. 커다란 프라다스 나무는 보이지 않았지만, 히말라야시다와 산수유 나무는 잘 자라고 있었다. 교실 뒤편에 몇 그루 있었던 대나무가 지금은 대나무숲을 이루고 있었다. 교실 뒤편 화장실에서 귀신이 나온다는 이야기를 듣고 무서워서 소변을 참았던 기억도 났다. 이렇게 서너 마을을 돌면서, 왕산 입구 화계마을까지 갔다가 돌아서 집으로 오니, 약 40여 분이 지났다. 쉼터에서 했던 아침 운동과는 달리 어릴 적 뛰어놀았던 산과 들을 보니, 마음이 편안해지고 기분이 좋아졌다.

그동안 왕산에 오르면서 정상에는 한 번도 가보지 못했었다. 간 곳은 유의태 약수터와 그 위 쉼터에 놀다가 내려오는 것이 대부분이었다.

2011년 6월 어느 토요일, 이제는 그 정상을 올라야겠다는 생각이 들었다. 왕산 뒤편에는 무엇이 있는지, 옆의 필봉산과의 거리는 어느 정도인지 궁금하였다. 그동안 쉼터에 앉아 많은 이들이 지나가는 것을 보았다. 그들은 나에게 "왕산 정상에 오르려면 이쪽으로 가면 되는가요?"를 물었다. "네"라고 대답하였다. 그런데 내가 정상에 올라가서야 비로소 모든 사실을 알게 되었다.

그동안 정상이라고 대답했던 곳이 전망대였다. 전망대와 정상은 거리가 가까웠으며, 그 높이 또한 비슷하여, 왕산을 쳐다보면 전망대가 정상으로 보였다. 정상은 필봉산으로 향하는 곳에 있다 보니 마을에서는 잘 보이지 않았다.

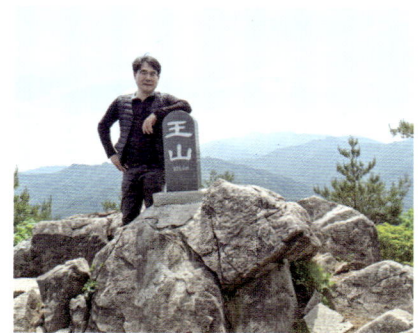 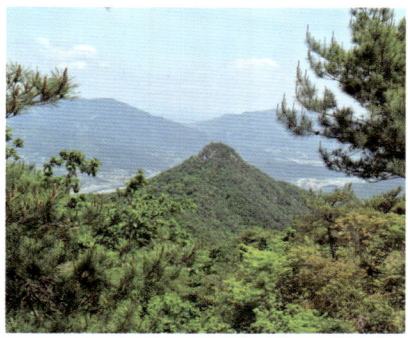

왕산 정상(왕산 남서쪽에는 지리산 천왕봉과 중봉, 동쪽으로는 필봉산이 보인다.)

왕산 정상에 오르니, 지리산이 손에 잡힐 듯 한눈에 들어왔다. 드넓게 펼쳐진 산들의 향연을 구경하며, 산 아래 옹기종기 모여 사는 마을들을 보았다. 지리산 자락을 휘감고 흐르는 임천강 물줄기는 햇볕에 반짝이고 있었다. 너무도 평화롭고 아름답기만 하였다.

서남쪽에는 수철마을도 눈에 띄었다. 신라 시대 철이 많이 생산되는 지역으로, 농기계와 칼, 창을 만들어서 그 마을 이름을 '수철'이라고 지었으니, 천년의 세월이 흘러도 여전히 마을 이름은 남아 있었다.

왕산 중턱은 지리산 둘레길 5코스가 지나간다. 아마 지금도 많은 이들이 그 둘레길을 걷고 있을 것이다. 정상에 오른다는 것이 생각보다 쉽지 않았던 만큼, 아름다운 경치를 담기 위해 사진을 많이 찍었다.

지리산에서 흘러내려 온 봉우리들은 산청의 남쪽에 있는 웅석봉과 북쪽에 있는 왕산을 마지막으로 끝이 난다. 장엄하게 펼쳐진 지리산의 웅장함을 즐기면서 왕산의 정상을 뒤로하고 내려왔다. 내려오는 중에 고사리와 참나물을 뜯어 배낭에 넣었다.

등산객들을 만나면 신이 나서 "안녕하세요?" 먼저 인사했다.
그들 역시 "안녕하세요? 정상까지 얼마나 걸려요?" 해서 "조금만 올라가면 돼요."라고 했다.
왕산 정상에 다녀와 아버지께 말씀드렸더니, 아버지 역시 전망대를 정상으로 알고 계셨었다. 칠십여 년을 사시면서 왕산의 정상이 뒤쪽에 있음을 모르고 계셨다.

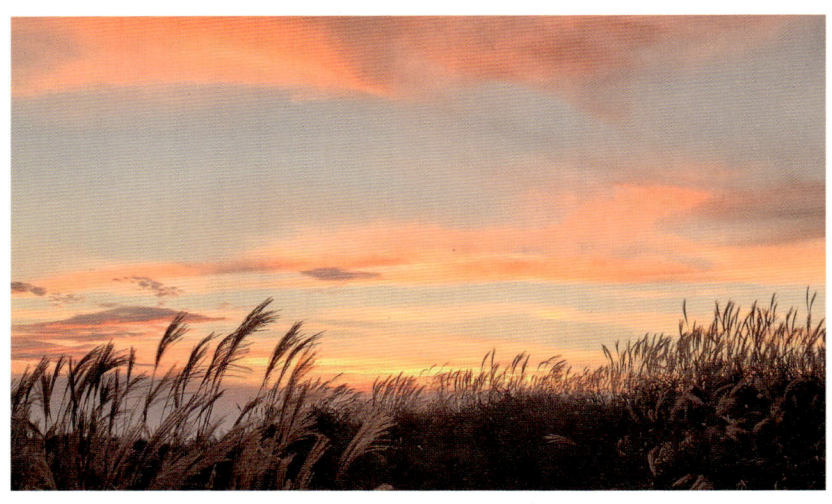

왕산의 일몰

40여 년의 세월이 흘러서야 고향에 있는 왕산 정상을 오르게 되었다. 아픔이 있었기에 산을 찾았고, 그 아픔을 떨쳐버리기 위해 내 고향 산을 품게 되었다. 늘 비어 있는 것 같은 허전한 마음을 고향 산에서 채울 수 있었다.

어릴 적에 소풍 갔었던 왕산, 자라면서 나무하기 위해 찾았던 왕산, 그리고 할아버지와 아버지를 따라 조상들의 산소를 찾았던 왕산. 어릴 적 왕산은 지리산 천왕봉보다 높았으며, 호랑이와 늑대가 나오는 두려움의 산이었다. 그런데 지금은 고향을 더욱 사랑하게 하고, 향수를 꺼낼 수 있도록 도와준 산이다.

산에 오르면서 뒤를 돌아보면 그동안 걸어왔던 내 삶의 발자국들을 보게 된다. 그리고 앞을 보면 걸어가야 할 인생길이 보인다. 등산은 너무 빨리 걸어서도 안 되고, 너무 느리게 걸어서도 안 되는 인생길과 같다. 아프기 전에는 앞만 보며 쉬지 않고 달렸는데, 결국, 얻은 것은 암이었다.

이제는 더욱 즐겁고 행복하게, 그리고 사랑하며 살아야겠다는 생각이다. 인생이 길가의 소나무보다 짧다는 것을, 등산을 통해 알게 되었다.

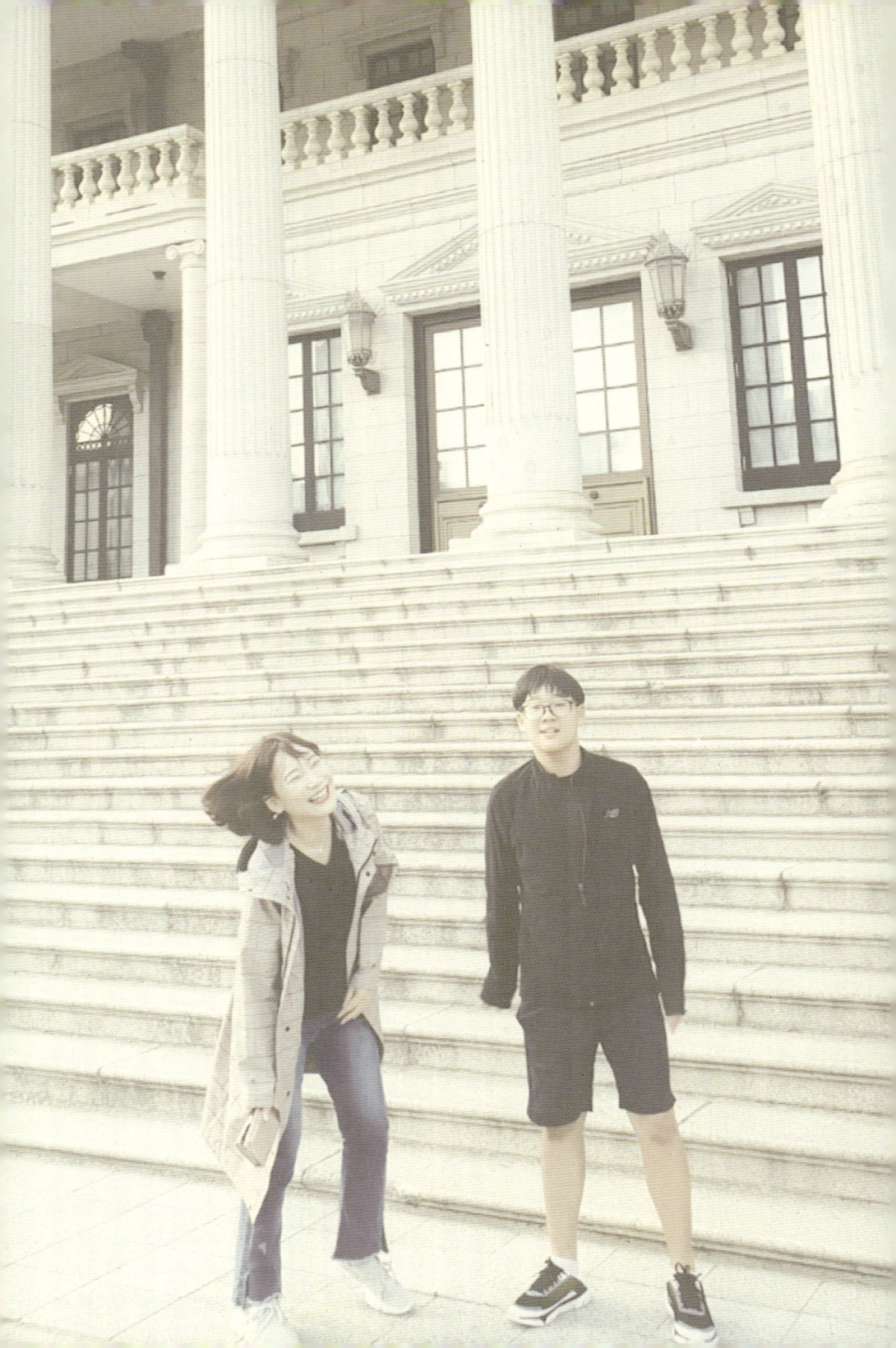

웃음요법과 요로법 이야기 5

웃으면 횡경막이 상하 운동하게 되고 자연스레 복식호흡을 하게 된다.
그 결과 혈액 순환을 촉진하여 뇌혈관 질환과 심혈관 질환 등
만병을 예방할 수 있다.

01. 웃음요법과의 만남
02. 기도소리 웃음소리
03. 웃음 속에 담긴 생(生)의 간절함
04. 요로법과의 만남
05. 요로법의 역사와 그 효능
06. 나의 요로법 이야기

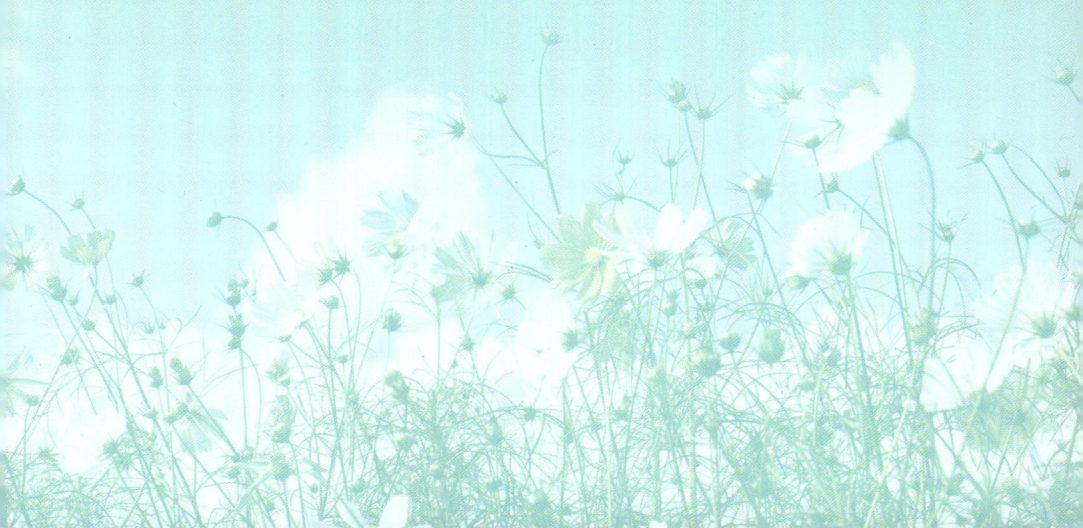

5

웃음요법과 요로법 이야기

01. 웃음요법과의 만남

2008년 1월에 암 수술을 받고, 3월부터 8월까지 총 열여덟 번 중 열일곱 번의 항암치료까지 받으면서 몸과 마음은 지칠 대로 지쳐있었다. 이렇게 지친 심신을 달래기 위해 무엇을 할까 고민하다가 등산을 시작하면서 희망의 끈을 하나씩 붙잡게 되었다. 그리고 산을 오를 때 스며들기 쉬운 지루함이라는 복병을 피하려고 등산용 라디오를 항상 지니고 다녔다. 오전에 등산할 때는 음악방송을 들었으며, 오후에 등산할 때는 최유라와 조영남 씨가 진행하는 〈MBC 지금은 라디오 시대〉를 즐겨 들었다. 특히 〈웃음이 묻어나는 편지 하나(둘)〉을 듣다 보면, 나도 모르게 시간이 흘러갔고, 입가에는 늘 웃음이 넘쳐났다. 때로는 아무도 없는 곳에서 큰 소리로 웃었다. 웃을 일이 없는 나를 이토록 유쾌한 웃음을 터트리게 한 것은 그 두 사람의 정감 어린 말투와 편지내용 때문이었다.

편지를 구성지게 읽어내려갈 때 글 내용이 사진을 찍듯 머릿속에 그려졌으며, 웃음이 저절로 터져 나왔다. 수술과 항암치료, 미래에 대한 불확실성으로 어둡기만 했던 내 얼굴이 웃음으로 서서히 녹아내리기 시작했다. 그래서 오후 4시만 되면 최유라와 조영남 씨의 목소리가 기다려지곤 했다.

오전에 산에 다녀오면, 오후에는 안방 흔들의자에 앉아 혼자 라디오를 듣다 보면 배꼽이 빠질 정도로 웃게 된다. 강호동 씨가 나오는 〈1박 2일〉 프로그램도 빠짐없이 시청했다. 눈과 귀를 잠시도 다른 곳에 두지 않고, 오직 그들의 이야기에 집중하면서 조그마한 웃음거리에도 지체하지 않고 큰소리로 웃었다. 옆에서 지켜보던 아내가 텔레비전을 쳐다보더니, 별 내용이 없는데도 웃는 나를 보고 이상하다는 듯이 바라볼 때도 있었다. 그렇게 웃음으로 인해 몸과 마음이 점점 치유되고 있었다. 밥맛이 돌아오고, 마음도 안정을 찾게 되었다.

어느 날, 텔레비전에서 〈웃음 요가〉를 방영하고 있었다. 약 50여 명의 50대와 60대 남녀 앞에서 강사가 요가 방법에 관해 시범을 보이면, 모두가 시연하는 방식이었다. 나도 방송에서 하라는 대로, 그대로 따라 하기 시작했다. 기마자세로 서서, 혀를 앞으로 최대한 길게 내밀고 눈동자는 위로하니, 웃음이 저절로 나왔다. 다음은 거울 앞으로 가서 혀를 최대한 밖으로 내밀어 보았다. 그리고 눈동자를 위로 올렸더니, 금세 웃음이 나왔다. 강사가 여성 세 분을 앞으로 나오게 하여 세워놓고 웃게 하니, 큰소리로 웃기 시작했다. 웃음이 금세 전염이라도 된 듯 보고 있는 사람들도 박장대소했다. 웃음 요가를 한지 어느 정도 되었는지를 강사가 물었다. 한 사람은 3년, 또 한 사람은 15년 정도 됐다고 대답했다. 그들의 웃음은 웃음 요가 경력에 따라 차이가 있다는 것을 알게 되었다. 입에서 나오는 웃음소리와 뱃속 아주 깊은 곳으로부터 터져 나오는 웃음소리의 차이였다. 확실히 경험이 많은 분의 웃음은 복식호흡을 통한 웃음으로, 웃음의 깊이가 달랐다.

  인터뷰가 계속되었다. 몇 분을 대상으로 웃음 요가를 통해 달라진 나의 모습은 무엇인지에 대한 질문이 이어졌다. 70대 초반의 남성은 당뇨와 고혈압이 심하여 약을 꾸준히 먹어야 대외활동이 가능했었는데, 웃음 요가를 하면서 약을 먹지 않고 있으며, 당뇨와 고혈압도 모두 정상이라도 했다. 그리고 한 아주머니는 우울증이 심했었는데, 웃음요법으로 우울증이 깨끗하게 치유되었으며, 모든 일에 적극적이고 활동적인 사람이 되었다고 했다.

  이어 인도의 어느 해변에 사람들이 모여 있는 장면을 보여주었다. 저 멀리 수평선 너머로 서서히 해가 떠오르고 있었는데, 그들 모두가 해를 바라보면서 한없이 크게 웃기 시작하였다. 몸을 꼬며 웃는 사람, 눈 감고 웃는 사람, 혀를 앞으로 내밀고 웃는 사람 등 다양한 모습으로 웃고 있었다. 일출을 감상하며, 그 싱그러운 아침 햇살을 온몸으로 받으며 그렇게 웃음으로 하루를 시작하고 있었다. 그러한 모습을 보면서, 웃음 요가는 일상생활에서 받는 스트레스를 풀어주어 즐겁게 생활할 수 있게 할 뿐만 아니라, 우울증 외 여러 가지 병도 고칠 수 있다는 것을 알게 되었다. 웃음이 암도 치유할 수 있겠다는 확신이 들었다. 그 이후부터 내가 웃기 시작하였다. 조그마한 일에도 웃으면서 웃음 관련 책을 인터넷을 통해 사서 읽기 시작하였다.

노먼 커슨즈(Norman Cousins)의 《웃음의 치유력》을 읽고 웃음이 새로운 대체요법의 하나임을 깨닫게 되었다.

저자는 1964년 8월 해외여행을 마치고 집으로 돌아온 직후에, 몸에 미열이 있음을 느꼈다. 이렇게 아주 가벼운 몸살 기운으로 시작한 것이 1주일이 지나자 목, 팔, 손, 손가락, 다리도 움직일 수 없는 상태까지 이르게 되었다. 중증 콜라겐 질환(결합조직 이상 질환이라고 하기도 함)에 걸린 것이다. 모든 관절염과 류머티즘 질환도 이런 콜라겐 질환의 일종이라고 한다. '콜라겐(Collagen)'이란 조직과 조직을 이어주는 섬유질을 말하는데, 노먼 커슨즈의 몸은 여러 조직이 서로 연결되지 않고 제각각 떨어져 있다는 진단을 받은 것이다. 손발을 움직일 수 없기에 침대에 돌아누울 수도 없었으며, 온몸의 피부는 가는 결절이 나타나기도 했다. 증상이 악화됐을 때는 입조차 벌릴 수가 없었으며, 척수의 결합조직이 붕괴되는 '강직성 척추염'이라는 병을 하나 더 얻었다고 했다.

주치의인 히치그 박사에 의하면 그의 완치 가능성은 오백분의 일밖에 안 된다는 것이었다. 이것은 모든 전문의의 공통된 의견이었으며, 온몸에 콜라겐 질환 증상이 나타난 환자가 완치되는 예는 없었다고 말했다.

노먼 커슨즈는 의학으로 치유될 수 없음을 깨닫고, 자신의 삶을 뒤돌아봤다고 한다. 무엇이 문제인지를 파악하고, 그것을 정상적으로 돌려놓을 방법(생체 항상성)을 생각해냈다고 한다. 즉 자신의 내분비계 특히 부신의 완전한 기능 회복이 중증 관절염과 싸울 수 있는 조건임을 알게 된 것이다.

한스 젤리에(Hans Selye)의 저서 《생활의 스트레스(The Stress of Life)》에서 부신 피로가 욕구불만이나 억압된 분노와 같은 정서적인 긴장에서 비롯된다는 사실을 명쾌하게 제시하고 있다. 불쾌하고 부정적인 정서가 인체의 화학작용에 음성적으로 작용한다는 것이다. 그렇기에 통증은 자신이 마음먹기에 달렸다는 것이다.

노먼 커슨즈는 자신의 질병을 이겨내기 위해 히치그 박사와 끊임없이 대화도 하였지만, 다만 의사는 조언자의 역할을 할 뿐이었다. 그 누구도 자기보다 자신이 앓고 있는 병을 잘 아는 사람이 없다면서, 강한 삶의 의욕을 보여주었다. 무엇보다 중요한 것은 신념을 잃지 않는 것이라면서 퇴원 후 웃음을 만들어내는 방법에 관하여 많은 고민을 하였다. 척추와 팔다리 관절 마디마디가 불이 붙은 듯 아팠지만, 웃기 위해 웃을 수 있는 영화를 보았다. 그는 10분 동안 배를 잡고 웃으면, 적어도 2시간은 아픔을 느끼지 않고 잠을 잘 수 있다는 것을 깨달았다.

이 사실을 통해, 설령 눈앞이 캄캄할 정도로 절망적인 상황에 놓이

더라도 인간의 몸과 마음은 본래 갖추고 있는 모습만으로도 얼마든지 회생할 수 있는 자생능력이 있다는 것을 배웠다.

우리 몸 안에는 완벽한 약국이 있다고 하였다. 우리는 그 어떤 병이라도 치유할 수 있는 강력한 약을 스스로 가지고 있기에는 절망할 필요가 없다는 것이다. 그것은 바로 '웃음'이었다. 인간만이 몸 안에 특이한 장치가 있어서 자기 스스로 수리하고, 필요한 것을 충족하며, 살아갈 수 있다는 것이다. 인간 내부에 갖춰진 자생력이나 회복력이야말로 인간의 독자성을 나타내는 핵심이라는 것이다.

노먼 커슨즈의 〈웃음의 치유력〉을 꼼꼼하게 두 번이나 읽었다. 그리고 한참 동안 나 자신을 들여다보았다. 지금 내가 웃을 수 있는 상황인지, 어떻게 웃어야 할지를 생각하였다. 웃음이 쉽게 나오지 않았지만, 웃어야만 내가 살 수 있다고 생각하니, 가슴 한쪽에서 서서히 웃음이 올라오고 있었다.

책 속에서 그가 웃기 위해 행했던 것처럼, 나도 웃을 만한 것들을 찾아보았다. 그것은 〈개그콘서트〉, 〈웃찾사〉, 〈1박 2일〉, 〈세 바퀴〉 등으로 웃을 수 있는 프로그램을 골라 방송국과 그 시간대를 순서대로 메모해 나갔다. 1주일씩 기다려야만 볼 수 있는 프로그램이었지만, 그동안 했었던 것들을 볼 수 있도록 케이블TV를 설치하였다.

오전에는 〈개그콘서트〉, 〈웃찾사〉를 보며 신나게 웃었다. 어느 날은 배꼽이 빠질 정도로 웃었다. 오후에는 최유라와 조영남 씨의 〈지금은 라디오 시대〉를 들으면서 산에 올랐다.

이렇게 웃음요법에 대한 공부를 해나가면서 새로운 깨달음도 얻게 되었다. 성경 창세기 1장 27절에는 "하나님이 자기 형상 곧 하나님의 형상대로 사람을 창조하시되 남자와 여자를 창조하시고"라는 말씀이 있다. 하나님이 인간을 만드실 때, 자신의 형상대로 사람을 창조하셨다는 것은 우리에게 엄청난 능력과 권세를 주신 것이다. 그래서 28절에 땅을 정복하고, 바다와 물고기와 하늘의 새와 땅에 움직이는 모든 생물을 다스리라고 하셨다. 그리고 어떤 질병이 찾아와도 우리 몸속에 가장 완벽한 치유 약인 '웃음'을 언제든지 꺼내 사용할 수 있도록 하셨다. 그러고 보니 하나님이 인간을 만드실 때, 함께 넣어 주신 약을 제대로 활용하지 못하고 있었다.

유교 문화로 인해 웃음이 우리 생활에서 멀어지게 된 듯하다. 여자들의 웃음소리가 대문 밖을 나가면 경박하다는 소리를 들어야 했던 조선 시대를 거치면서 남을 의식하며 웃음도 참아야 하는 문화가 깊이 뿌리를 내렸던 것이다. 기쁘고 즐거운 일이 있어도 크게 웃지 못하고 입가로만 살짝 웃는 모습을 어른들을 통해 볼 수 있었다.

웃음은 돈과 시간을 들이지 않고 스스로 마음만 먹으면 꺼낼 수 있는 치료 약이다. 이제는 하나님께서 주신 소중한 치료 약을 우리 입에서, 마음에서, 머리에서 불러내야만 한다. 그래야 망가진 우리의 육신을 바로 세울 수 있을 것이다.

02. 기도소리 웃음소리

어느 여름날이었다. 평소처럼 아이들을 등교시키고 집으로 향하고 있었다. 뜨거운 열기로 인해 차 안에 에어컨을 켜지 않으면 가만히 앉아 있어도 등에 땀이 날 정도였다. 하지만, 에어컨 바람이 싫어 한여름에도 에어컨을 켜지 않고 차를 운행하였다. 그 대신 차 창문을 조금 열고 자연 바람을 쐬며 차를 운행했다. 어떤 때는 큰애와 약간의 말다툼이 있어 집으로 향하는 길에 화를 다스리기 위해 큰소리로 웃었다. 큰딸과의 잦은 마찰은 나에게 또 다른 스트레스가 되었다. 오전에 받은 스트레스는 등산을 통해 산에서 다 날려버리고 내려오며, 오후에 받는 스트레스는 차 안에서 큰소리로 웃거나 기도하면서 해결하였다. 차 안에서 이렇게 웃었다. "으하하하, 으하하하, 호호호호, 히히히히" 이렇게 수없이 반복적으로 웃었다. 등에는 땀이 흘렀다. 목이 쉴 정도로 웃었다.

한 번은 차 안에서 너무 웃다가 그만 내 차가 옆 차선으로 넘어가면서 부딪칠 뻔하였다. 순간에 벌어진 일이었다. 창문을 내리고 죄송하다는 말을 연거푸 하며, 과실을 모면한 적도 있었다. 살기 위해 웃었던 것이 오히려 죽을 뻔했다니, 갓길에 차를 세우고 마음을 진정시켰다. 그리고 차 안에서 조용히 또 웃었다. 다시 웃을 수 있도록 허락하신 하나님께 감사했다. 그 뒤부터 차를 운전하며 웃을 때는 조심하면서 웃었다. 눈물이 날 정도로 웃는 것보다 안전 운행이 더 중요했기에 많은 신경을 쓰면서 웃었다. 차가 신호등에 걸리면 웃음을 참고 기도하였다.

차 안에서 조용한 목소리로 "하나님 아버지, 오늘도 웃음을 주셔서 감사합니다. 비록 이 웃음이 웃겨서 웃는 것은 아니지만, 웃음 그 자체로 제 몸에 면역력을 높여주실 것을 믿고 웃습니다. 부정적인 마음이 떠나가고 오직 즐겁고 행복한 마음을 갖게 해주시옵소서. 예수님의 이름으로 기도합니다." 이렇게 기도를 드리다 보면 어느새 신호등이 녹색으로 바뀐다. 그리고 다시 차가 어느 정도 속도를 내기 시작하면 또다시 웃기 시작했다.

차 안에서의 웃음은 나에게 또 다른 삶의 습관을 만들어 놓았다.

어느 날은 너무 더워서 에어컨을 켰다. 시간이 좀 지나자 시원해져서 에어컨을 끄고, 오른쪽 창문을 열고 달리는 중에 웃기 시작하였다. 차가 신호등에 걸려 멈추었지만, 웃음은 그치지 않고 계속해서 웃게 되었다. 같이 멈추어 섰던 택시 기사가 나를 쳐다보고 있었다. 그래도 아랑곳하지 않고, 큰소리로 마음껏 소리 지르며 웃었다. "으하하하, 으히히히, 헤헤헤헤, 호호호호, 히히히히, 허허허허" 신호등이 바뀔 때까지 크게 웃었다. 그 택시 기사는 내가 미친 사람이라고 생각하였을 것이다.

웃음은 자신을 내려놓아야만 가능하다는 생각이 들었다. 남을 의식하면 절대로 웃음이 나오지 않는다. 그래서 남들이 보기에 이상한 행동을 해서라도 웃음을 끌어내려는 것이다. 그 웃음이 운동이 되고, 치유의 약이 된다고 생각할 때쯤이면 웃음은 삶의 중심에 서게 된다. 자신을 내려놓고 내면의 힘을 배꼽에 묶어두고 힘차게 웃다 보면, 몸에서 열기가 올라오게 된다. 가짜 웃음도 나중에는 진짜 웃음이 되어, 건강을 회복시켜준다.

그렇지만 무작정 큰 소리로 웃기도 그리 쉽지만은 않았다. 처음에는 웃는 내 입모습을 보는 것도 이상했으며, 웃음소리는 들리지 않게 입가에 미소를 띨 정도로만 약하게 웃었다. 손거울을 준비하고 보면서 웃어보기도 하고, 혀를 내밀어 웃어보기도 하였다. 그렇게 시작한 웃음이 지금은 어디서나 큰소리로 힘있게 웃고 있으니, 마음을 어떻게 하고 얼마나 노력하는가에 따라 웃을 수 있고 울 수도 있으며, 생명도 쉽게 떠나지 못한다는 것을 알게 되었다.

임마누엘 칸트(Immanuel Kant)는 《순수이성비판》에서 "큰 소리로 웃는 것은 육체의 대사를 촉진하여 몸을 건강하게 한다."라고 하였다.

웃음은 몸속의 위, 폐 등 오장육부를 흔들고, 마음을 깨끗하게 하고 긍정적인 모습으로 변화시켜주며, 결국 이러한 일련의 과정이 몸을 건강하게 만들어 준다는 것이다. 웃는다는 것은 질병을 극복하겠다는 강한 의지를 나타내는 것이라고 한다. 웃다 보면 어두운 마음이 밝고 건강하게 변화되면서 치유가 시작된다. 반대로 잘 웃지 않으면 마음이 불안해지며, 신경과민과 우울증 등이 찾아와 병을 키울 수 있다.

한 달에 한 번, 시골에 가서 열흘에서 보름 정도 보내고 다시 집으로 돌아왔다. 가끔 아들을 데리고 시골에 내려갔는데, 아들에게 말하기를 "그냥 웃으면 재미가 없으니, 큰 트럭이 오면 '으하하하' 웃고, 버스가 오면 '으헤헤헤' 웃자."라고 하였다. 둘이서 이런저런 이야기를 하다가 커다란 트럭이 나타나면 아들이 먼저 "트럭이다" 하며 "으하하하" 웃었다. 그다음은 고속도를 달리는 중에 버스 여러 대가 길게 줄을 지어 지나가고 있었다. 아마도 학생들을 태우고 수학여행을 다녀오는 듯하였다. 우리 둘은 버스가 다 지나갈 때까지 큰소리로 "으헤헤헤 으헤헤헤 으헤헤헤 으헤헤헤 으헤헤헤……." 웃었다.

이렇게 웃다 보니, 웃음이 웃기고 재미있어서 진짜 웃음이 되고 말았다. 아들은 너무 많이 웃어서 배가 고프다고 하였다. 시골로 가는 길은 즐겁고 항상 웃음이 가득한 시간이었다. 혼자서 갈 때는 약간 지겨웠지만, 아들과 함께하는 시간은 웃음이 넘쳐났다. 대수술로 인한 통증을 제거하기 위해 사용되는 모르핀보다 100~300배나 강한 진통작용이 있는 엔도르핀도 많이 생기는 시간이었다. 언제나 시골 가는 길은 아들과 좋은 추억을 만드는 시간이었다.

특별히 시골에서 아들과 함께하는 시간은 항상 재미나는 시간이었다. 강을 따라 걸으면 아들은 자전거를 타고 나를 뒤따랐다. 강가에 서서 아들과 함께 큰소리로 웃고 다시 길을 따라 걸었다. 산을 넘어가는 해를 볼 때는 아들의 얼굴이 발갛게 물들고 있었다. 어느덧 내 눈가에는 촉촉이 눈물이 흐르고 있었다. 아들과 함께하는 이 소중한 시간을 마음속 깊이 간직하며 감사했다. 살아있음에 감사하고, 고향에서 아들과 함께 웃고 운동할 수 있다는 것에 감사했다.

어느새 아들은 옆에서 잠을 잔다. 그렇게 온종일 나와 함께 산을 오르고, 자전거를 타고, 웃으면서 바쁘게 하루를 지내다 보니, 피곤해 눕

기만 하면 잠이 쉽게 들었다. 코를 골며 자는 아들의 얼굴을 보는, 내 입가에 행복한 웃음이 가득 번졌다. 아들 손을 잡고 감사 기도를 드리며 잠을 청했다. 이러한 시간이 하루하루 쌓이면서 점차 건강해지고 있었다. 내일은 어떤 일들이 일어날지 모르지만, 내일 일은 지금 내게 오지 않았으니, 오늘 지금 이 시간을 정말 신나고 즐겁게 보내는 것이 중요했다. 밤하늘의 수많은 별들이 방 안으로 찾아들었다. 반짝이는 별을 보니, 고향이 더욱 따스하게 느껴져, 부모님께 더욱 감사했다.

내가 암과의 기나긴 싸움에서 이길 수 있었던 힘 가운데 하나는 온 가족이 하나의 팀을 이뤄 움직였기 때문이다. 아들이 옆에서 많이 웃겨 주었으며, 어머니와 아내는 좋은 음식을 많이 만들어 주었다. 그리고 동서들은 시간 날 때마다 등산을 함께 했다.

시골에서 대구로 돌아오면 아들 방에서 먼저 잠을 청했다. 아내와 아들은 10시나 11시 정도가 되어야 잠을 청하기 때문에, 서로 자는 시간이 맞지 않았다. 아들이 초등학교에 입학하면서 그리고 내가 업무에 복귀하면서 아들과 함께 자는 시간이 점점 늘어갔다. 잠자리에 들기 전에 우리 둘은 큰소리로 웃기 시작했다.
"으하하하, 으헤헤헤, 호호호호, 히히히히" 등에서 열이 날 정도로 웃었다. 그리고 둘이 무릎을 꿇고, 하루 감사 기도를 드렸다.
그렇게 방에서 아들과 웃는 시간이 점점 늘어나면서 좋은 추억도 많이 만들었다.

아버지가 아들에게 줄 수 있는 선물 중 가장 좋은 것은 아버지의 기도 소리와 웃음소리라고 생각한다. 앞으로 아들에게 어려운 일이 닥치면 아버지에게서 배운 감사 기도와 웃음으로 살아갔으면 하는 바람이다. 그동안의 훈련 때문인지 아들은 웃을 때 큰소리로 웃었으며, 조그마한 웃음 보따리에도 크고 길게 웃었다. 그런 아들을 볼 때마다 나도 따라 웃었다. 거의 매일 아들과 함께 잠자리에 들기 전에 방바닥에 이불을 깔고 천장을 보며 힘차게 큰소리로 웃었다. 그 소리가 방문 틈 사이로 새어나갈 때는 아내와 딸아이가 시끄럽다고도 했다. 그러면 아들과 이불 속으로 들어가 여전히 큰소리로 웃었다. 웃음으로 하루를 마무리하면서 하나님께 감사 기도를 드렸다.

윌리엄 제임스(William james)는 이렇게 말했다.

"우리는 행복하기 때문에 웃는 것이 아니고, 웃기 때문에 행복하다."

03. 웃음 속에 담긴 생(生)의 간절함

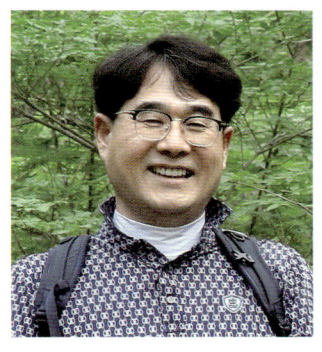

산을 오르면서 두 가지를 하였다. 하나는 기도였으며, 다른 하나는 웃는 것이었다. 기도는 마음으로 할 수 있었지만, 웃음은 속으로 웃을 수가 없어 공간적으로 제약을 받았다. 한번은 산에서 내려오는 길에 아무도 없는 줄 알고 큰소리로 웃었다. 그런데 산속에서 누군가 나를 쳐다보고 있었다. 숲속에 앉아 휴식을 취하고 있는 등산객이 있으리라곤 미처 생각하지 못하고 등산로만 바라보며 사람이 없다고 생각해서 웃었던 것이다. 생각지도 않은 곳에서 사람이 나타났으니, 정말이지 숨고 싶을 정도로 민망했다. 그 사람도 나를 물끄러미 쳐다만 보고 있었다. 나 역시 민망한 마음에 뒤도 돌아보지 않고 도망치듯이 내려왔었다. 진짜 웃는다는 것이 쉽지 않다는 생각이 들었다.

다른 사람을 의식하지 않고 맘대로 웃을 수 있다면 얼마나 좋을까? 하지만, 나 혼자만 사는 것이 아니다. 산도 나 혼자만의 산이 아니라 다른 등산객들도 많은데, 그렇게 큰소리로 웃는 것은 분명 잘못되었다는 생각이 들었다. 그러나 그런 생각은 잠깐뿐이고 틈만 있으면 또 웃어대곤 했다. 저 멀리 누군가 걸어오면 작은 소리로 웃다가, 가까이 다가오면 미소만 지었다. 그리고 때로는 맘속으로도 웃어보았다. 왜냐하면,

몸속에서 엔도르핀을 뿜어내기 위해 틈만 나면 웃어야 했기 때문이다. 처음 웃는 것이 힘들지, 자꾸 웃으니 이제는 웃겠다는 생각만 해도 웃음이 자연스럽게 흘러나왔다.

2010년 2월, 날씨가 몹시 추웠지만, 쉼터 환우들은 차가운 밤공기를 마다하지 않고 아랫마을까지 저녁 운동을 하기 위해 걸었다. 바람은 불지 않았지만, 겨울의 차가운 공기는 여전히 우리를 추위 속으로 몰고 있었다. 환우들은 털모자와 목도리를 하고 겹겹이 옷을 껴입었다. 쉼터 원장님과 귀옥 아주머니도 함께 운동하기 위해 손전등을 챙겨 들고 나왔다. 밤하늘에는 수많은 별들이 보였다. 겨울밤에 보는 별들이 더 밝고 더 많다는 것을 쉼터에서 알았다. 십여 명이 모여 출발하니, 시골에서는 대군이 움직이는 것 같았다.

우리의 움직임을 알았는지 동네 개들이 짖기 시작하였다. 조용했던 시골 동네가 갑자기 시끄러워졌다. 손전등을 들고 원장님이 앞장섰으며, 귀옥 아주머니와 환우들이 뒤따라갔다. 우리 일행은 무엇인가 신나는 일을 하러 가는 것처럼 누구 하나 아프다는 소리 없이 즐겁고 기쁜 마음으로 웃으면서 아랫마을로 향했다. 원장님과 귀옥 아주머니는 복음송을 부르며 내려갔다.
"나의 등 뒤에서 나를 도우시는 주, 매일처럼 주저앉고 싶을 때 나를 밀어주시네"를 신나게 부르며 내려갔다. 이 노래가 지금도 귓가에 맴도는 것이 간혹 등산할 때 나도 모르게 복음송을 흥얼거리며 오르고 있었다. 우리는 큰 도로를 기점으로 다시 쉼터를 향해 올라갔다. 배내골 교회의 십자가에 불이 밝게 켜져 있었으며, 그 입구에는 아주 작은 백열전구가 교회임을 밝히고 있었다. 주중에는 거의 교인이 없지만, 그래도 목사님과 사모님께서 새벽마다 기도를 드리며 교회를 살리려는 모습이 잔잔한 감동을 주었다. 이윽고 우리는 쉼터에 도착해 별들이 쏟아지는 밤하늘을 올려다보며 감탄을 연발하였다.

이제 취침 시간이 되어 각자의 방으로 향하는 환우들을 불러 세웠다. 잠시나마 몸을 풀고 들어가자고 제안했다. 이어 나를 따라 스트레칭을 하자고 했다. 목과, 허리를 돌리고, 손목과 발목을 돌리는 등 몇 가지 스트레칭을 함께 하였다. 그리고 나를 따라 큰소리로 외치라고 하였다. "일소일소(一笑一少) 일노일노(一怒一老)"라고 큰소리로 외치니, 환우들도 "일소일소 일노일노"라고 외쳤다. 그 의미는 한 번 웃으면 한 번 젊어지고, 한 번 화를 내면 한 번 늙어지므로, 항상 긍정적인 생각과 웃는 얼굴로 살라는 것이다. 아프고 힘들지만 그래도 어두운 것보다 밝고 긍정적인 생각이 우리의 병마를 잊고 견딜 수 있으며, 이러한 날들이 쌓이면 죽음에서 우리가 벗어날 것이라고 이야기하였다. 그리고 나를 따라 웃으라고 하였다. 최대한 크고 길게 웃어보자고 했다.

"으하하하, 으헤헤헤, 으히히히, 하하하하, 호호호호, 히히히히" 다들 큰소리로 웃었다. 차가운 밤바람이 코끝을 스쳐 지나갔다. 너무 크게 웃어서 눈에서 살짝 눈물이 나왔다. 그 눈물이 차가운 밤공기와 만나면서 얼음처럼 차갑게 느껴졌다. 우리는 단 몇 분을 웃었지만, 모든 고통을 날려 보내려고 악을 쓰며 웃고 또 웃었다. 그동안 암으로 웃을 일이 없었던 시간이었지만, 오늘만큼은 그리고 앞으로 웃어야 할 이유가 환우들에게 생긴 밤이었다. 큰일을 한 밤이었다. 곧 활활 타오를 희망의 불씨 하나를 우리 마음속에 집어넣은 것이다. 누가 먼저라 할 것 없이 우리는 서로 손을 부여잡았다. 그리고 팔을 하늘 높이 올리면서 "파이팅"을 외치고 다 함께 박수를 쳤다. 그렇게 하루를 웃음으로 마무리하며, 각자 방으로 향했다. 걸어가는 환우들의 뒷모습은 아름다웠으며, 발걸음은 가볍게 느껴졌다. 내가 환우들을 위해 할 수 있는 일이 있다는 게 매우 감사했다.

쉼터에서 웃음 치료를 시작한 지, 열흘이 지났다. 밤마다 웃음소리가 끊이지 않았다. 저녁 식사 후 약간의 휴식시간이 지나면, 모이라는 말도 없었는데 한 분씩 밖으로 나오셨다. 털모자를 쓰고 목도리를 하고 두툼한 겨울 잠바로 차가운 겨울밤을 견디기 위해 중무장한 모습들이다. 어느 한 아주머니는 따뜻한 사랑방에서 텔레비전을 본다고 저녁 운동에 참여하지 않았다. 그러나 며칠 동안 밤하늘을 가르는 웃음소리에 그 아주머니도 신기하다는 듯 함께 밤 운동에 참여하였다. 그리고 큰소리로 웃었다.

"으하하하, 하하하하, 히히히히, 헤헤헤헤, 호호호호"하며 웃었다. 환우들의 웃는 목소리는 제각각이었지만, 밤하늘에 수놓은 무수한 별을 보며 자신의 소망을 담아 웃는 모습은 똑같았다. 어느 환우분은 쉰 목소리가 나왔지만 그래도 웃으려고 노력하였다. 그 쉰 목소리는 살고 싶어 하는 간절함의 목소리였다. 우리 중에는 강한 항암제로 인하여 머리카락이 한 올도 없는 환우도 있었다. 그 환우도 살기 위해 힘껏 웃었다. 웃음소리가 너무 커서 밤하늘의 별들이 깜짝 놀라 우수수 떨어질 듯하였다. 서로의 얼굴을 알아보기에는 어두운 밤이었기에, 자신의 초라한 모습이 드러나지 않을 거라는 생각에 오로지 건강만을 위해 힘껏 소리내어 웃는 것 같았다.

밝은 대낮에 숨겨놓은 웃음을 이토록 맘껏 쏟아낼 수 있다는 것은 캄캄한 밤이 있었기에 가능했다. 나이가 많고 적음을 떠나 사람에게 주어진 생명은 누구에게나 소중한 것이다. 70세를 사셨던, 40세를 사셨던, 그것은 숫자에 불과한 것이라 느껴졌다. 40대, 50대, 60대, 70대가 지금 캄캄한 밤에 한곳에 모여 살기 위해 웃고 있었다. 혼자가 아닌 함께 웃을 수 있어 감사했고, 함께 웃으니 더 크게 길게 웃을 수 있어 감사했다. 쉼터에서 웃었던 열흘 동안의 웃음이 차 안에서, 산에서, 방에서도 웃을 수 있는 습관으로 이어졌다. 웃음에 대한 자신감이 생겼다.

아픈 기억들을 던져버리고 희망을 가져다준 웃음에 지금도 감사하게 생각한다. 처음에는 부끄러워하며 웃지 못했던 아주머니도 기억난다. 사랑방에서 혼자 텔레비전을 보다가 며칠 뒤에 나와 눈물까지 흘리며 웃었던 아주머니도 기억난다. 우리들의 웃음소리에 밖으로 나와, 손가락을 자신의 귀에 대고 빙글빙글 돌리며 우리를 미친 사람처럼 이상하게 보셨던 원장님 남편이신 할아버지도 생각난다. 쉼터에서 웃었던 그 경험이 지금까지 이어져, 힘들 때 웃음으로 이겨내고 있다.

2012년 12월 말, 은행으로 출근을 했다. 설렘으로 출근한 은행은 그동안 보지 못했던 동료들을 볼 수 있다는 기쁨과 혹시 모를 스트레스로 병을 더 키우는 것은 아닐까 하는 불안감이 공존했다.

    첫 출근길인데, 길가에 많은 눈이 덮여있었다. 발목까지 닿을 정도로 눈이 쌓여서 차로 출근하는 것은 불가능했으며, 집에서 한참을 걸어나와 택시를 타고 출근했다. 하늘에는 언제 또 눈이 올지 모를 정도로 시꺼먼 구름이 가득했지만, 출근할 수 있다는 것만으로도 감사했다. 새로 발령을 받은 부서로 가서 인사를 하였다. 오랜만에 만난 동료들과 악수하며 하루를 시작했다. 은행에서 일하면서 내 몸을 건강하게 유지할 방법에 무엇이 있을지를 생각해 보았다.

    먼저 차 안에서 웃는 웃음은 그대로 하기로 하였다. 출퇴근할 때 10여 분 정도 걸리는데, 이때 웃음과 기도로 시간을 보내기로 하였다. 매일 같이 차 안에서 웃었다. 아이들을 등교시킬 때는 아이들과 함께 "오늘도 파이팅, 오늘도 행복한 하루, 감사한 하루 보내자."라고 하면 아이들도 그렇게 따라 했다. 그리고 차 안에서 큰소리로 "으하하하" 웃었다. 물론 웃는 것은 아들과 나 둘만 웃었다.

    은행으로 가는 길에는 기도와 웃음이 함께하였다. 아무리 힘들고 피곤해도 출근길에 통성기도로 나를 내려놓고 감사함으로 하루를 시작하였다. 차 안에서 큰소리로 웃다 보면 온몸에 열이 났으며, 소화가 빨리 되는 것을 느꼈다. 웃음이 주는 여러 가지 효능 중에서 몸을 따뜻하게 해준다는 것은 이미 알고 있었지만, 소화력도 좋아진다는 것은 출근하면서부터 알게 되었다.

　출근 후 몇 가지 원칙을 세웠다. 첫째는 장시간 앉아 근무하는 부서이기 때문에 다리와 허리에 부담이 오는 만큼, 오전과 오후에 각각 두 번씩 옥상에서 운동하는 것이며, 두 번째는 업무 중 직원들과의 대화는 건강과 관련된 이야기와 웃을 수 있는 이야기만을 하는 것이며, 세 번째는 식사는 건강 관련 식사만 할 계획을 세웠다. 그래서 점심을 먹을 때 직접 차를 몰고 사무실에서 거리가 10여 분 정도 떨어진 식당으로 향했다. 그곳에는 다양한 유기농 음식들이 있었으며, 그곳에서 든든히 밥을 먹고 출발할 때 차 안에서 5분 정도 신나게 웃었다. 그 5분은 나에게 오전의 스트레스를 날려 보내는 소중한 시간이었다. 그리고 그 웃음은 점심때 먹었던 음식들을 쉽게 소화하는 데 도움을 주었다. 그렇게 5분을 웃고 나면 머리가 맑아졌으며, 소화는 더욱 잘되었다.

　그리고 옥상에서 쉴 때는 손동작으로 줄넘기를 하였다. 오전에 천 번, 오후에 천 번 정도 하였다. 줄넘기가 힘들면 배꼽 밑을 두 손으로 힘차게 치거나, 하늘을 보며 웃기도 하였다. 간혹 직원들이 담배를 피우러 올라올 때는 이러한 운동과 웃음을 멈추고 간단한 운동으로 마무리하였다. 출근 후에도 웃음을 잃지 않으려고 노력하였다.
　나만의 웃음 요법으로 심신을 달랬고, 스트레스로부터 멀어지려고 노력하였다. 나의 건강은 오직 나에게 달려있다는 것을 누구보다도 뼈저리게 겪었기 때문이다.

04. 요로법과의 만남

    암을 극복하려는 마음이 생긴 것은 입맛이 돌아오고 집 근처 무학산에 오르기 시작할 무렵부터였다. 그때 암에 관한 책을 닥치는 대로 사서 읽으면서, 암 극복에 도움이 되는 내용이면 밑줄을 긋거나 공책에 적어 두고 읽었다. 인터넷 검색이나 책을 통해 암이 무엇인지, 암을 이겨낸 사람들의 특성이나 치료법을 알아내기 위해 많은 자료와 정보를 찾았았다. 그때 만난 치료법이 요로법이다. 처음에는 자신의 오줌을 마신다는 것이 이상했고 말이 안 된다고 생각하였다. 요로법 동호회가 있을 정도로 널리 알려져 있었지만, 요로법에 대해 들은 적이 없었기에, 신기하고 호기심을 갖기에 충분하였다. 이런저런 기사를 접하면서 내 머리는 혼란스러웠지만, 요로법은 생명을 살리는 치료법이라는 긍정적인 생각을 점차 하게 되었다. 그래서 연구하여 그 효능을 알아야 할 것 같았다. 이 치료법이 암을 이길 수 있는 특별한 방법이 될 것 같았다.

    요로법에 대한 궁금증으로 가만히 앉아 있을 수 없었다. 조금이라도 빨리 그 궁금증을 해소하고자 아내에게 졸라서 세 권의 책을 구입했다. 시중에는 그 세 권이 가장 많이 읽히거나 인용되는 책이라 생각되었다.
    제일 먼저 접한 책은 한형희 한의사님의 저서 《기적을 일으키는 오줌 요법》이다. 이 책을 읽고 또 읽었다. 요로법이 무엇인지, 요로법으로 치료되는 질병에는 어떤 것이 있는지, 국내·외의 요로법 관련 단체 등 상세히 기술되어 있었다.

가장 주목할 만한 내용 중 하나는 자신의 오줌을 마셔 치유되는 질병이 암, 당뇨병, 고혈압, 신장병, 심장병 등 사람에게 일어나는 질병 대부분이라는 사실이었다. 오줌이 질병을 치유하고 예방한다는 것에 놀라지 않을 수 없었다. 그런데도 나는 반신반의 하였다.
　두 번째로 접한 책이 김용태 약사님의 저서 《당뇨·암·비만을 고친 사람들》이다. 요로법의 역사와 오줌의 주요 성분, 오줌으로 치료되는 질병 등이 기술되어 있었다. 앞서 읽은 한형희 한의사님의 책에 쓰여 있던 오줌에 관한 이야기와 비슷하였다.

　두 권의 책을 읽고 인터넷에 올라와 있는 요로법의 다양한 경험과 효능을 인쇄하여 읽고 또 읽었다. 이후 요로법에 대한 강한 믿음이 생기기 시작하였다.
　결정적으로 오줌을 마시도록 확신을 준 책은 강국희 교수님의 저서 《알고 보니 생명수》이다. 요로법의 역사적 배경, 왜 요로법인가? 교수님의 요로법 이야기, 요로법의 효능 등 다양한 내용을 가장 체계적이고 이해하기 쉽게 기술하고 있었다. 특히 요로법의 효능으로 병을 이겨낸 사람들의 이야기를 사례로 담고 있었다.
　앞의 두 권의 책은 요로법을 시작하고 어느 정도 익숙해져 있는 사람에게 자신감을 준다면, 강국희 교수님의 책은 요로법을 이제 막 시작하려는 사람, 관심이 있는 사람들에게 '요로법을 반드시 해야만 한다. 그래서 병을 고치고 예방도 할 수 있다.'라는 확신과 용기를 주는 것 같았다.

내가 수술 후 암에 대한 불안감, 그것도 두 개의 암을 극복하는데 힘들고 지쳤으며 미래의 불확실성에 휩싸여 있을 때, 요로법 관련 책을 읽으면서 용기를 얻고 암을 극복할 수 있겠다는 확신이 들었다. 그래서 항암치료를 받으면서 요로법을 시작하였다. 물론 항암치료를 받고 이틀 후에 요로법을 하였다. 쉽게 말하자면 꾸준히 오줌을 마셨다.

항상 내 마음속에는 "구하라, 찾아라, 두드리라."는 성경 말씀이 있었다. 그 해답은 멀리 있는 것이 아니라 내 안에 있었다. 돈과 시간을 들일 필요 없이, 아침에 일어나면 유리잔을 들고 한잔의 오줌을 마셨다.

이렇게 나는 요로법을 만났다. 지금, 이 책을 읽는 사람 중에는 불결하다는 생각을 하는 이도 있을 것이다. 그러나 분명한 것은 옛날이나 지금이나 변함없이 '오줌은 생명수'라는 사실이다. 사고와 질병 속에서 기적은 있게 마련이다. 그 기적중에는 하나님께 기도한 응답도 있고, 생명수인 오줌을 마시면서 소중한 생명을 되찾은 사례들도 있었다. 바로 내가 요로법을 믿고, 실천하여 이렇게 소중한 생명을 되찾아 힘차게 살아가고 있다. 암뿐만 아니라 현대의학으로 치료가 어려운 질병이 있다면, 공기, 햇볕, 음식, 웃음, 요로법으로 치료를 시작해본다면 다시 건강을 회복할 수 있을 것이다.

부모님과 아내, 그리고 아이들을 생각하면 못할 것이 없었다. 오줌을 마시고 내 생명을 지켜내야만 했었다. 앞으로도 이 생명을 지킬 수 있는 일이라면 무엇이든지 할 수 있다. 부모님이 아들의 암을 치료하기 위해 2월 그 추운 날, 눈과 바람과 추위와 싸우면서 암에 좋다는 '겨우살이'를 찾아 덕유산 무주구천동 온 골짜기를 돌아다녔다는 이야기를 듣고 억장이 무너졌었다. 요로법을 쉽게 시작하고 즐길 수 있었던 것도 부모님의 그 헌신 때문이었다. 자신의 건강을 지키고 병을 예방하고 치료를 위해 도움이 된다면 요로법을 권하고 싶다.

암을 극복하기 위한 요로법을 소개했던 세 권의 책 속에 실린 요로법의 역사, 요로법의 효능 등을 간략히 소개했다. 인터넷 또는 핸드폰으로 '요로법'을 검색하면 요로법의 효능과 방법 등 다양한 경험담이 과거부터 현재까지 수없이 올라와 있다. 이제 요로법은 숨겨진 비법이 아닌 누구나 아는 치료법이 되었다. 세 분은 요로법을 대중화시킨 분들로, 내가 요로법을 알게 되고, 요로법을 실천하여 소중한 생명을 지킬 수 있도록 도와주셨다. 매우 감사하다.

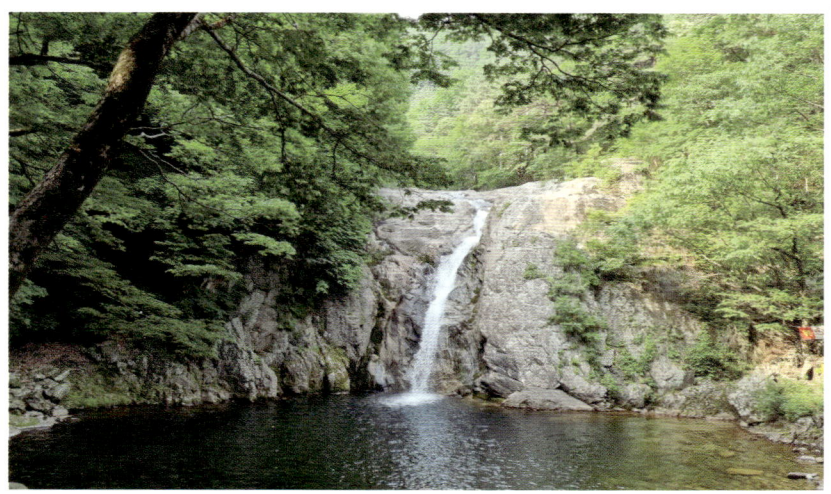

경남 함양 용추계곡 용추폭포
(깊은 계곡의 아름다움으로 인해 진리삼매경에 빠졌던 곳이라 하여 '심진동'이라 불렸다.)

05. 요로법의 역사와 그 효능

암을 이겨내고자 찾았던 여러 치료법 중, 가장 쉽고 간편하게 접근할 수 있는 것이 '요로법'이었다. 병을 치료하는데 오줌이 '생명수'라는 사실을 믿고 도전해 보았다.

김용태 약사님의 저서《당뇨 · 암 · 비만을 고친 사람들》에 기술한 요로법의 역사를 요약하면 다음과 같다.

오늘날까지 2,000년 이상 거름, 세제, 약용 등으로 오줌이 널리 사용되어 왔으며, 과학이 발전하기 이전에는 주로 영적인 수도자들의 경험을 바탕으로 전해져 왔었다. 그런데 최근에는 의학계, 연예계, 스포츠계, 정치계, 산업계, 문화계 등의 저명한 인사들이 자신들의 경험을 바탕으로 요로법의 효능을 알린 결과, 요로법 동호회가 생길 정도로 더욱 대중화되고 있다.

요로법은 3세기에 서진의 진수가 편찬한《정사 삼국지》의 '위지편'에 오줌의 다양한 활용이 기록되어 있다.

동북아시아의 여러 민족은 집안에 오줌통을 마련해 두고, 오줌으로 세수하고 빨래를 했다고 한다. 고대 로마인들도 오줌으로 세탁했기 때문에, 세탁소는 공중화장실을 겸했다고 한다. 아일랜드인들도 털 제조품의 색깔을 견고하게 하려고 오줌을 매염제로 사용했는데, 중미대륙의 인디언들이 이 처리법을 가장 많이 활용했다고 한다. 시베리아인들도 오줌으로 가죽을 단단하게 만들었고, 에스키모인들은 피부를 단단하게 만들기 위해 오줌을 모아 사용했다고 한다. 1917년경 영국과 프랑스 등지에서는 부인들의 손을 오줌으로 씻어야 부드러워진다는 이야기가 널리 퍼져있었고, 고대 아프리카에서는 우유 그릇을 오줌으로 씻는 풍습이 있었다고 한다. 고대 스페인에서는 오줌으로 이를 닦으면 이가 튼튼해진다고 하여 오줌을 사용했다고 한다.

왜 이렇게 오줌이 전 세계적으로 널리 이용되었을까? 인터넷도 없는 시대였는데, 오줌이 몸에 좋다는 정보를 어떻게 알았을까? 그것도 고대에 전 세계적으로 오줌이 빨래, 목욕 및 세수, 그리고 치약으로 사용되었다는 것이 신기할 따름이다.

중국은 역사가 길어 오줌에 관한 다양한 사례도 많다. 그 중, 송나라 범엽이 편찬한 《후한서》에 나오는 이야기인데, 오줌이 강장제로 탁월한 효과가 있다는 것이다.

조조가 감시에게 "정력에 좋은 묘약이 없겠느냐?"라고 묻자, 감시는 오줌의 효능에 관해 설명했는데, 조조는 반신반의하여 이를 시행하지 않았으나, 그의 셋째 아들 조식은 그 효능을 믿고 실천한 결과, 정력이 왕성해져서 그의 주변에는 많은 여성이 늘 있었다고 한다.

다음은 조선 시대 이야기다. 허준이 지은 《동의보감》 '탕액편'에 오줌에 관한 이야기가 있는데, 오줌이 뇌출혈에 효과가 있으며, 정력제로 사용된다는 것이다. 또 조선 중기의 실학자 이수광이 지은 《지봉유설》

'식물편'에 오줌은 기침, 폐, 심장질환에 속효가 있고, 치료가 어려운 병에 걸린 사람이 40년 동안 자기 오줌을 마셨더니, 용모가 젊어지고 병이 없어졌다는 이야기도 있다고 한다. 그리고 자신의 오줌을 마시는 것을 '윤회주'라고 한다는 기록도 있다는 것이다.

놀라운 사례들이다. 나 역시 5년 정도 오줌을 아침마다 한 잔씩 마셨다. 그 효능으로 피부가 부드러워졌고 머리카락은 새까맣게 변했다. 은행에 취직할 당시만 해도 염색해야 하는 반백의 머리였다. 염색을 매달 했으므로, 아내는 결혼할 때 내 머리가 전부 검은 줄 알았다고 한다. 암 수술과 항암치료의 고통을 이겨내고자 시작한 요로법이 암을 이겨내게 하고, 머리카락까지 검게 변화시켰다.

오줌은 최고의 치료약이었다. 오줌을 마시면서 그 효능을 더욱 확신할 수 있었던 것은 고기 한 점, 멸치 한 마리 먹지 않았는데도 8시간 이상 산행할 수 있었다는 것이다. 내가 전문가는 아니므로 과학적으로 증명할 수는 없지만, 세 권의 책 속에 나오는 여러 사례 중, 오줌을 오랫동안 마시면 '피곤하지 않다'라는 오줌의 효능을 내가 실제 경험하였다.

최근 들어 요로법에 대해 관심을 두는 사람들이 많아졌지만, 이렇게 세계적으로 활성화된 지는 그리 오래되지 않았다고 한다.
일본에서 요로법을 맨 처음 소개한 사람은 카메라맨 미야마쯔 씨였다고 한다. 그는 캐나다의 인디언 마을에서 취재하던 중에 심한 허리통증을 겪었는데, 인디언으로부터 요로법을 배워 1개월쯤 실천한 뒤, 통증이 말끔히 사라지는 효과를 보았다고 했다. 특히 일본에서 요로법을 대중화한 사람은 나까오료이찌 내과의원 원장으로, 그는 2차 대전 때 군의관으로 있으면서 요로법으로 만성 임질 등의 각종 질병을 치료했다고 한다. 이 경험으로 요로법의 효능을 일본인들에게 설득력 있게 알리면서 요로법이 대중화했다고 한다. 사실 요로법에 대한 여러 정보를 검색하다 보면, 나까오 원장에 관한 이야기가 제일 많이 나온다. 요로법의 효능을 체계화시켜 전 세계에 알린 의사라고 할 수 있다.

인도의 전 수상이었던 모랄지 데사이(Morarji Desai) 씨도 오래전부터 요로법을 실천한 것으로 알려져 있다. 그는 한 컵의 오줌을 아침 식사로 할 만큼 신봉자였다고 한다. 그는 처음 오줌과 마지막 오줌은 버리고 중간 것만 받아 마셨으며, 마시는 것에 그치지 않고, 오줌으로 눈을 씻고 몸 전체를 마사지한 결과, 나이에 맞지 않을 만큼 생기 있는 피부와 힘 있는 눈빛, 왕성한 기력을 지니게 되었다고 한다.

데사이 씨는 영국 출신 암스트롱(J. F. Armstrong)의 《생명수》라는 책을 통해 처음 요로법을 알게 되었다고 한다. 1977년 〈TIME〉지와의 회견에서는 "나는 아침마다 나 자신의 요를 마심으로써 내 건강을 지킨다."라고 하여 세상 사람들을 놀라게 한 적이 있었다. 그는 정력적으로 일하며 건강하게 일생을 보내다 99세에 생을 마감하였다고 한다.

오줌이 '생명수'라고 하며 책으로도 출간한 영국의 자연요법가였던 암스트롱은 각종 병을 앓던 중 우연히 성경에서 "네 샘에서 나오는 물을 마시라."라는 구절을 접하고 요로법을 실천해 보기로 하여 수십 일 만에 병이 완치됐다고 한다. 이후로 그는 1925년에서 1944년 동안 암 및 폐결핵 등으로 고생하는 4만 명의 환자들을 치료했다고 한다.

암스트롱이 자신의 오줌으로 병을 고친 것처럼 오줌은 질병 예방, 건강 증진, 원기회복, 노화 억제뿐만 아니라 만성질환 및 암, 각종 불치병에 이르기까지 그 치유 범위가 넓어, 요로법은 신이 우리에게 내린 '자가치유법'이라고 할 수 있다. 요로법은 과학적으로 연구하여 개발한 처방이 아니고 생명의 창조주에 의하여 준비된 '자가치유법'이었다.

한형희 한의사님의 《기적을 일으키는 오줌 요법》에 이런 내용이 있다. 첫 번째로 오줌은 인체에 해가 없다는 것이다. 요로법을 대중화시키는 데 앞장섰던 일본의 내과 전문의 나까오료이찌 원장과 외과 전문의 사노 원장은 요로법을 스스로 체험해보고 혈액 검사한 결과, 부정적 변화를 조금도 발견하지 못했다고 한다. 특히 사노 원장은 아내가 갑상선 암을 요로법으로 치유한 경험을 바탕으로, 암 환자들을 치료하여 일본뿐만 아니라 대만, 한국 등 아시아권에서 유명하다고 한다. 그리고 오줌 성분에는 요소, 요산, 크레아틴, 암모니아수, 마뇨산, 우로크롬 등이 있는데, 이러한 성분들은 각각 항산화 작용, 강장 작용, 항암작용 등 인체에 꼭 필요한 역할을 한다는 것이다. 그리고 오줌은 물이 90% 이상으로 가장 많고 그다음은 요소로, 이뇨 및 항균 작용을 증진시키는 성분이기에 인체에 조금도 해가 없다고 기술하고 있다.

　두 번째로 오줌은 실제로 깨끗하다고 한다. 즉 오줌은 대변과는 달리 노폐물이 아니라고 한다. 대변은 음식물에서 영양소가 빠진 찌꺼기로 세균에 의해 발효 분해된 노폐물이지만, 소변은 인체의 구석구석까지 다니면서 자신의 역할을 다한 혈액이 신장의 사구체에서 여과된 것으로서 균이 없는 매우 깨끗한 성분이라고 한다. 신장에 염증이 생긴 신우염 환자나 방광염 환자를 제외한 사람들의 오줌은 매우 깨끗하다고 생각하면 된다는 것이다. 설령 세균이 있다 하더라도 체내에서 배설한 오줌 한 컵에 들어있는 세균의 수는 극히 소량이므로, 마셨을 때 위장에서 위산에 의해 깨끗이 살균되기 때문에 인체에는 아무런 지장이 없다고 한다.

　세 번째로 양수도 사실은 오줌이라고 한다. 생명의 창조와 성장 과정에 필요한 3가지 요소가 있는데, 제1의 생명수인 양수, 제2의 생명수인 모유, 그리고 제3의 생명수인 오줌으로 구분된다고 한다. 인간은 누구나 어머니의 자궁 속에서 오줌을 마시면서 생명체를 유지해왔다는 것이다. 그러므로 오줌은 태아 적부터 마셔온 신성하고 몸에 알맞은 최상의 치유제이며 생명수라는 것이다.

　1995년 삼풍백화점의 붕괴로 장기간 매몰되었다가 극적으로 구출된 사람과 강원도 장성 탄광 붕괴로 매몰되었다가 구출된 사람의 경우, 자신의 오줌을 받아 마심으로써 살았다고 한다.

이처럼 오줌이 목숨을 지켜주는 생명수의 역할을 해낸 예는 이 외에도 세계적으로 무수히 많다.

네 번째로 오줌은 신체의 가장 정확한 정보원이라고 한다. 병원에서 건강검진 받을 때 혈액과 오줌을 채취했던 경험을 떠올려 보면 쉽게 알 수 있듯이, 신장에서 여과된 혈액 일부분인 오줌은 질병 체크를 할 때 정확한 정보를 준다는 것이다.

요로법의 역사와 그 효능에 관한 과학적 증거와 사례들을 이 지면에 모두 옮겨 적을 수 없지만, 세 권의 책 속에서 요로법이 우리 몸속의 각종 질병을 치유하거나 예방의 효과가 있다는 사실을 분명히 밝히고 있었다. 요로법을 만나 오줌을 직접 마셔본 사람으로서 나 또한 요로법의 효능을 직접 경험한 한 사례가 되었다.

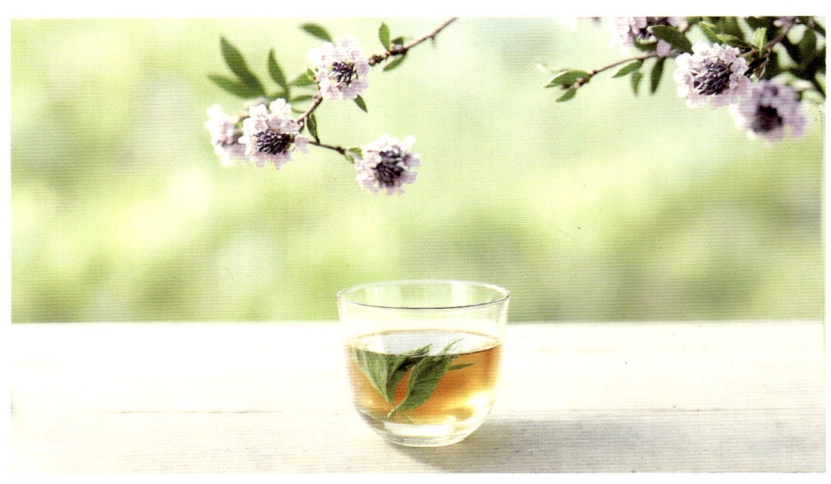

06. 나의 요로법 이야기

처음에는 오줌을 유리컵에 담아 냄새만 맡았다. 그러기를 며칠 동안 연습으로 시작해 연습으로 끝났다. 나의 소중한 생명을 지키기 위해서는 무엇이든지 하겠다고 생각했지만, 선뜻 오줌을 마시기는 쉽지 않았다. 하지만 결국엔 생각을 바꾸기 시작했다. 하나님이 주신 이 소중한 생명을 내 맘 내키는 대로 하면 안 된다고 생각했다.

암스트롱이 경험했던 그 은혜가 그대로 내게도 임할 것을 믿고, 난생처음으로 내 오줌을 마셨다. 따끈한 물이 입으로 들어와 목구멍을 타고 뱃속 깊이 들어갔다. 처음으로 맛보는 오줌 맛은 그 어떤 맛과 비교하여 표현하기 힘들 정도로 불쾌했었다. 하지만 내 목숨을 살리는 일이라면 기꺼이 그 불쾌한 맛에 적응하기 위해 노력해야만 했다. 부모님과 아내의 헌신적인 사랑을 생각한다면 오줌 마시는 것쯤이야 아무것도 아니라고 생각했다.

요로법 책을 읽다 보니, 불쾌한 맛을 지우기 위해 자신의 오줌에 얼음을 넣어 차갑게 하여 마시거나, 다른 음료와 함께 섞어서 마시는 사례가 있었다. 하지만 최대한 효능을 보기 위해서는 다른 것과 섞어서 마셔서는 안 된다고 생각하였다. 시간이 점점 지날수록 오줌을 마시는 것이 자연스러워졌다. 그리고 오줌 맛을 제대로 느끼면서 마실 정도로 시간이 지났다. 무엇인가 붙잡고 기댈 수만 있다면 무슨 일이든지 하겠다는 생각으로 요로법을 시작했다. 일종의 플라시보 효과라도 있기를 간절히 바라는 마음이었다. 이렇게 나 자신에게 최면을 걸면서 나를 이끌어 가고 있었다. 하나님을 믿게 된 과정도 믿음으로 편안함을 찾기 위해서였고, 플라시보 효과가 있기를 바라는 간절한 마음이 신앙으로까지 이어졌던 것이다.

하지만 시간이 지남에 따라 플라시보 효과가 아닌 실질적인 효능이 있다는 믿음이 생겼다. 그리고 요로법을 하면서 오줌 맛을 점점 감상하게 되었다. 한 모금씩 마시면서 오줌의 다양한 맛을 느껴보았는데, 전날 지나치게 운동하거나 피곤한 일이 있으면, 새벽의 오줌 맛은 쓴맛이었다. 사람이 너무 피곤해도 잠을 깊이 잘 수 없는데, 그 피곤함이 오줌 맛에 그대로 나타났다. 그런데 전날 저녁 과일을 많이 먹고 자면 향긋한 과일 맛이 났다. 특히 전날 물을 많이 마시고 자면 오줌 맛이 싱거웠다.

하루 전에 무엇을 먹었는지, 과로했는지 안 했는지를 그 뒷날 오줌을 통해 알 수 있었다. 짜게 음식을 섭취하면 짠맛이 났으며, 싱겁게 섭취하면 그냥 물처럼 느껴질 정도로 싱거웠다.

요로법을 하면서 꼭 지켰던 것은 항암치료를 받거나 경구용 암치료제를 먹었을 때는 마시지 않았다. 그래서 항암치료를 받고 나면 이틀이 지난 후에야 다시 요로법을 시작하였다. 항암치료를 받은 날에는 힘들어도 무학산에 올라 땀으로 항암제를 몸 밖으로 내보내고자 하였다. 물도 평소보다 더 많이 마셔 땀과 오줌으로 배출시키려 노력하였다.

이렇게 해서 차츰차츰 오줌 마시는 일이 점점 쉽고 편안해졌다. 물론 자신의 오줌으로 병을 고칠 수 있다는 분명한 믿음이 있을 때 가능한 일이다. 담도암과 간문맥암으로 수술과 항암치료, 경구용 항암제 복용 등 재발의 위험을 막기 위해 온갖 방법을 총동원해야 했으므로 무엇이든지 할 수밖에 없었다.

요로법을 하고 시간이 지나면서 오줌을 마시지 않으면 안 될 정도로 습관화되고 있었다. 그리고 요로법을 위해 몸에 안 좋은 음식을 멀리하게 되었다. 아침부터 저녁까지 야채와 과일 등을 먹었다. 저녁은 여전히 감자와 통밀빵, 몇 조각의 과일로 간단하게 먹었다. 이렇게 식이요법을 하면 아침에 마시는 오줌 맛이 싱겁게 느껴졌다. 제일 좋아하는 오줌 맛은 약간 짜게 느껴질 때의 맛으로, 한마디로 맛있었으며 맛의 여운이 오래갔다. 어느 정도 요로법이 익숙해지면서 저녁 식사로 고구마나 감자를 먹을 때 김치를 곁들여 먹으면 아침의 오줌 맛이 약간 짜게 되어 입맛에 맞았다.

오줌을 마시면서 눈으로 색상도 살펴보았다. 물처럼 맑으면 몸에 충분히 수분이 공급되고 있다는 의미이므로 물을 적게 마시고, 짙은 갈색에 가까운 색이면 물을 많이 마셨다. 오줌 맛이 지나치게 짜고 쓴 맛이면 혈액의 상태가 좋지 않은 것이며, 마시기 힘들 정도로 역겹다면 몸속에 그만큼 독소가 많다는 것이다. 몸 상태가 양호하면 오줌 맛도 부드럽고 마시기가 좋았다.

수술 후 1년이 지나 암이 재발할 조짐이 보여 CT 촬영과 피검사를 3개월 단위로 했다. 그 후 6개월이 지나 검사를 하니, 종양 표지자 수치가 조금 감소한 것 같았다. 그 이후에는 6개월 단위로 1년간 CT 촬영과 피검사를 하였다. 만 5년이 지난 후에는 CT 촬영과 피검사를 1년마다 하였다. 이렇게 암 수술 후 거의 10년 동안은 CT 촬영과 피검사를 받아야 하는 검사의 시간이었다. 검사를 받을 때와 검사 결과를 확인할 때는 도망가고 싶을 정도로 힘들고 괴로운 시간이었다.

요로법은 CT 촬영과 피검사를 받는 날에는 절대로 하지 않았다. 특히 CT 촬영 시 투여하는 약품 냄새가, 머리가 아플 정도로 독하다는 것을 안 후부터는 이틀 정도 요로법을 하지 않았다. 그리고 방사능도 많이 나오는 만큼, 신체에 여러 변화가 일어나는 것 같았다.

이른 아침부터 하는 피검사는 신경이 곤두서는 일이었다. 피를 뽑고 CT 촬영실로 들어가 네 컵 정도 물을 마시고 간호사가 손등의 핏줄을 찾아 주삿바늘로 찌른 후 주사약을 달아주면 잠시 기다렸다가 CT 촬영이 시작되었다. 이 당시 CT 촬영을 그만했으면 하는 바람이 간절했다. 만 7년이 지나 교수님께 이제는 방사능을 쏘이지 않았으면 한다고 말씀드렸지만, 1년에 한 번은 해야 하므로 별 무리가 없다고 하였다.

CT 촬영은 계속되었다. 검사를 마치면 몸은 늘 피곤하였다. 온몸에는 활성산소가 가득 찰 것 같아 특별식을 준비해 갔다. 포도즙에 키위, 배, 바나나, 블루베리 등을 넣고 믹서기로 갈아 통에 담아간 것을 CT

촬영이 끝나면 고구마와 함께 음료수처럼 마셨다. 그리고 집으로 돌아와 무학산으로 향했다. 몸속에 들어온 주사 약물을 몸 밖으로 빼내기 위해 산으로 올랐다. 산을 오르면서 우울한 기분을 모두 날려버리고, 따뜻한 햇볕을 쬐며 명상에 잠기다 보면 어느새 마음이 평안해졌다.

요료법을 처음 할 때는 조그마한 유리컵을 배낭 속에 넣고 다니다가 등산 도중 오줌이 마려우면 아무도 모르는 곳에 들어가 한 컵을 받아 마셨다. 등산하면서 받아 마신 오줌은 너무 짠맛이 났다. 몸속의 물이 땀으로 배출되면서 오줌으로 나오는 양이 그만큼 적어지니 짤 수밖에 없었다. 오줌의 색은 거의 진한 갈색이었으며, 양은 한 컵 정도가 다였다. 요료법을 할 때 처음과 나중에 나오는 것은 버리고, 중간에 나오는 것만을 받아 마셨다.

처음 요료법을 실시할 때는 거의 하루 대부분의 분량을 받아 마셨다. 등산할 때나 등산 후 집에 혼자 있을 때도 항상 요료법을 했다. 아이들 몰래 컵을 가져가 요료법을 하고 그 컵을 씻어 놓았다가 나만 이용했다.

그런데 어느 날, 그 컵이 오래되었다고 아내가 내버린 것이다. 그래서 할 수 없이 아이가 쓰는 컵을 사용한 적이 있었는데, 그 컵을 화장실에 두고 나온 일이 있었다. 둘째 아이는 왜 자기 컵이 화장실에 있느냐고 징징거리면서 그 컵을 사용하지 않았다. 그 후 둘째 아이의 컵이 요료법을 하는 전용 컵이 되었다. 이렇게 5년 동안 요료법을 하였으니, 꽤 오랜 기간 한 것이다.

물론 항암치료와 CT 촬영을 하고 난 뒤에는 여전히 요로법을 이틀 정도 하지 않았지만, 시중에서 파는 음식을 사 먹었을 때도, 저녁 늦게 배고파 아이들이 먹다 남은 과자 몇 개를 먹었을 때도 요로법을 하지 않았다. 한번은 과자를 먹고 한 적이 있었는데, 오줌 맛이 짜고 투박하다는 생각이 들어, 마시다가 버린 적이 있다. 점심을 준비하지 못하여 외식한다든지, 하루 일정으로 떠난 여행이 갑자기 하룻밤을 묵고 올 경우에도 요로법을 하지 않았다.

이러한 경험을 통해서 어느덧 나만의 요로법이 내 몸에 맞게 습득되어갔다. 오랜 시간이 지나면서 내 몸에 맞는 요로법이 탄생하게 된 것이다. 예전에는 산에서 숨어 마셨던 적도 있었지만, 지금은 내 몸이 어느 정도 안정을 찾아가고 있어 많은 양을 마시지는 않는다. 이른 새벽에 일어나 유리잔 한 컵 즉 200~300cc 정도를 마시는 것이 전부이다.

책에서 요로법을 하는 사람들을 보면 하루에 자신의 요를 거의 다 마시는 분도 있었는데, 나는 새벽에 일어나 한 컵 정도의 오줌을 마시는 것이 제일 좋은 것 같다.

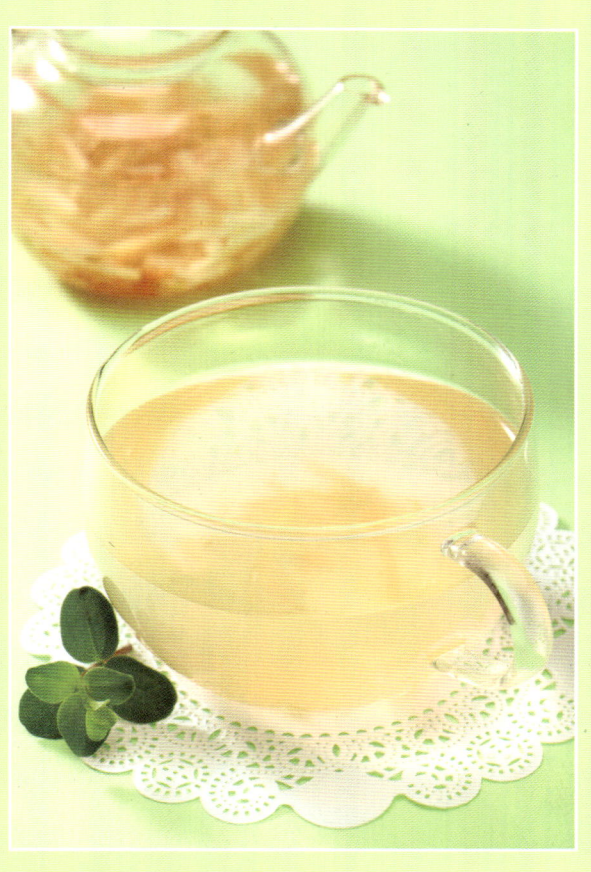

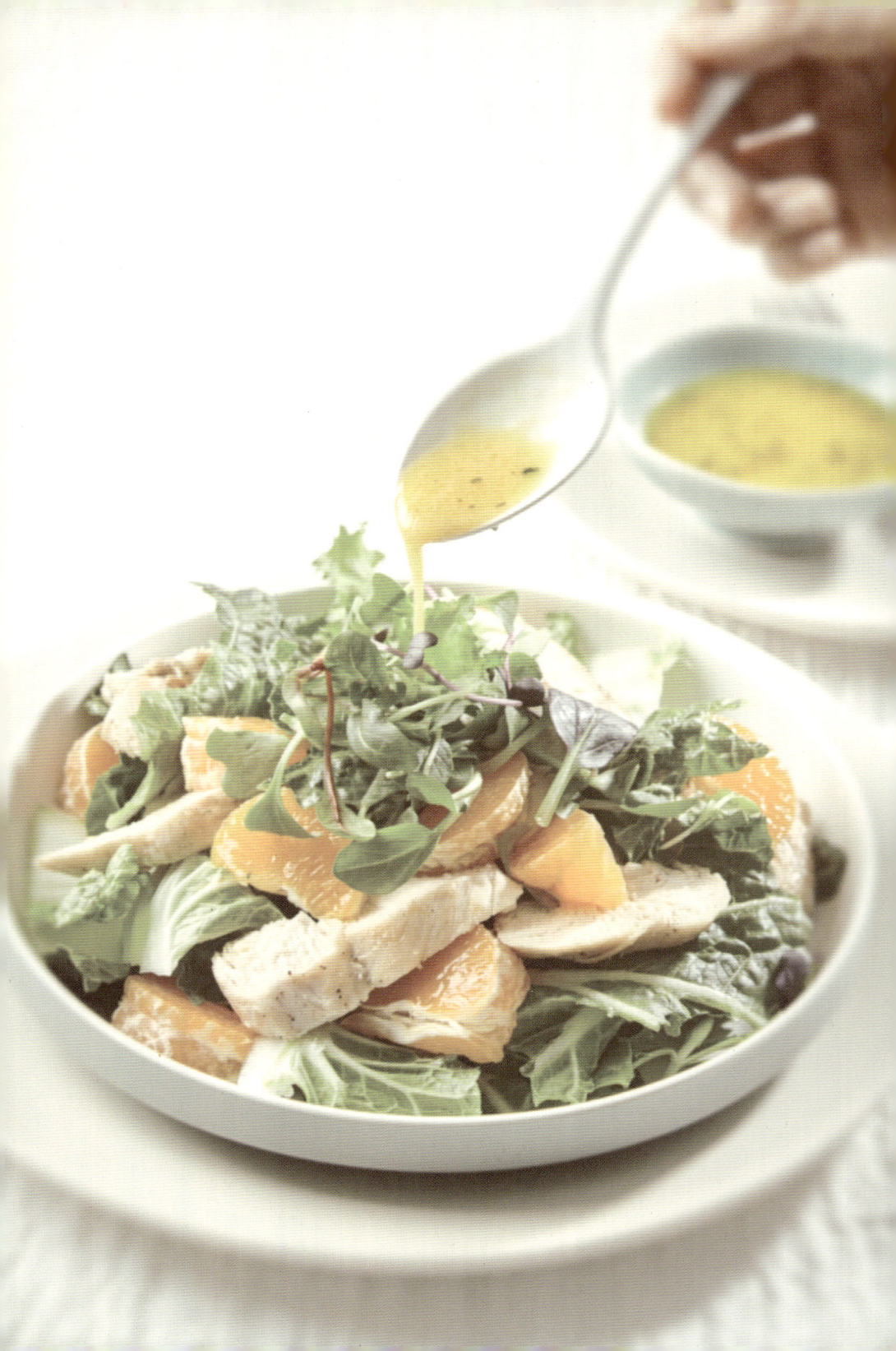

달라진 생활습관과 식생활 6

운명은 그 사람의 성격에 의해서 만들어진다.
그리고 성격은 그 사람의 일상생활의 습관에서 만들어진다.
그렇기에 오늘 하루 좋은 행동의 씨를 뿌려서
좋은 습관을 거두어 들이도록 하지 않으면 안 된다.
좋은 습관으로 성격을 다스린다면 그때부터 운명은 새로운 문을 열 것이다.

- 데커 -

01. 암을 부른 무절제한 생활
02. 건강을 회복시킨 식생활 습관
03. 아내가 만들어 준 건강식
04. 나를 살리신 어머니의 손길
05. 어머니는 위대하시다
06. 식생활 절제로 지켜낸 건강
07. 지친 몸과 마음을 달래준 차(茶)

6

달라진 생활습관과 식생활

01. 암을 부른 무절제한 생활

암은 일반적으로 누구나 걸릴 수 있지만 그렇다고 누구나 쉽게 걸리는 병은 아니다. 암이 실제로 발병되기까지는 오랜 시간이 필요하기 때문이다. 아무리 걸리고 싶어도 걸리지 않는 게 암이라고 할 정도로, 암은 여러 가지 조건이 맞아떨어져야 발생한다는 것이다.

암 발병률은 3명 중 1명으로, 암 진단을 받을 확률은 30%에 이른다. 꽤 높은 비율을 차지하는 질병으로, 사실 매우 흔한 병이라고 할 수 있다. 이제는 암이 일반적인 질병처럼 느껴질 정도이다.

왜 암에 걸리는가? 언제부터인지는 정확히 알 수 없지만, 암을 부르는 생활습관이 우리의 삶 가운데 자리 잡았다. 옛날에는 암 보다는 흑사

병, 홍역, 등이 인류의 생명을 앗아가는 큰 질병들이었다. 그런데 오늘날에는 암으로 죽어가는 사람들이 많다. 듣기만 해도 무서운 질병으로, 현대에서는 난치병으로 불리고 있다. 의학계에서는 암을 치료하기 위한 다양한 의료기술이 발전하였지만, 몇몇 암은 여전히 치료약이 개발되지 못하고 있다. 그래서인지 최근에는 암을 극복하고 치료하는 방법들로 수술과 항암 및 방사선치료만 하는 것이 아니라, 자연으로 돌아가 자신의 몸과 마음을 다스리고, 자연 속에서 치료하는 대체요법을 찾는 사람이 늘고 있다.

나도 암이란 병을 잘 몰랐었다. 동료직원들의 부모님 상으로 조문갔을 때, 간암, 폐암으로 돌아가셨다는 이야기는 들어봤었다. 그때는 그분들이 연세가 있으셔서 돌아가신 줄로만 알았다. 대개 그분들의 연세는 대부분 70대 후반이었다. 암 진단을 받았을 때 내가 40대였으므로, 그분들은 복 받았다는 생각이 들었었다. 그때는 안 되셨다는 생각이 들었지만, 지금 내 나이를 생각하면 그분들이 오히려 부럽게만 느껴졌다. 그런데 암을 극복하고 보니, 70대 후반도 긴 인생은 아니었다.

마라톤을 좋아해서 마라톤 동호회에서 항상 활동했었던 한 아주머니가 있었다. 그분이 어느 날 피곤해 병원에 가보니, 폐암이라는 진단을 받았다. 자신이 왜 폐암에 걸려야 하는지를 의사에게 화를 내며 따졌다고 한다. 그 의사는 아무 말 없이 아주머니의 화풀이를 듣고만 있었다고 한다. 암 선고를 받았다는 것은, 곧 죽음이라고 생각할 테니, 의사는 그 아주머니의 하소연을 들을 수밖에 없었을 것이다. 아주머니는 고기를 즐겨 찾지도 않았으며, 술과 담배도 하지 않았다고 한다.

어느 날 텔레비전에서 폐암에 관해 방영해주는 것을 시청했다. 가정주부가 폐암에 걸리는 이유 중 하나가 밀폐된 공간에서 요리할 때 발생하는 일산화탄소와 산화된 기름 냄새가 폐로 들어가 폐암에 걸린다고 하였다. 그 방송에 출연한 의사들은 하나같이 부엌에서 요리할 때는 창문을 열어두라고 했다. 음식을 만들 때는 물론이고, 마친 후에도 20여 분간 모든 창문을 열어두면 몸에 해로운 각종 물질이 집 밖으로 빠져나간다는 것이다.

마라톤을 좋아해 그 누구보다도 건강하다고 생각했던 아주머니에게 찾아온 폐암은 내 머리를 쉽게 떠나지 않았다. 그것은 한마디로 충격이었다. 흔히 암은 술과 담배와 잘못된 식생활로 인해 발생하는 것으로 생각했지만, 아주머니의 폐암은 그렇지 않았다.

내가 살아왔던 흔적들을 찾아 거슬러 올라가 보았다. 그래야만 암에 걸린 원인을 찾고 극복도 할 수 있겠다는 생각이 들어서이다.

생각해 보니, 몸 관리에서 절제하지 않았던 때가 두 번이나 있었다. 한 번은 통풍을 불러온 시기와 또 한 번은 노동조합 생활을 하면서 술과 담배, 스트레스에 빠져 살았던 시기였다. 이 두 번의 시기에 몸속에는 암이 자라게 되었던 것 같았다.

통풍이 발생한 시기는 2002년 무렵이었다. 처음 은행에 입사하면서 접한 것이 술이었다. 직장생활의 즐거움은 술로 시작하는 것이었으며, 술자리 마지막까지 남아서 어깨동무하고 형님, 동생으로 부르는 자리였다. 즉 사람 사는 냄새를 맡을 수 있는 은행 고참들과의 술자리였다.

처음 은행 생활할 때는 졸병이라서 술을 절제하며 마셨다. 그런데 나도 서서히 고참이 되면서 술과 접하는 시간이 많아졌다. 그 시기는 아마도 은행 금융경제연구소가 IMF의 여파로 해체되면서 지점으로 인사 이동하게 된 무렵으로, 새로운 업무에 대한 스트레스를 풀기 위한 술자리를 자주 가졌던 시기였다.

하루가 멀다 하고 먹고 마신 맥주와 튀김 통닭은 내 몸의 절제력을 파괴했으며, 결국 통풍이라는 난치병을 얻게 되었다. 운동 부족은 물론, 통풍의 원인이 되는 맥주와 닭튀김을 매일 먹었었다. 맥주와 닭튀김은 서로 상극으로, 피를 혼탁하게 만들었다. 그 결과, 각종 질병의 원인 제공을 하는 병인 통풍에 걸린 것이다. 피가 맑지 않으면 세포의 생성이 원활하지 못하고 세포의 본래 기능도 상실해 돌연변이를 일으키는 무서운 질병이었다.

암을 유발하게 된 원인이 통풍에서 시작되었다고 생각한다.

또 한 번은 오랜 노동조합 생활에 따른 것이었다. 이때가 가장 큰 원인이었으며, 무절제의 시기였다. 그때는 술과 담배, 스트레스가 일상이었다. 일하면서 찾아오는 피로감을 해결하기는커녕 오히려 피로가 더 쌓이게 하는 생활을 했었다. 점심때 술과 담배, 저녁에도 술과 담배, 주말에도 골프와 함께 술과 담배로 마무리를 했었다.

 이러한 시간이 만 5년 동안 이어졌으니, 몸이 온전히 제 기능을 발휘할 수 없는 것이 당연했다. 그 시절 왜 그리도 바보스럽고 무지한 생활을 했었는지 모르겠다. 술, 담배를 하면서도 가장 자극적인 음식만 찾았다. 맵고 짠 음식이어야만 술을 넘길 수 있었다. 그리고 독한 담배를 연거푸 피우기 위해서도 역시 자극적인 음식이 필요했었다. 이러한 생활들이 결국, 몸속에 암을 자라게 한 행동들이 되었다.

 그리고 한여름이 되면 몸을 추스르기 위해 사무실 건너편, 옛날 조흥은행 본점 뒤편에 '서울집'을 찾아 개 수육과 보신탕을 먹었다. 물론 개 수육과 함께 소주 한 병을 마시고 보신탕까지 한 그릇 비우고 나왔다. 어느 날은 그 옆 '하동옥'에서 쇠고기 국밥을 먹었다. 때로는 인사동 뒷골목에 들러 각종 전을 시켜 밥을 먹거나 막걸릿집을 찾아 '솔 막걸리'를 먹었다. 강남대로 어디 즈음에서 마산아구찜을 먹거나 논현동 골목에서 돼지고기를 구워서 먹었다. 그렇게 즐겨 먹었던 고기와 술들은 이제 내 곁에 없다. 담배 중에서는 유독 '에세'만을 즐겨 피웠는데, 이제는 그렇게 좋아했던 '에세'도 내 곁에 없다. 이러한 모든 것이 지금은 추억이 되었지만, 암을 가져다준 것들이었다.

 서울에서의 생활은 참으로 즐거움이 많았다. 모든 것이 새로운 세상처럼 느껴졌다. 대학 다닐 때 얼마나 가고 싶어 했던 서울인가!

서울 아가씨들의 목소리만 들어도 마음이 설레였었다. 꽤 활기차고 즐거운 생활이었지만, 노동조합의 무절제한 생활은 결국 암을 부르고 말았다. 잘 마시지도 못하는 술을 그렇게 마시고 다녔으며, 잘 피우지도 못하는 담배를 하루에 많게는 네 갑을 피웠으니, 암이란 암은 내 몸속에 다 생겼어야 할 정도로 무절제한 생활이었다.

비록 예후가 좋지 않으며, 생존율 역시 낮은 담도암과 간문맥암이었지만, 두 개의 암만이 발생했다는 것에 감사했다. 이제는 세상에서 방황하면서 행했던 못된 일들을 뒤로하고 하나님 곁으로 돌아오라는 뜻으로 생각하게 되었다. 사실 내가 먹고 마셨던 것들을 생각해 보면 간암, 폐암, 대장암, 위암, 췌장암 등 각종 암이 생겨야 정상이었지만, 담도와 간문맥에 생긴 두 개의 종양으로 그쳤으니 이제는 그런 무절제한 생활은 하지 말라는 하나님의 뜻인 것 같았다.

이렇게 서울에서 생활할 때 술에 취해 숙소에 돌아가면 이러다가 암에 걸리는 것은 아닐까? 하고 문득문득 생각이 들었었다. 술을 마시고 담배를 피우는 순간은 걱정은 없었지만, 숙소로 돌아와 정신을 차리고 나면 또다시 암 걱정을 하고 있었다.

결국, 2007년 12월 말 '담도암'이라는 암 선고를 받게 되었다.

그동안 절제하지 못한 생활에 대해 후회하고 눈물로 기도를 해보았지만, 내 몸이 옛날로 돌아갈 수 없다는 사실에 참담함을 느꼈다. 특히 노조위원장을 하겠다는 꿈, 정치를 해보겠다는 꿈, 멋진 남편이 되고 듬직한 아빠가 되며 효도하는 아들이 되겠다는 꿈들은 모두 사라지고, 빈 껍데기이고 병에 걸린 몸뚱이만 남았다는 사실에 소나무를 부여잡고 한참을 서럽게 울었다. 모든 것이 한순간에 무너지는 것을 겪어야만 했다. 다른 질병도 많은데 하필이면 왜 암에 걸린 것일까? 나에게 왜 무서운 질병을 주셨을까? 원망하고 또 원망을 해보았지만, 달라지는 것은 아무것도 없었다.

모든 것을 내려놓아야만 했다. 이 병을 이길 수 있는 유일한 길은 그동안의 생활습관을 모두 버려야만 극복할 수 있다는 답을 찾아냈다.

다음은 W. 피트가 말한 건강 관련 명언 일부이다.

"건강의 고마움은 앓아 보아야 절실히 느낀다.
늘 명랑한 마음, 긍정적인 생각, 절제하는 생활을 유지하도록 하자."

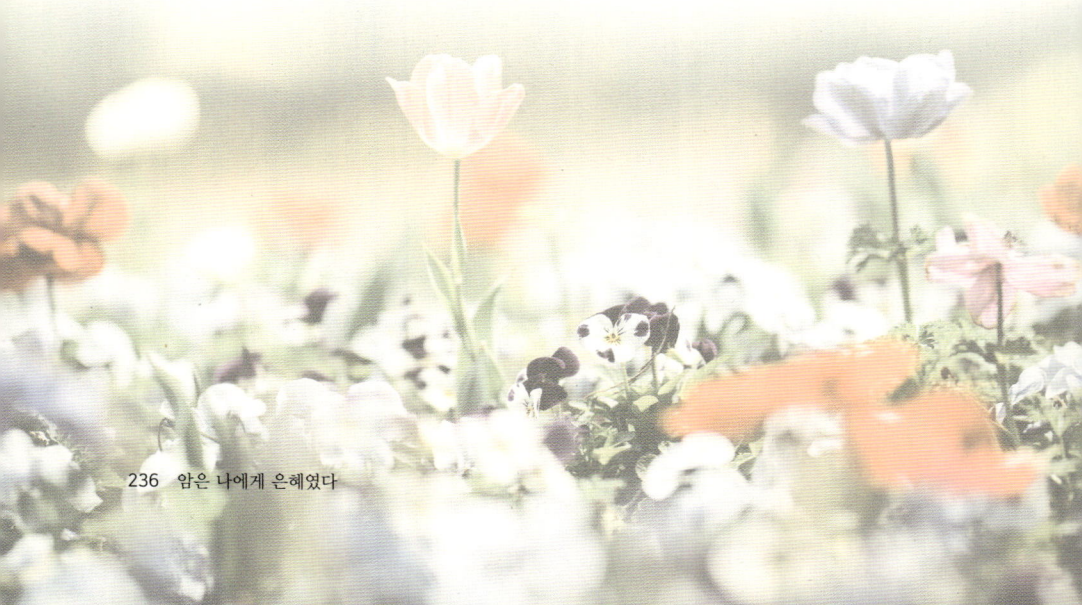

02. 건강을 회복시킨 식생활 습관

행복 중 최고의 행복은 먹는 즐거움이 아닐까 생각한다. 자신이 먹고 싶었던 음식을 마음껏 먹고 즐기는 것을 삶의 궁극적인 목표로 삼고 살아가는 사람들도 많다. 나 역시 건강했을 때는 먹고 마시고 잠자는 것이 인생 최고의 기쁨이고 즐거움이었다. 요즘은 여러 동호회 중에 다양한 음식을 먹는 동호회가 있는가 하면, 나라별 음식동우회도 있을 정도로 음식을 즐겨 찾는 시대에 살고 있다. 이처럼, 먹고 싶은 것을 마음껏 먹을 수 있다는 것은 매우 행복한 삶인 것이다.

하지만, 암 진단을 받고 가치관이 달라졌다. 마음대로 먹고 마시는 일은 자신을 구렁텅이에 몰아넣는 일이었다. 암을 극복한 사람으로서 아무 음식이나 입으로 가져갈 수는 없었다. 음식으로 병을 불렀듯이 음식으로 분명 암을 극복할 수 있겠다는 생각이 들었다.

결국, 암을 극복하고 어느 정도 시간이 지났을 때, 주변 사람들이 나에게 다양한 음식들을 제공해도 내가 정해놓은 선을 넘지 않으려고 완강하게 거절하였다. 가족과 친구들은 이제 어느 정도 건강해졌으니, 고기와 맥주 한두 잔 정도는 먹어도 괜찮지 않냐며 권하곤 한다. 이러한 권유를 받을 때마다 상대방의 호의에 거절하여 미안한 생각은 들었지만, 거절할 수밖에 없는 내 처지를 설명하곤 했다.

점점 시간이 지나면서 주변 사람들도 더 이상 술과 음식을 권하지 않게 되었다. 그렇게 술과 음식에 관한 유혹을 뿌리치면서 내 처지를 이해시키는데 많은 시간이 걸렸다.

내가 참석하는 여러 모임의 장소 대부분이 고깃집이나 횟집이었다. 대개 장소를 정할 때는 나 하나에 맞추기보다는 다수의 참석자들에게 맞추었기 때문에 모임에 참석해서는 보통 한쪽 구석에서 물만 마시기도 했었다. 그럴 때는 서글퍼지고 내가 왜 이 자리에 앉아 있어야 하는지 등 여러 생각이 들기도 했다. 그때마다 회원들은 미안했던지 아주 좋은 부위의 고기를 별도로 주문하는 등 최선을 다했지만, 이러한 배려에도 고기는 먹지 않았다. 고기를 구울 때 나는 냄새가 콧속으로 들어올 때는 고기 특유의 비릿한 냄새가 역겨워 마늘과 김치를 상추에 싸서 한가득 입에 넣고 고기 대신 입을 즐겁게 하였다.

그 이후에도 다양한 유혹들이 나를 괴롭혔지만, 내가 그었던 선을 넘지 않았다. 사람들이 독하다는 말을 할 정도로 절제하는 삶을 살았다. 살기 위해서는 어쩔 수 없는 일이었다. 이렇게 방어벽을 치면서 나를 위한 음식 전략을 세워나갔다. 물론 이러한 식생활습관이 자리를 잡기까지는 엄청난 결심과 노력이 필요했다.

퇴원하면서부터 먹었던 음식들, 그리고 항암치료를 받으면서 먹었던 음식들이 식생활습관으로 이어졌다. 또한, 쉼터에서의 생활은 나를 붙잡아 주었으며, 무엇보다도 식생활습관이 얼마나 중요한지를 가르쳐 주었다. 쉼터 원장님이 환우들에게 항상 하셨던 말씀이 있다.

"음식으로 못 고치면 약으로도 못 고친다."

이 말은 약으로 못 고치는 병을 음식으로 고칠 수 있다는 것이었다. 함께 생활했던 환우들이 쉼터에서 먹었던 음식을 기준으로 하여 집에 돌아가서도 그대로 만들어 먹었다는 이야기를 들었다.

경남 밀양 배내골에 있는 쉼터에서 생활하게 된 것은 2008년 항암치료를 끝내고 지칠 대로 지쳐있는 육신을 달래기 위해서였다. 쉼터는 오래전에 지은 양옥집을 암 환우들이 쉴 수 있도록 온돌방과 흙벽으로 고친 집이었다. 그 집 입구에 있는 향토 방을 내 방으로 삼아 당분간 거기서 살기로 하였다. 아침부터 저녁까지 원장님과 귀옥 아주머니가 해주신 음식으로 하루하루를 마음 편하게 생활하면서 대수술과 항암치료로 망가진 몸을 다시 정상으로 되돌리는 데 집중하였다.

내가 쉼터에 처음으로 도착했을 때는 점심시간이 지난 때였다. 쉼터에는 아무도 없어 조용하기만 하였다. 원장님은 쉼터에 누가 있으며, 운동은 어떻게 하며, 몇 가지 이야기를 들려주셨다. 그 외 특별한 이야기는 없었지만, 원장님의 친절한 태도에 감사했다.

이윽고 원장님이 지팡이를 들고 신작로가 있는 곳으로 내려가셨는데, 길 중간쯤에 진돗개 두 마리가 지나가는 사람들을 가만두지 않고 당장이라도 달려들어 물어뜯기라도 할 듯한 기세였다. 1년 동안 지내는데 그 개는 나만 보면 짖어댔다. 아무래도 내가 개와는 인연이 없는 듯하였다. 그 길을 따라 내려가다 보면 건너편에 초등학교 분교가 있었고, 오른쪽에는 아주 작은 교회가 있었다. 교회 옆에는 느티나무가 그늘을 만들어 주고 있었다. 모든 풍경이 아름답고 정답게 느껴졌다.

여전히 한여름에도 몸에 냉기가 돌아 햇볕으로 피부가 따갑기는 해도 땀은 나지 않는 이상한 체질로 바뀌어 있었다. 그늘에 잠시 앉았다가 양지바른 곳으로 이동하여 앉았다. 수술에 이어 수혈도 받고, 항암치료 등으로 내 몸에 여러 변화가 있었던 같다. 몸이 약해질 대로 약해져 있었으며, 체질 또한 바뀐 듯하였다. 한겨울에도 거뜬히 보냈던 나였는데, 한여름에도 땀이 나지 않는 체질이 된 것이다.

논에는 모가 잘 자라고 있었으며, 사과나무에는 조그마한 사과가 많이 달려 있었다. 다시 쉼터로 올라왔다. 오후 다섯 시 반쯤에 어렸을 적 학교에서 들었던 종소리가 울려 퍼졌다.

'땡땡 땡땡' 이게 무슨 소리인지 처음에는 몰랐다. 방에 누워있으니 귀옥 아주머니가 "대구에서 오신 사장님 저녁 드시라우요."라고 외쳤다. 북한 말씨였다. 조선족이라는 것을 금방 알 수 있었다. 쉼터에서 생활하는 동안 나를 가장 즐겁게 하고 웃게 한 아주머니였다.

나는 그 종소리가 식사를 위한 종소리임을 알게 되었다. 그 소리만 들리면 자동으로 식당으로 향했다. 어느 정도 시간이 지나서는 종소리가 들리기 전에 식당으로 향했다. 몇 달이 지나니 원장님이 나에게도 종을 칠 수 있는 권한까지 주셨다. 물론 딱 한 번 치고 그 후로는 치지 않았다.

식사는 나와 원장님과 원장님 남편, 그리고 귀옥 아주머니 이렇게 네 명이 앉아서 먹었다. 통밀 칼국수와 감자였다. 그리고 후식으로는 수박이었다. 반찬은 배추김치가 전부였다. 통밀 칼국수를 처음 먹었다. 집에서 수술 후 6개월 동안 밀가루 음식을 먹은 것은 통밀가루로 만든 부추전이 전부였다. 통밀 칼국수와 국물을 입에 넣으니, 그 맛이 너무도 좋았다. 칼국수에 들어있는 각종 버섯과 양파, 다진 마늘 등은 국수 맛을 더욱 풍성하게 하였다. 등에서 땀이 흘러내렸다. 그렇게 땀이 나지 않았던 내 몸에 땀이 흐르고 있었다. 따뜻한 한 그릇의 칼국수가 몸을 따뜻하게 만들어 주었다. 그리고 잘 구운 감자 하나를 받았다. 조약돌을 가스로 달궈 그 위에 감자를 올려놓고 구웠다고 했다. 햇감자라 맛이 더 좋았다. 호호 불며 감자 껍질을 벗기고 김치와 함께 입속에 넣으니, 잊고 지냈던 감자의 구수한 맛이 느껴졌다. 순간 살아있다는 것이 너무도 행복하고 감사하기만 하였다. 끝으로 수박을 먹었는데 매우 달았다. 모든 것이 만족스러웠다.

　　처음으로 먹은 통밀 칼국수, 구운 감자와 수박이 전부였지만, 내 몸에 땀을 흐르게 해준 것만 해도 잊지 못할 소중한 식사가 되었다.

경남 하동에서 오십 대 초반의 아주머니가 오셨다. 그분도 음식으로 암을 이겨보겠다는 생각으로, 하동 땅에서 밀양 땅 쉼터로 멀고도 먼 길을 찾아오셨다. 아주머니는 매일 같이 아침, 점심, 저녁에 나오는 각종 반찬을 메모하였다. 시간이 있을 때는 부엌으로 들어가 손수 만들기도 하였다. 그리고 만드는 과정 하나하나를 노트에 적었다. 한 달 정도 시간이 지나자 하동에서 아주머니를 데려가기 위해 점심시간 때를 맞춰 커다란 수박을 들고 남편이 찾아왔다. 그 아저씨는 인사하면서 원장님께 양해를 구하고 비디오 촬영을 하기 시작했다. 환우들은 점심 식사 중에 촬영하는 그 아저씨를 물끄러미 쳐다보았다. 그 아저씨는 우리의 시선은 아랑곳하지 않고 촬영에만 관심을 쏟았다. 원장님의 이야기도 담고, 부엌과 식당의 모습도 담았다. 우리가 먹고 마시는 모든 것을, 비디오에 담는 것 같았다. 그 아저씨는 우리에게, 식사 중인데 양해를 구하지 않고 촬영해서 죄송하다고 했다. 그리고 아내를 하동으로 데리고 가야 하는데, 거리가 너무 멀다 보니 다시 여기 쉼터에 올 수 없어서, 쉼터의 음식을 비롯하여 정보가 되는 모든 것을 비디오에 담아야 했다는 것이다. 하동으로 돌아가면 아내를 위해 음식을 비롯하여 모든 것을 쉼터와 비슷하게 해보겠다는 것이다.

아내에 대한 남편의 사랑과 관심이 얼마나 큰지를 알 수 있었다. 음식으로 암을 고쳐보겠다는 부부의 열정을 엿볼 수 있었다. 머무는 한 달 동안 그 아주머니는 쉼터에서 음식 만드는 법을 배웠으며, 손수 가꾼 채소로 반찬을 만들어 먹는 일이 우리 몸에 엄청난 효과를 가져다준다고 생각했다. 하동 어느 시골에서 쉼터와 비슷하게 텃밭을 가꾸며 오순도순 살아갈 부부의 모습을 상상하니 부럽기만 하였다.

내가 암을 극복하고 희망을 노래할 수 있었던 것은, 식생활을 바꾸면서였다. 식생활을 바꾸게 하여 암을 극복할 수 있도록 만든 세 사람이 있다. 어머니와 아내, 그리고 쉼터의 원장님이다. 이 세 분의 올바른 판단과 방향 제시로 지금까지 건강을 지키며 살 수 있었다.

안타깝게도 쉼터 원장님은 2014년 2월 급성 심장마비로 소천하셨다. 해마다 명절과 어버이날이 되면 전화를 드렸었다. 2014년 어버이날을 며칠 앞두고 전화를 드렸더니, 큰아들로부터 돌아가셨다는 소식을 듣고 잠시 멍하니 서 있었다. 죽음 앞에 그 누구도 자유로울 수 없었다.

하나님께서 주신 생명을 소중히 여기고 뜻깊게 사용하다 흙으로 돌아가는 것이 죽음이라고 생각하게 되었다. 하나님께서 흙으로 인간을 만들었고 다시 흙으로 돌아가니, 아무리 돌아가지 않으려 해도 결국, 돌아가야만 하는 것이 인간의 유한한 생명임을 깨우쳐 주었다. 살아있는 동안 하나님을 의지하며, 서로 사랑하고 감사하는 마음으로 살다가 흙으로 돌아가는 삶이 아름다운 삶이라는 생각이 들었다.

낮은 곳에서 암 환우들의 건강을 위해 반평생을 살아왔던 원장님!
그분의 선하신 얼굴이 생생하게 떠올랐다. 산에 오르기 위해 쉼터를 떠나는 나에게 잘 다녀오라고 하셨던 분, 나를 위해 아침저녁으로 하나님께 기도했다는 원장님의 목소리가 생생하게 들려온다.

03. 아내가 만들어 준 건강식

남편이 암에 걸렸다는 이야기를 가장 먼저 들은 사람은 아내였다. 얼마나 놀랐을까! 당시 엄청난 충격에 휩싸였을 것이다. 그동안 부부간 애틋한 사랑 표현 한번 제대로 못해 보고, 아내는 아내대로 나는 나대로 바쁘게 살아왔었다. 무엇보다도 남들 다 다녀왔다는 제주도 한번 가보지 못한 우리에게 해외여행이란 꿈같은 일이었다. 이 모든 게 정말 미안하고 죄스럽다는 생각만 들었다.

하지만 정작 가장 중요한 문제는 앞으로 어떻게 헤쳐나가야 할지를 모른다는 것이었다. 아내 또한 병에 걸린 남편을 어떻게 간호해야 할지 무척이나 고민이 되었을 것이다. 아내는 내 앞에서는 절대 울지 않았다. 너무도 담대하게 하나씩 당면한 문제를 풀어나갔다. 아이들도 양육하고, 교사 역할도 미루지 않고 해냈으며, 아내 역할 또한 하나씩 풀어나갔다.

가장 큰 숙제는 '남편에게 무엇을 먹일 것인가'였다. 아내는 남편의 병간호를 하면서 암에 좋은 음식들을 찾기 시작했고, 책을 읽고 인터넷 검색도 하면서 음식의 효능을 중심으로 건강식을 찾아 요리연구를 하기 시작하였다. 병원에 있을 때는 식사가 제공되었지만, 퇴원하면 직접 요리를 해야 하니, 수고스럽고 벅찬 일이 기다리고 있었다.

엄마로서 아내로서 선생으로서 몸은 하나인데 세 가지를 감당해야 하니, 밤마다 남모르게 눈물을 흘렸을 것이다.

아내는 1남 3녀 중 둘째로 태어났다. 장인어른과 처음 대면했을 때, 결혼을 반대한 이유 중 하나가 딸이 요리를 못한다는 것이었다. 사실 결혼 후에 직접 요리를 해서 식사한 기억이 별로 없다. 대부분 시켜서 먹거나 시장이나 한정식을 찾아 식사를 해결하였다. 큰딸이 태어나면서 조금은 요리를 하는 것 같았지만, 아이가 성장하면서 자연스럽게 요리를 포기하고 외식을 하거나 배달음식을 즐겨 찾게 되었다. 당연히 밑반찬은 시장이나 백화점 음식 코너에서 구매하였다. 그런데 이렇게 요리와는 담을 쌓고 살았던 아내가 요리를 연구하기 시작한 것이다.

어느덧 정해진 입원 기간이 만료되어 병원에서 퇴원해 집으로 돌아왔다. 역시 집에서도 식사해야 하는데 통 밥맛이 없어, 몇 숟갈 들었지만 금세 숟가락을 놓았다. 된장찌개를 먹어도, 콩나물국을 먹어도 좀처럼 입맛이 돌지 않았다. 아내가 내게 제일 먹고 싶은 것이 무엇이냐고 물어봐도, 답변하지 못할 정도로 입맛이 돌아오지 않았다.

2008년 3월이 되었다. 백화점에 가보니, 취나물, 방풍나물, 머위 줄기, 쑥 등 봄나물이 잔뜩 나와 있었다. 물고기가 물을 만난 듯 아내는 각종 나물을 장바구니에 한가득 사 와 요리를 시작하였다. 평소 한참 걸리는 요리 시간이 왠지 모르게 빨라졌다는 느낌이 들었다. 요리책에는 형광펜으로 여기저기 체크가 되어있었고, 아주 작은 저울에 무엇을 올려놓았다 내려놓았다 하며 바삐 요리하고 있었다.

가만히 아내가 요리하는 모습을 바라보자니 절로 배가 고파 식탁 위에 놓인 반찬에 눈길이 갔다. 대번에 된장에 버무린 고추와 간장에 절인 고추가 눈에 들어왔다. 그리고 고추장으로 빨갛게 양념한 마늘도 눈에 들어왔다. 맛깔나게 간장에 절인 깻잎도 있었다. 젓가락으로 제일 먼저 마늘을 하나 집어 들었다. 마늘의 톡 쏘는 맛은 없었지만, 먹을 만했다. 짜지만 간장에 절인 고추는 맛있었다. 아내에게 밥을 좀 달라고 하니, 현미밥을 공기에 조금 담아 주었다. 먼저 고추를 입에 넣고 밥을 넣었다. 순간 밥이 당겨 그 자리에서 밥을 더 떠서 고추와 마늘, 그리고 깻잎으로 한 그릇을 다 비웠다.

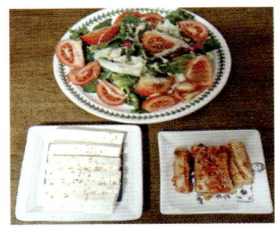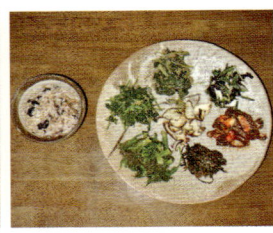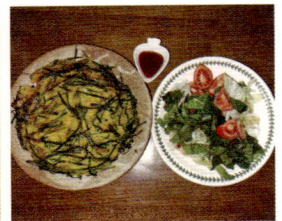

아내가 만들어 준 건강식(야채와 두부, 각종 채소로 만든 샐러드, 통밀 부추전)

좀 더 시간이 지나자, 아내는 백화점과 시장에서 반찬을 구매하지 않게 되었다. 남편이 먹는 모든 반찬은 자신이 직접 만들며, 모든 재료는 유기농으로 장만하겠다고 결심한 것이다. 더 이상은 짜고 매운 반찬이 암 환자에게 아무런 도움이 안 된다고 결론을 내린 까닭이었다.

그런데 시간이 지나갈수록 아내의 요리 솜씨는 점점 늘어갔으며, 속도도 빨라져 갔다. 가스레인지 한 구에는 밥을, 다른 한 구에는 국이나 찌개를 끓이고, 또 다른 한 구에는 반찬을 만들었다. 그리고 반찬과 국, 찌개를 할 때는 육수를 사용하였는데, 육수는 양파, 무, 다시마를 넣고 끓인 물을 사용하였다. 된장국을 끓일 때나 반찬을 만들 때나 항상 그 육수를 사용하였다. 그리고 보통 멸치를 넣고 된장국을 끓이지만, 내가 먹는 음식에는 멸치를 넣지 않은 별도의 육수를 끓여서 사용하였다.

이 얼마나 번거롭고 귀찮은 일이었을까! 그래도 남편을 살릴 수만 있다면 무엇이든지 해보겠다는 의지는 아내를 점점 더 강한 사람으로 만들어갔다. 된장, 고추장, 간장, 참기름 및 들기름, 고춧가루, 들깨와 참깨, 마늘과 양파 등은 시골에서 부모님이 심고 거둔 것들을 가져와 사용하였다. 철 따라 시골에서 음식 재료와 양념을 가져왔다. 가져올 때마다 자동차 트렁크에 하나 가득 담아왔기 때문에, 다 옮기려면 몇 번이나 왔다 갔다 해야만 했다.

본래 일반 냉장고와 김치냉장고가 하나씩 있었는데, 시골에서 가져오는 채소가 많아지면서 대형 김치냉장고를 하나 더 구매하게 되었다. 이전에는 냉장고에 한 번 들어가면 꺼내질 않아 다 썩어 내버렸었는데, 지금은 버리는 것이 없으니, 아내에게도 큰 변화가 일어난 것이다.

때로 시골에 가지 못할 때는 백화점과 대형마트의 유기농 야채 코너를 이용했다. 두 배로 비싼 가격이지만, 남편의 건강을 위해서 최고로 좋은 식재료만 고집했다. 보통 아내는 1주일 정도 분량의 반찬을 토요일 저녁에 준비했다. 매일 조금씩 다른 반찬이 식탁 위에 올라왔다. 아내가 출근 전에 커다란 쟁반에 김치, 부추전, 더덕 또는 도라지무침, 양파와 버섯볶음, 시금치나물, 양파김치 등의 반찬을 챙겨 놓으면, 밥과 국을 떠서 아침을 먹었다. 물론 철마다 반찬이 조금씩 달라졌다. 점심은 아침과 달리 준비해놓은 갖가지 반찬을 꺼내 먹었다. 김치, 고추와 된장, 깻잎 김치, 식초에 절인 마늘, 가지무침과 싱싱한 야채이다. 유기농 야채 대여섯 가지를 직접 씻어 점심 식사에서 항상 챙겨 먹었다. 채소를 먹을 때면 내가 소처럼 먹는다고 아내가 말한 적이 있다. 채소가 입안으로 다 들어가지 못한 채, 씹히다 만 채소의 푸른 물이 입가로 흘러내리는 것을 보고서 하는 말인데, 마치 풀 먹는 소처럼 보였을 것이다. 가장 감사한 일은 싱싱한 야채를 사계절 즐겨 먹을 수 있었다는 사실이다.

   백화점과 대형마트가 집 근처에 있다는 것만으로도 감사한 일이었다. 언제든지 싱싱한 야채와 미역, 다시마 등을 살 수 있었으니 말이다.

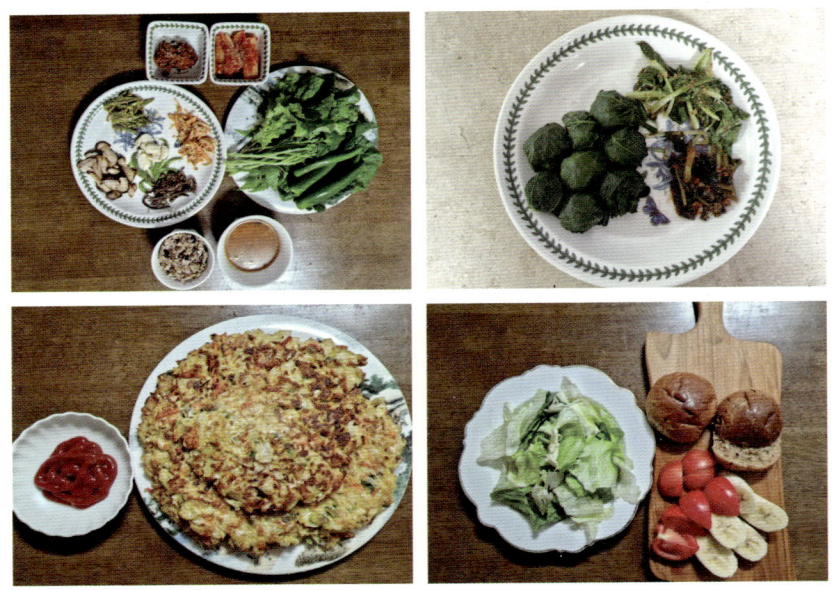

아내가 만들어 준 건강식(2008년 암 수술 후 아내는 몸에 좋은 음식 관련 책을 많이 읽은 후 제철 음식이 보약이라는 결론을 내렸다.)

봄이 되면 아내는 백화점으로 달려가 머위, 곰취와 취나물, 방풍나물, 싱싱한 돌미역, 동초 등을 사다가 순식간에 요리를 만들었다. 취나물과 방풍나물을 삶아서 초장을 조금 넣고 무치면 그 향이 그대로 남아 있었다. 머위 한 가지를 가지고도 몇 가지 반찬을 만들었다. 삶아서 된장 무침, 들깨 무침, 초무침. 이렇게 세 가지를 만들어 어느 것이 제일 맛이 있는지 물어보기도 하였다. 내가 머위 무침은 초무침이 제일 맛이 있다고 하면, 아내는 들깨 무침이 제일 맛있다고 대답하곤 했다.

국은 매일 같이 다르게 끓였다. 된장국, 뭇국, 시래깃국, 콩나물국, 미역국 등이다. 얼마나 수고로웠을까! 이러한 국들을 아이들이 즐겨 먹지 않았기 때문에 돼지고기를 넣고 김치찌개를 하거나 소고깃국을 끓여야만 했다. 마찬가지로 밥도 달리 지어야 했으니, 이런 일들이 아내에게는 엄청난 고통이었을 것이다. 아이들은 아빠 밥은 맛없으니 자기들 밥을 따로 해달라는 것부터 시작해서, 아빠 반찬만 신경 쓰고 자신들 반찬은 신경 안 쓴다는 등, 늘 불만으로 가득했었다. 그럴 때마다 감자와 어묵 조림, 참치김치볶음, 오징어무침 등을 만들어 주었다. 이렇게 나와 아이들이 먹는 반찬이 다르다 보니 냉장고에는 늘 반찬통으로 가득 찼었다.

여름이 되면 또 다른 반찬으로 서서히 바뀌기 시작하였다. 하지만 부추와 미나리 전은 계절을 가리지 않고 1년 중 반 이상 반찬으로 나왔다. 간에 좋다고 해서 항상 이 두 가지는 전으로 나왔었다. 그렇게 1년 내내 빠지지 않고 먹은 것은 야채였다. 청경채, 상추, 당귀, 쑥갓, 비타민, 비트 등 보통 대여섯 가지의 야채를 골고루 섞어서 먹었다. 처음에는 된장이 있어야만 먹었지만, 점차 시간이 지나면서부터는 된장 없이도 먹게 되었다. 말 그대로 소처럼 먹다 보니, 야채의 맛이 점점 향긋해지는 것을 느꼈다.

가을, 겨울에도 식탁은 유기농 반찬으로 늘 풍성했다. 이렇게 5년이란 세월이 흘러가던 어느 날, 아내의 손을 우연히 보게 되었다. 그리도 곱고 예뻤던 손이 남편을 위해 반찬을 만들다가 불에 데어 여기저기 흉터가 나 있었다. 한번은 단호박을 자르다 손가락을 자를 뻔한 일도 있었다고 한다. 그 모든 수고와 헌신이 손가락에 고스란히 흉터가 되어 남아 있었다.

이러한 아내의 눈물 어린 보살핌 덕분에 1년 내내 각종 야채를 먹다 보니 신기한 일도 경험하게 되었다. 내가 암 수술을 받기 전에 있었던 일로, 치석이 양쪽 이빨 사이에 시커멓게 붙어있었다. 병원에서 정기 검진을 받을 때마다 치석 제거 권유를 받았지만, 술과 담배로 세상 속에 푹 빠져 살던 나로서는 귀담아들을 말이 아니었다. 그런데 수술 후, 거의 3년을 현미와 야채를 오랫동안 씹었더니 그렇게 많던 치석이 다 없어진 것이다. 이것만이 아니었다. 그렇게 많던 흰머리가 서서히 없어지더니, 검은 머리가 나오기 시작하여 지금은 검은 머리가 더 많아 염색하지 않아도 된다.

언젠가 결혼 전에 아내와 시장에 간 일이 있었는데, 길을 걷다가 "자기 머리에 뿌연 게 있는데, 그게 뭐야?" 나는 "응! 오늘 머리를 감지 않아 생긴 비듬이야."라고 대답한 적이 있었다. 그렇게 검은 머리보다 흰 머리가 더 많았던 내가 식생활을 바꾸고 체질이 바뀌다 보니, 검은 머리가 넘쳐나게 된 것이다.

　그뿐만 아니라, 예전에 술·담배를 일삼았던 때는 온몸에 술·담배 냄새로 가득했고, 이빨은 누랬으며, 얼굴은 검게 탄 것처럼 보여, 실제 나이보다 열 살은 더 늙어 보였었다. 그런데 오랜 시간의 식이요법으로, 내 몸에 찌들었던 냄새들이 다 사라졌다. 이빨도 하얗게 변했으며 얼굴 혈색도 맑고 밝아졌다. 그래서 지금은 실제 나이보다 훨씬 더 젊어 보인다고들 말하니, 이 모든 것이 아내가 내게 준 선물이다. 얼마나 감사하고 한편 미안한지 모르겠다.

　지나온 삶을 돌아보니, 암이 가져다준 선물들이 이렇게도 많았다. 그 새로운 것들은 모두 은혜의 선물이었다. 고통의 긴 터널을 지나니, 이렇게 몸과 마음이 변화되고 모든 것에 감사할 수 있는 새로운 삶을 살게 된 것이다.

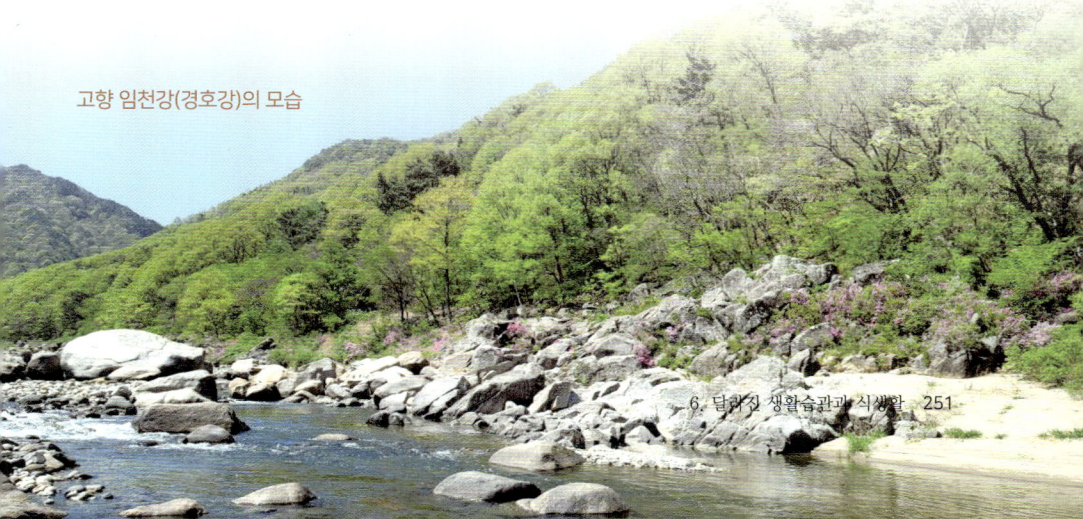

고향 임천강(경호강)의 모습

04. 나를 살리신 어머니의 손길

내가 암에 걸렸다는 청천벽력 같은 소식에, 어머니는 거의 두세 달 동안 밤잠을 설치며 식음을 전폐하셨다고 한다. 수술을 앞두고 부모님이 오셨을 때 뵈니, 어머니는 머리가 대부분 희어졌으며, 발마저 절고 계셨다. 어머니께서 나를 붙잡고 흐느껴 우시며 모든 일이 다 당신 탓이라며 자책하시기에, 어머니의 팔을 잡고 힘주어 말씀드렸다.

"어머이요, 내는 절대로 안 죽는데이. 넘 걱정하지 말고 밥 잘 챙겨드이소."

그렇게 어머니를 보내드리고 나서 복도에서 한참을 울었다. 그러다 불현듯 그동안 단 한 번도 찾지 않았던 하나님께 울면서 기도드렸다.

"하나님! 이 생명을 지켜주이소. 저는 너무도 많은 죄를 지었습니다. 그 죄로 제가 이렇게 죽음 앞에 섰습니다. 제발 살려주이소".

암 수술 후에 어머니도 무릎 수술을 받았다는 이야기를 듣고, 자식으로서 가서 뵙지도 못하고 수술비도 드리지 못한 것이 내내 아쉽고 죄스러웠다.

2008년 3월 항암치료가 시작되었다. 다행히 입맛이 돌아와 운동도 조금씩 할 수 있었고, 식사량도 점점 늘어나면서 희망이 보이기 시작하였다. 걸을 때마다 배가 당기고 아팠지만, 그래도 걸을 수 있고 먹을 수 있다는 것은 생명을 포기하지 말라는 하나님의 뜻이라 생각했다.

어느 날 아버지로부터 전화가 걸려왔다. 항암치료를 받는 6개월 동안 어머니가 올라와 밥과 청소를 해주시겠다는 것이다. 새 학기가 시작되면서 다시 아내가 학교에 출근하기 때문이었다. 나는 괜찮으니 오시지 말라고 몇 번을 말씀드렸지만, 두 분의 고집을 꺾을 수가 없었다.

결국, 어머니는 3월 둘째 주부터 올라오셨는데, 매번 오실 때마다 각종 반찬과 요리할 재료들이 양손 가득 들려 있었다. 그렇게 해서 2008년 8월까지 어머니는 힘든 여정을 보내셨다. 불편한 잠자리와 매주 진주와 대구를 오가시느라 많이도 고생하셨다. 어떤 때는 며칠 동안 감기를 앓으신 적도 있었지만, 그래도 한 주도 거르지 않고 꼬박꼬박 올라오셨다. 장장 6개월 동안을 아들 집에서 청소와 빨래, 세 끼 음식, 아이들 간식까지 하시느라 갖은 고생을 다 하셨다.

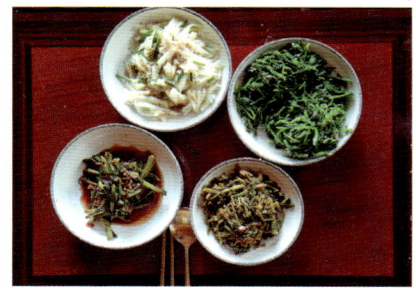 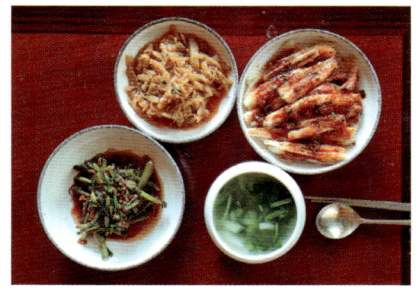

어머니가 만들어 주신 건강식(더덕구이, 미나리, 부추나물, 열무김치 등)

6. 달라진 생활습관과 식생활　253

그 바쁜 중에도 어머니는 돋보기를 끼고 책도 보셨다. 아내가 보던 요리책을 하루도 빠지지 않고 읽으셨다. 어떤 것이 아들에게 좋은 음식인지를 읽고 또 읽으셨다. 오로지 아들 입맛에 맞는 건강식을 만들기 위해 심혈을 기울이셨다. 그렇게 요리 공부를 하면서 제철 음식의 효능에 관해 알게 되었으며, 항암에 좋은 음식들도 만드셨다.

봄이 되면 두릅, 쑥, 곰취와 취나물, 달래 등 각종 나무에서 나는 새순이 반찬이 되었다. 어머니는 겨울 동안 허약해진 내 몸을 보약 대신에 봄나물을 반찬과 국으로 만들어 회복시켜주셨다.

들깻가루와 함께 끓인 쑥국은 그 고소함과 쑥 향이 오랫동안 입안에 머물러 행복하게 했다. 여름에는 양파와 황태 무침, 오이 냉채, 상추를, 가을에는 가지나물, 무말랭이, 박국 등 모든 음식을 다 소개할 수는 없지만, 이렇게 정성으로 만든 제철 음식들이 암을 이겨내는 데 한몫을 톡톡히 해냈다.

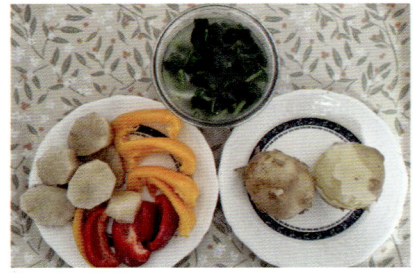 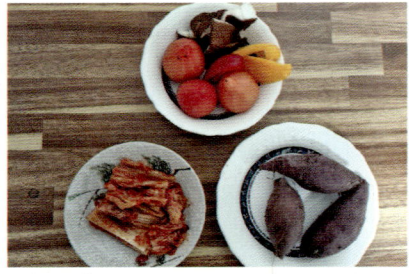

어머니가 만들어 주신 건강식(감자와 고구마. 김치, 파프리카, 표고버섯 등)

2009년 7월 말, 고향에 아주 멋진 집이 들어섰다. 부모님께서 노년을 편안하게 보내기 위해 지은 집이 아니라, 오로지 자식의 건강을 위해 노년 자금으로 지은 집이었다. 오롯이 부모님의 보살핌으로 시작한 시골 생활을 통해 병든 내 몸이 치유됨을 느꼈다. 자연과 함께 살아가는 것이 얼마나 즐겁고 행복한지를 몸소 체험했다.

　　아침 여섯 시가 되면 일어나 동네 한 바퀴를 돌았다. 강 위로 피어오르는 안개와 지리산 자락에 걸쳐 있는 구름과 동쪽에서 솟아오르는 해를 보며 자연이 주는 에너지를 받았다.

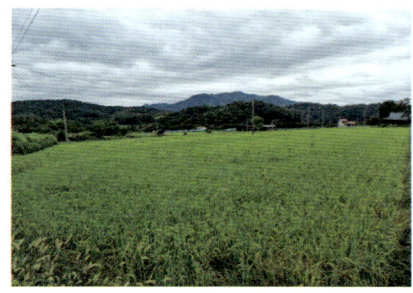
고향 들녘에 벼가 자라고 있는 모습

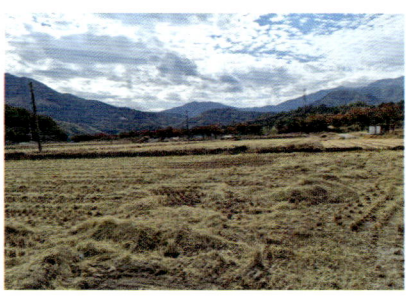
추수 후 고향 들녘의 모습

이렇게 30여 분 돌고 오면 어머니께서 나를 불렀다.
　"아범아! 사과하고 고구마 들고 가라." 이 말씀을 매일 하셨다. 양푼에는 사과와 칼, 조그마한 고구마와 견과류가 들어있었다. 견과류는 철 따라 달랐다. 늦가을과 겨울에는 밤과 땅콩이 있었다. 밤은 산에서 직접 따서 냉장고에 보관하여 오랫동안 먹었다. 밤을 물에 담가 두면 벌레들이 나와 죽게 된다. 그 뒤에 밤을 말려서 냉장고에 보관하면 오랫동안 먹을 수 있다. 어머니는 삶은 밤 대여섯 개를 사과와 함께 내주셨다. 그리고 땅콩은 직접 농사를 지었다. 땅콩을 수확할 때는 아버지와 나, 아들 삼대가 함께 땀을 흘렸다. 수확한 땅콩을 물에 깨끗하게 씻어 가마솥에 넣어 삶으면 된다. 삶은 땅콩을 그늘에 며칠 동안 말리면 쫀득하고 고소한 땅콩을 맛보게 된다.

봄·여름에는 시장이나 백화점에서 아몬드와 호두를 사다 주셨고, 집 근처에 호두농사를 짓는 분이 계셔서 보통 5~7kg을 더 구매해 1년 정도 먹었다.

추수가 지나면 어머니께서 도토리묵과 두부를 만드셨다. 가을에 내가 다람쥐보다 더 열심히 도토리를 모았다. 도토리나무 아래에서 어슬렁거리고 있을 때 바람이 불면 도토리 몇 개가 '툭 투둑' 소리를 내며 나무에서 떨어졌다. 음식이 하늘에서 떨어진 것처럼 반가워 비닐봉지에 주워 담고, 또 몇 분을 기다리다 보면 나무에서 떨어지곤 했다. 도토리 줍기는 지루한 시간을 보내기에 아주 재미있는 놀이였다.

도토리를 햇볕에 며칠 동안 말리면 껍질에 금이 가는데, 이때 껍질을 벗겨 한 번 더 말려서 방앗간에 가져가 가루로 만들면 도토리묵 1단계가 완료된다. 어릴 적부터 도토리묵을 좋아했다.

도토리묵은 우리 몸속의 중금속을 배출하는 효과도 있으며, 설사를 막고 항암효과에도 좋다고 한다. 북한에서는 특별한 양약이 없어 잦은 설사에 도토리묵을 쑤어 먹는다고 한다.

도토리묵 2단계는 도토리가루를 물에 담가놓으면, 무거운 것은 가라앉는데, 그것은 찌꺼기이다. 찌꺼기는 버린 후, 또 시간이 지나면 일종의 전분이 바닥에 가라앉게 되는데, 물은 버리고 이것을 가마솥에 넣고 끓이면 된다. 물이 끓기 시작하면 주걱으로 계속해서 저어야 바닥에 묵이 달라붙거나 타지 않고 묵이 잘 만들어진다. 어느 정도 불을 때면 묵이 끓기 시작하는데, 이때 주걱을 꽂고 손을 뗐을 때 쓰러지지 않고 그대로 있으면 묵이 잘 쑤어진 것이다. 잘 쑤어진 묵을 용기에 비닐을 깔고 부어 넣은 후 굳으면 비로소 묵이 완성된 것이다.

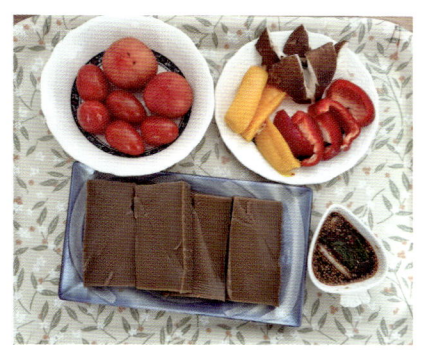

도토리묵

이 묵을 해마다 즐겨 먹었다. 대구에 올 때도 비닐봉지에 한가득 담아와 냉장고에 두고 먹었다. 따뜻한 육수에 묵을 썰어 넣고 김 가루와 양념장을 넣어 먹으면 그 맛이 일품이다. 한 끼 최고의 식사인 셈이다.

그야말로 어머니는 묵 전문가였다. 몇 년 동안 어머니로부터 묵 만드는 법을 직접 보고 배웠다. 어릴 때는 도토리를 줍거나 따는 데만 관심을 가졌을 뿐, 묵을 만드는 과정에는 소홀했었다. 그런데 이제는 내가 직접 묵을 만들 수 있을 정도의 실력을 갖추게 되었다. 그리고 보면 어머니는 묵 만드는 법을 오직 나에게만 전수하신 셈이다.

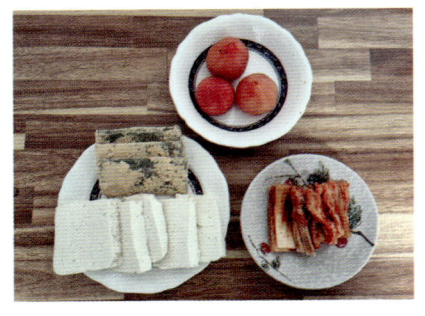
두부와 쑥떡

어머니로부터 배운 것 한 가지다 더 있다. 바로 두부 만드는 법이다. 두부는 묵보다 더 까다롭고 할 일이 많았다. 내가 간을 절제하는 수술을 받았기 때문에, 주로 국산 콩으로 만든 두부를 만들어 먹거나 사 먹었다. 두부가 없을 때는 삶은 콩을 냉장고에 두고 갈아서 먹었다.

그해 가을에 수확한 콩을 부모님과 함께 밤마다 둘러앉아 좋은 콩과 나쁜 콩을 골라냈다. 그중에 좋은 콩으로만 두부를 만들었다. 그리고 일부는 함양 읍내에 내다 팔았다. 몇 푼 안 되는 돈을 받아 반찬거리를 사시는 아버지와 어머니의 모습을 볼 때마다 마음이 아팠다. 넉넉하게 용돈을 드리지 못한 것과 농사지을 때 아프다는 이유로 도와드리지 못한 것 또한 나를 죄스럽게 하였다.

다음은 어머니로부터 배운 두부 만드는 방법이다.
해콩을 물에 담가놓으면 불어서 두 배 이상 크기의 콩이 된다. 이 콩을 갈아서 가마솥에 부어 끓이다가 간수를 부어 적당하게 두부가 응고되도록 하는데, 이 간수의 양에 따라 두부가 쓰거나 고소한 맛이 난다. 간수를 너무 많이 넣으면 두부 맛이 쓰게 되므로, 두부 만드는 기술은 간수를 알맞게 넣는 데 있었다. 간수를 부은 두부가 어느 정도 응고되면 떠서 망에 넣고 무거운 것으로 눌러두면 물이 빠져 단단한 두부가 되는 것이다. 이 두부 만드는 과정을 잘 알고 있지만, 간수를 어느 정도 넣어야 할지를 잘 몰라 아마도 내 평생에 두부는 만들지 못할 것 같다.

따뜻한 두부를 잘 익은 김치와 함께 입에 넣으면 그 맛은 어느 것과 비교할 수 없을 정도로 맛있었다. 어릴 때 설날을 앞두고 1년에 한 번 정도 어머니께서 두부를 만들어 주셨던 기억이 난다.

어머니가 만든 음식은 아내가 해준 음식과 비교되었다. 누가 만들어 준 음식이 더 맛있냐고 물어보면, 망설이지 않고 어머니가 해준 음식이라고 대답했다. 특별히 국에 분명 차이가 났다.

제철에 즐겨 먹었던 시래깃국, 박국, 뭇국 등 국 종류에는 아내가 어머니를 따라가지 못할 정도로 그 맛과 향이 특별했다. 똑같은 재료를 사용해도 차이가 났었다. 늦은 가을에 박에 살이 오르면 박을 따서 겉과 속을 제거하고 중간 부분을 빙빙 돌리며 기다랗게 껍질 벗기듯이 벗겨 말리면 박나물이 된다. 박 속을 판 박을 잘게 썰어서 국을 끓이면 박국이 된다.

박은 단맛과 쓴맛이 난다. 박은 열을 내리게 하고 갈증을 해소해 주며, 특히 이뇨작용이 강하여 소변을 못 보고 전신이 붓는 증상에 좋다고 한다. 종기, 버짐 등에 효과가 좋은 민간요법으로 널리 전해져왔다. 또한, 콜레스테롤을 낮추는 효능이 있어 동맥경화, 고지혈증, 비만 등 현대 성인병에도 효과가 좋다고 한다. 박국을 먹을 때의 그 시원한 맛 때문에 내가 즐겨 먹곤 했다.

어머니는 국을 끓이거나 반찬을 할 때면 손수 육수를 만들어 사용하였다. 마당 한쪽에 놓인 가마솥에 양파, 무, 다시마 등을 넣고 몇 시간을 끓여서 육수를 만들었다. 그 육수에 박을 썰어 넣고 다진 마늘, 간장, 잘게 썬 풋고추를 넣고 끓이면, 그 맛이 정말로 시원하였다. 박국이 나오는 날은 밥을 조금 적게 먹고 박국을 두 그릇이나 먹을 정도로 박국을 좋아했었다. 박의 효능인 이뇨작용을 증명이라도 하듯 박국을 먹으면 소변이 잘 나왔다.

또한, 어머니가 만드신 국 중에 빼놓을 수 없는 것이 있다면, 시래깃국이다. 시래깃국은 들깨를 넣어 끓이면 그 맛은 더욱 구수하고 감칠맛이 있었다. 들깨는 기를 내려주고 체온을 올려주어 가래와 기침에 좋다고 한다. 그리고 시래기는 비타민A, C가 많으며 칼슘, 나트륨 등의 미네랄도 풍부하다고 한다. 그래서 골다공증 예방과 철분, 무기질과 섬유질이 풍부해 변비에도 좋은 식품이다.

시래기를 약초에 넣어 달여 먹으면 간 경화와 간암에 효과가 있다는 이야기가 있다. 또한, 시래기는 인진쑥, 헛개나무, 산청목, 느릅나무 뿌리껍질 등과 함께 달여 먹으면 약효가 뛰어나다고 한다.

김장할 때 많은 무청이 생기는데, 마당 옆에 무청을 쌓아두면 자형과 내가 햇볕이 드는 자리에 앉아 무청을 정성껏 엮었다.

05. 어머니는 위대하시다

어머니는 위대하셨다. 자식을 살리기 위해 무엇이든지 할 수 있는 분이 어머니셨다. 아들을 위해 당신의 생명까지도 기꺼이 주실 분은 어머니라는 것을, 암 선고를 받고 나서야 알게 되었다.

도시에서는 대형마트나 백화점이 있으니, 아무 때나 사계절 나물을 먹을 수 있지만, 시골에서는 특별히 저장해두지 않고는 먹을 수가 없다. 어머니는 아들의 건강을 회복시키기 위해 영양이 풍부한 제철 나물을 끼니때마다 준비하여 입맛을 잃지 않도록 지켜주셨다.

봄이 되면 두릅, 쑥, 곰취와 취나물, 달래, 각종 나무에서 나는 새순이 반찬이 되었다. 어머니는 겨울 동안 허약해진 내 몸을 생각하며 보약 대신에 봄나물들을 반찬과 국으로 만들어주셨다. 들깻가루를 듬뿍 넣어 만든 쑥국은 그 고소함과 쑥 향기가 오랫동안 입안에 남아있어 어머니의 정성과 사랑이 느껴졌다. 봄이 막 지날 때면 양파와 마늘을 수확하는데, 이때의 양파 맛은 매운맛보다는 달콤한 맛을 낸다. 간에 좋다는 황태에 양파를 넣고, 고추장과 식초로 무친 황태 무침은 생각만 해도 군침이 돌았다. 그리고 부추, 미나리, 시금치는 나물로 먹으면 최고의 맛을 느낄 수 있다.

한여름이 되면 오이 냉채가 나를 기다리고 있었다. 밭에 심어둔 오이는 일주일이 멀다 하고 부지런히 열렸다. 자연의 맛이 듬뿍 담긴 오이는 하우스에서 재배한 오이와 비교가 되지 않을 정도로 고소하고 단맛이 났다. 배고플 때 밭에서 오이를 따 대충 씻은 다음 먹으면 그 맛과 향이 싱그러워 세상 부러울 것 없이 행복했다. 또한, 밭에서 쉼 없이 자라는 게 또 있었다. 바로 상추다. 부드러운 잎을 따서 씻은 다음, 양푼에 현미밥과 고추장을 넣고 비벼 먹으면 황홀할 정도로 맛에 취하였다. 호박잎을 쪄서 양념장에 밥을 싸서 먹는 것도 별미였다.

가을에는 가지나물이 주 반찬이었다. 어머니는 텔레비전을 보고 책도 읽으며 가지나물이 암 환자에게 좋다는 것을 알게 되었다. 일본의 어느 한 의사가 암 환자를 대상으로 가지를 매일 먹게 하니, 암세포가 죽었다는 것이다. 그 뒤로 어머니는 가지나물을 끼니마다 반찬으로 주셨으며, 서리가 내리기 전에 가지를 따 삶아서 햇볕에 말리면 1년 동안 두고 먹을 수 있었다. 그리고 토란 줄기와 토란 뿌리 등 텃밭에서 나는 모든 식자재로 반찬을 만드셨다. 토란 뿌리에 들깻가루를 넣고 끓인 토란국은 어디에서 그 맛을 느껴볼 수 있을까! 어머니 아니고는 그 오묘한 맛을 낼 수 없다.

무말랭이 또한 암 환자에게 좋다. 무는 피를 맑게 해주고, 이뇨작용도 도와주어 노인들이 즐겨 찾는 음식이다. 큰할머니는 아흔아홉에 돌아가셨는데, 매일 곰방대에 연초를 담아 피우신 분이다. 매일 담배를 피우셨으니, 그 담배의 양은 어마어마했을 것이다. 돌아가시는 날까지 담배를 태우셨는데, 장수 비결은 소식과 무였다. 매일 저녁이 되면 무를 숟가락으로 긁어서 드셨다. 얼마나 오랫동안 드셨으면 숟가락이 초승달 모양으로 달았을까! 무를 왜 드시는지를 그 당시에는 몰랐지만, 내가 아픈 후 무를 즐겨 먹으면서 알게 되었다. 이가 하나도 없으시니, 큰할머니는 그렇게 숟가락으로 긁어 드셨던 것이다. 한겨울 시원한 무는 갈증을 해결해 주기도 한다. 겨울이 되면 종종 배고픔을 달래기 위해 큰할머니처럼 무를 긁어서 먹었다. 시원한 맛이 뼛속까지 스며드는 듯하였고, 피가 맑아지는 듯하였다. 그리고 무말랭이도 즐겨 찾았다. 어머니는 김장 후에 남은 무를 깨끗이 씻어 매일 밤늦도록 잘게 써셨다. 그리고 햇볕에 며칠 동안 말리면 무말랭이가 되었다. 여기에 갖은양념을 넣어 무치면 내가 즐겨 먹는 무말랭이 반찬이 되었다.

김장을 마치고 두 손으로 들 수 있을 정도로 무청을 엮어 집 뒤 그늘에 걸어두면, 한겨울 서서히 건조되어 고품질의 시래기가 되었다. 잘 마른 시래기는 쌀가마니에 넣어 창고에 보관하면 거의 일 년 동안 꺼내 먹을 수 있었다. 시래기를 가마솥에 넣고 삶은 뒤, 찬물에 담갔다가 물기를 빼 요리한다. 시래기는 야채스프를 끓일 때나, 약재와 달여서 먹기도 하였다.

한겨울 저녁 7시가 넘으면 어머니는 생강차를 끓여 주셨다.
"아범아! 날씨가 추우니 감기 걸리면 안 된다."라며 매일 따뜻한 생강차를 주셨다.

아리스토텔레스는 '어머니'를 이렇게 표현하였다.

"어머니가 아버지보다 자식에 대해 더 깊은 애정을 갖는 이유는, 어머니는 자식을 낳을 때의 고통을 겪기 때문에, 자식이란 절대적으로 자기 것이라는 마음이 아버지보다 강하기 때문이다."

무릎이 아프고 허리가 아프지만, 어머니는 자식의 건강만을 생각하며 음식을 만들고 또 만들었다. 그 힘든 항암치료를 견뎌내고 수술 후 1년 즈음 지났을 때 암 재발의 징후도 보였지만, 극복해내고 직장에 복귀할 수 있었던 것은 어머니의 지극한 사랑이 있었기 때문이다.

어머니는 아픈 아들을 위해 매일 새벽 5시에 일어나 밥을 지으시고 반찬을 만드셨다. 농사일로 피곤하셨을 텐데, 그 시간만 되면 몸을 일으켜 부엌으로 가셨으니, 그 감사함을 어떻게 표현할까! 감사함이 너무 커 항상 죄인처럼 살아가고 있다.

어머니는 나를 위해 밥을 매일 하셨다. 어머니와 아버지가 드시는 밥은 며칠간 드실 수 있게 많이 하셨지만, 내 밥은 그날 먹을 밥만 하셨다. 어머니가 만들어주신 음식은 셀 수 없을 정도로 다양하였다. 우엉조림, 더덕구이, 도라지무침, 미역무침, 부추 나물, 무말랭이 나물, 오이무침, 가지나물, 파래 나물, 마늘장아찌, 두릅 무침 등 이외도 수없이 많은 나물을 아들에게 먹이셨다. 그리고 된장찌개를 한 숟가락 떠서 입에 넣으면 그 구수한 맛에 마냥 행복했다.

아버지는 아버지 대로 자식을 위한 사랑을 아끼지 않으셨다. 장작을 패어 아들이 대구에서 오기 전에 군불을 지펴 방을 따뜻하게 하였다.

그리고 여름에는 언제든지 따먹을 수 있도록 방울토마토를 심어, 여름부터 서리가 내릴 때까지 싱싱한 방울토마토를 먹을 수 있었다. 가지, 오이 또한 여름부터 늦가을까지 간식거리였다.

부모님과 함께 하는 시골에서의 삶은 너무도 행복하였다. 그래서 암 환자에게 권하고 싶다. 고향에서 암을 극복하라고. 단 1년 만이라도 자신이 태어난 고향에서 텃밭을 가꾸고 한적한 길을 걸으며, 지나온 삶을 돌아볼 수 있다면 거기서부터 치유가 시작된다.

빈집을 사서 깨끗하게 리모델링하고 마당에 상추, 부추, 시금치, 쑥갓, 머위, 도라지를 심어 철 따라 나는 채소를 먹다 보면, 서서히 치료되는 것을 느낄 수 있을 것이다. 비가 오면 처마에서 떨어지는 빗방울을 보며 아름다웠던 추억들을 되새기는 것도 필요하다. 하루를 마칠 때 기쁨과 행복을 느낀다면 병은 치유된다. 눈 오는 날에 온몸에 눈을 맞으며 길을 걸을 때, 산야에 하얗게 내리는 눈을 보며 자연의 소중함을 느낄 때, 살아 있음에 감사할 때 병은 치유된다. 혹시 고향이 아닌 도회지에서 생활하는 암 환우가 있다면, 굳이 집을 건축하거나 매수하지는 말고, 얼마 동안 경치 좋은 곳에 있는 펜션을 빌려 시골 생활을 해보라고 권하고 싶다. 한 달에 열흘 정도 도회지를 떠나 자연 속에서 자신을 뒤돌아보는 시간을 갖다 보면, 자신도 모르게 치유됨을 느끼게 될 것이다.

고즈넉한 시골길과 끝없이 펼쳐진 들과 산, 강의 아름다운 조화를 감상하면서 미래를 설계하다 보면, 병마와 싸우는 암울한 시간이 물처럼 흘러가게 될 것이다.

암 환자가 고기를 먹어도 되는지를 묻는 사람이 있다. 그런데, 내 경험으로 보면 고기를 먹는 것보다는 먹지 않는 것이 낫다고 생각한다. 왜냐하면, 고기는 많은 단백질과 지방을 함유하고 있어, 뱃속으로 들어가면 소화가 제대로 이뤄질 리 없기 때문이다. 기름기 많은 지방은 다 소화되지 못하고 대장으로 넘어가게 되며, 변으로 나오기 전에는 장 속에서 부패가 일어나게 된다. 장시간 동안 장에서 머물러 다양한 가스를 뿜어내고, 결국 활성산소가 몸속에 쌓이게 된다. 이러한 일들이 반복적으로 일어나면 암 환자에게는 오히려 고기가 암을 더 악화시키는 요인으로 작용할 수 있다고 본다.

그래서 나는 고기를 멀리하고 부족한 단백질은 현미밥, 청국장, 두부 등을 통해 해결하였다. 그리고 부족한 지방은 견과류로 보충했다. 이렇게 식사를 하고 5시간 이상 등산해도 피곤하거나 지치지 않았다.

어머니가 만든 밥상은 텃밭에서 자란 채소를 중심으로 정성과 사랑으로 만드셨다. 어머니의 밥상으로 기운을 차렸고, 그 기운으로 가까이에 있는 산과 강으로 늘 발걸음을 옮겼다.

고기반찬이 아닌 채소 반찬으로 일어섰으며, 자연이 주는 혜택과 능력을 믿었다. 어머니의 사랑이 암 치유의 가장 큰 약이었다.

06. 식생활 절제로 지켜낸 건강

미조구치 도루 씨의 저서 《이유 없이 아프다면 식사 때문입니다》와 임락경 씨의 저서 《먹기 싫은 음식이 병을 고친다》에서 두 제목만 읽어 봐도 음식이 건강을 좌우한다는 것을 알 수 있다. 나 또한, 음식 절제를 통하여 되찾은 건강을 유지하려고 노력했다.

그러나 직장에 복귀하면서 내가 세웠던 식생활의 원칙에서 조금씩 벗어나기 시작했다. 집에 있을 때는 생선 한 조각도 입에 대지 않고, 오로지 어머니와 아내가 만들어 준 채식 위주의 음식만을 먹었었다.
그런데, 출근하면서 몇 가지 변화가 생겼다.
직장 근처에 한정식 '이플'과 '문경새재 묵조밥'이 있었는데, 어머니와 아내가 만들어 준 음식과 비슷하다고 생각하면서 동료들과 식사하러 다녔다. 그런데, 시간이 지나면서 식생활에서 꼭꼭 걸어두었던 빗장 문이 열리면서 채식이 아닌 육식에 눈길이 가기 시작했다. 특히 생선에 관한 것이었는데, 지난 5년 동안 생선 한 조각도 입에 대지 않았던 내가 직원들과 함께하는 식사시간에는 나도 모르게 생선에 젓가락이 가곤 하였다.

5일 중 하루는 직장 근처에 있는 보리밥집을 찾았다.
'고등어 보리밥 정식'을 시키면 커다란 고등어가 아주 잘 구워져 나왔다. 두 사람 기준으로 고등어 한 마리씩 나왔는데, 내가 그 고등어를 조금씩 뜯어서 먹는 것이었다. 처음에는 비린내로 제대로 먹지 못했으나, 시간이 지나면서 아주 잘 익은 부위를 골라서 조금씩 먹곤 했다.

보리밥집에는 다양한 반찬이 나왔는데, 된장, 비지, 돌나물과, 고사리, 도라지, 콩나물, 버섯나물, 무채 등을 큰 양푼에 넣고 약간의 고추장과 함께 비벼서 먹으면 매우 맛있었다. 거의 1년 가까이 한 달에 서너 번 보리밥집을 찾았었는데, 지금은 그 집이 문을 닫아 보리밥과 고등어 맛을 더는 보지 못하고 있다.

겨울이 되면 누나와 동생들이 모여 김장을 했다. 하루 전에 배추를 절여 깨끗이 씻어 두고, 그 뒷날 김장을 했는데, 내가 먹는 김치를 먼저 담았다. 젓갈을 넣지 않기 위해서이다. 지금은 구분하지 않고 김장하지만, 5년 동안 내가 먹은 김치에는 젓갈이 들어가지 않았다. 이처럼 젓갈, 생선, 소고기 등 육류라고는 조금도 입에 대지 않고 철저하게 채식만을 고집했었다. 그런데 출근한 뒤로 내 입에 들어온 것은 고등어와 조기와 갈치였다. 고등어는 보리밥집에서, 조기와 갈치는 청국장집에서 맛을 보았다. 적어도 1주일에 세 번은 이렇게 생선을 먹곤 했다.

이 세 가지 생선 중에서 가장 내 입맛을 돋우는 것은 갈치였다. 아주 작은 크기의 갈치가 기름에 잘 구워져 나왔다.

어릴 적에 할머니가 갈치 뼈를 발라, 살만 밥 위에 올려주셨던 기억이 난다. 밥맛이 없을 때 짭짤한 갈치를 구워서 밥 위에 얹어주시면 김치와 함께 금세 밥 한 공기를 뚝딱 먹어 치웠다. 어렸을 때 맛있게 먹었던 그 갈치 맛이 식당에서 먹는 갈치 맛과 비슷하였다. 갈치 크기도 비슷하여 갈치가 나를 아련한 추억으로 데려다주었다.

할머니가 밥 위에 올려주셨던 그 갈치 맛을 잊지 않고 기억 속에서 먹으니 밥맛이 꿀맛이었다. 그런데 먹는 즐거움을 좇아 계속해서 식사한다면 분명 건강 법칙의 선을 넘을 게 불 보듯 뻔했다. 그동안 음식으로 망가진 몸을 가까스로 일으켜 세웠는데, 다시 음식으로 망가뜨릴 수는 없었다.

복직 후 1년이 지난 뒤에야 고등어와 갈치를 내 입에서 멀리하고, 지금은 청국장집에서 작은 조기 한 마리 정도만 먹고 있다.

5일 근무 중에 월요일과 수요일은 한정식 뷔페 '이플'에서 식사를 하였다. 화요일은 '문경새재 묵 조밥'에서 청포묵 또는 도토리묵을 먹었다. 목요일은 야채 샐러드와 버섯구이, 옥수수와 통마늘, 호박죽 등 11가지 정도 나오는 프렌치 코스 레스토랑을 찾았다. 금요일은 청국장 또는 한정식을 찾았다.

5일 중 대개 4일을 나 혼자 식사했는데, 혼자서 식사하면 좋은 점이 있었다. 음식을 천천히 오랫동안 씹어 삼킬 수 있다는 것이었다. 신문을 보며 하는 식사는 보통 30여 분이 걸렸고, '이플'에서는 다양한 음식들을 먹기 때문에 40분 정도의 시간이 걸렸다. 그런데 직원들과 함께 식사할 때는 보통 15분에서 20분 정도 걸렸다. 직원들과 여러 이야기를 나누다 보면, 즐거운 마음에 웃음이 가득한 식사는 되지만, 나도 모르게 목구멍으로 넘어가는 밥 알갱이를 붙잡지 못해 아쉬울 때가 많았다. 더 오래도록 입안에서 씹고 삼켜야 하는데, 그들과 동화되어가고 있었다. 아주 빠르게 먹는 사람은 5분도 채 걸리지 않는다. 그 짧은 시간에 밥과 국, 그리고 반찬을 다 먹는 직원이 있으니, 놀랄 수밖에 없다.

나 역시 건강했을 때는 5분이면 식사를 마쳤었다. 음식을 대충 씹어 넘기니 5분이면 가능했다.

직장에 복귀한 지 2년이 지났지만, 여전히 지킨 것은 짜장면, 칼국수, 돼지고기와 소고기, 닭고기, 생선회, 햄버거, 피자, 라면 등의 식품에는 절대 입을 대지 않는 것이었다. 그리고 갈비탕, 돼지국밥 등의 탕 종류와 생선회 등도 먹지 않았다. 복직 후에 여러 저녁 약속과 회식 자리에서 산해진미가 나왔지만, 내가 정한 식생활의 선을 넘지 않았다. 아무리 고급스러운 음식이 나오더라도 채소만을 골라서 최대한 소식을 하였다.

집에서 저녁 식사를 할 때는 오후 6시 전후로, 통밀빵 몇 조각과 과일 서너 가지, 그리고 포도즙 한 컵을 마셨다. 저녁을 이렇게 먹은 지도 벌써 7년이란 시간이 흘렀다. 잠자리에 들기 전에 위, 간 등 모든 장기에 휴식을 주기 위해서였다. 저녁을 먹고 집에 들어가는 날이면 이미 먹은 게 소화된 후라, 배가 고팠지만, 저녁 운동을 위해 밖으로 나갔다. 거의 한 시간 정도 걷고 집에 돌아오면 더욱 배고파졌지만, 물로 배를 채웠다. 밤 10시 전에 잠자리에 들면 배가 갈비뼈 밑으로 내려앉아

갈비뼈만 앙상하게 드러나 있었다. 마음이 행동으로 옮겨 습관화한다는 말처럼, 저녁 식사를 지금까지 이렇게 지켰던 것은 나의 결단력이 있었기 때문이다. 저녁을 먹고 한바탕 웃을 때는 소화가 더 잘되어, 가끔은 간단하게 과일을 깎아 먹었다.

주말에는 통밀 수제비를 해서 먹거나, 감자를 구워 먹었다. 때로는 아내가 잡채를 만들어 주거나, 현미로 만든 떡으로 떡볶이를 해주기도 하였다. 저녁 식사로는 과일과 함께 수제비, 잡채, 떡볶이, 구운 감자 등을 즐겨 먹었다. 아내가 만든 떡볶이는 시장에서 파는 그 어느 떡볶이와 비교할 수 없을 정도로 맛있었다. 양배추, 양송이와 표고버섯, 양파와 당근 등을 썰어 넣고 시골집에서 가져온 고추장으로 떡볶이를 만들었는데, 지금도 잊지 못하는 최고의 맛이다.

직장에 복귀하면서 아내와 내가 아침에 각자 맡은 일이 있었다. 아내는 나와 아이들의 아침 식사를 준비하였다. 그리고 나는 점심과 저녁에 사무실에서 먹을 것을 준비하였다. 아침부터 부엌에서 아내와 내가 분주하게 움직였다. 저녁에 먹을 바나나, 키위 등 계절별 과일 서너 가지를 깨끗하게 씻어 비닐에 담았다. 통밀빵 몇 조각과 사무실에서 마실 물을 가방에 넣었다. 도시락을 가져갈 때는 아주 작은 통에 밥을 담았다. 아내와 내가 함께 하는 일은 야채 주스를 만들고 사과를 깨끗하게 씻는 일이었다. 야채 주스는 유기농 어린싹을 키위, 토마토와 함께 믹서기로 갈았다. 먼저 믹서기에 토마토 몇 개를 잘라서 넣고, 거기에 올리브유를 뿌리고, 그다음 키위를 잘라서 넣었다. 청경채, 밀 싹 등 여러 가지 야채가 섞인 어린잎을 깨끗하게 씻어 믹서기에 넣고 유기농 발효 요구르트를 부어서 갈면 건강에 좋은 야채 주스가 만들어진다. 호두, 땅콩, 아몬드 등 몇 가지 견과류와 함께 야채 주스를 마시면 더욱 맛있었다. 여기에 사과까지 한 개를 더 먹으면, 아침은 현미밥을 조금만 먹어도 배는 빵빵해진다. 아침밥을 든든하게 먹어야 하지만, 이렇게 야채 주스를 마시고 나면 정작 현미밥을 먹는 양의 반도 먹지 못했다. 그래서인지 오전 10시가 넘어서면 배가 고팠다. 건강할 때나 지금이나 소화력 하나는 좋은 듯하다. 물론 건강했을 때는 고기를 먹든지 그 무엇을 먹더라도 소화가 잘되었다.

티베트 속담에 이런 말이 있다.

"사람을 제대로 쓸 줄 알면 능력 있는 사람이고, 음식을 절제할 줄 알면 의사이다."

내가 암 선고를 받고 극복하는 과정에서 의사가 다 되었다. 이것도 내가 받은 은혜의 선물이다.

07. 지친 몸과 마음을 달래준 차(茶)

아프기 전에 내가 즐겨 마신 차는 아무리 생각해도 없는 것 같다. 그 흔한 현미 녹차도 마신 적이 없으니 말이다. 다만 술을 마시고 목마를 때 가게에서 현미 녹차 음료를 구매해 마신 적은 있다.

암 투병 생활 3년 동안, 주변에서 상황버섯이나 영지버섯 차를 마셔 보라고 권했지만, 마시지는 않았다. 간 기능이 약화 되었기 때문에, 몸에 좋다고 해서 다 마실 수는 없었다. 내가 효능을 충분히 검증한 것만 차로 만들어 마셨다.

직장에 복귀하기 전에 즐겨 마셨던 차는 해인사 근처의 해발 600m의 고지에서 자란 뽕잎과 쑥을 쪄서 말린 차이다. 이 두 가지를 함께 넣고 끓여 마시면, 몸이 따뜻해지고 특히 여름에 마시면 땀을 흐르게 하였다. 집 근처에 생수가 솟아오르는 곳이 있는데, 한 달에 두세 번은 휴일에 가족과 함께 점심으로 보리밥을 먹고 생수를 큰 물통에 가득 담아왔다. 그 생수로 차를 끓였으며, 밥하고 국도 끓였다.

출근하여 차로 마실 수 있는 게 무엇이 있는지를 찾아보았다. 뽕잎과 쑥 외에 감잎차가 있었다. 발효 녹차와 국화차, 허브차도 있었다. 출근한 지 일주일이 지났을 때, 발효 녹차를 사무실에 가져갔었다. 서랍에 넣어두고 마시기 위해서였다.

매일 아침에 일어나 차를 끓였다. 다기에 뽕잎, 쑥, 감잎을 적당히 섞어 넣고, 약 20분 정도 끓이면 아주 좋은 빛깔의 차가 만들어진다.

뽕잎과 쑥만 넣고 끓였을 때는 날씨가 더워지면 금방 물맛이 변하는 것 같았다. 그런데 감잎까지 넣고 차를 우려내면 다기에 두고 며칠이 지났는데도 변하지 않았다. 감잎이 뽕잎과 쑥이 만나 어떤 화학작용이 일어났는지 모르겠지만, 감잎이 방부제 역할을 하고 있다는 사실만은 분명했다.

아마도 감잎의 떫은맛을 내는 '탄닌' 성분이, 차 맛이 변하지 않도록 만드는 모양이었다.

감에 들어있는 비타민 C는 사과의 여섯 배로 귤보다도 많은 양이 들어있다고 한다. 또한, 감잎에도 귤보다 훨씬 많은 비타민 C가 들어있다고 한다. 특히 5~6월 사이의 새순에는 레몬의 20배, 귤의 30배나 되는 양의 비타민 C가 들어있으니, 감잎은 비타민 C의 보고인 셈이다. 감잎차에는 카데킨, 미네랄 등 녹차의 유효성분이 풍부하고 카페인은 아주 적다고 한다. 감잎에 들어있는 비타민 C는 프로비타민으로 열에 강해서 끓여도 잘 파괴되지 않는 특성이 있다고 한다.

감잎차는 감기 예방은 물론 암도 예방해주고 혈관을 튼튼하게 하며 저항력을 길러주어 빈혈, 괴혈병, 고혈압, 동맥경화 등을 예방해준다고 하니, 감잎차의 효능이 얼마나 큰지 알 수 있다.

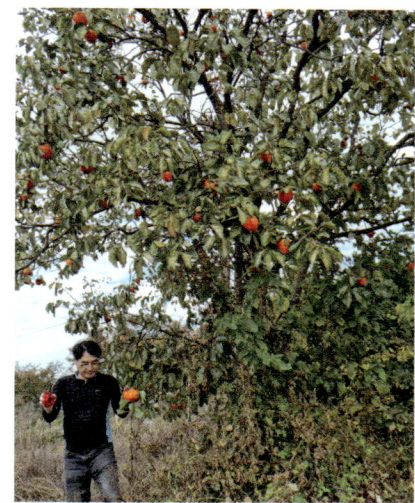 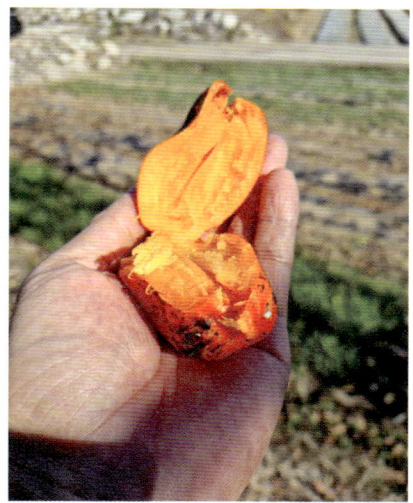

대봉감을 따고 있는 나의 모습과 잘 익은 홍시

뽕잎 또한 우리 몸의 각종 질병에 대한 치료와 예방의 효능을 갖고 있다. 뽕잎에는 카페인 성분이 전혀 들어있지 않기 때문에, 녹차와 달리 엄청난 양의 뽕잎을 먹거나 뽕잎 차를 마셔도 부작용이 없다는 특징이 있다.

뽕잎이 당뇨에 좋다는 것은 동서고금을 막론하고 널리 알려져 있다. 당뇨는 혈액 내의 포도당 수치가 높아져서 생기는 질병으로, 뽕잎이 혈액 내의 포도당 수치를 정상화하는 효능이 뛰어나 당뇨병 환자에게 좋다. 또한, 폴리페놀 성분 및 식물성 단백질을 다량으로 함유하고 있어 피부 노화를 방지해주고, 칼슘성분이 풍부하여 뼈도 튼튼하게 하여 갱년기 여성의 빈혈과 골다공증 예방에도 좋다.

쑥 만큼 식용과 약용으로 요긴하게 쓰이는 것도 드물다. 쑥에는 무기질과 비타민 함량이 매우 풍부하게 들어있다. 특히 비타민 A가 많아 약 80g만 먹어도, 하루에 필요한 양을 충분히 공급받을 수 있다고 한다. 비타민 A가 부족하면 세균으로부터의 저항력이 약해진다.

또한, 비타민 C도 많아 감기 예방과 치료에도 좋다. 쑥이 일반 야채와 다른 점은 철, 칼슘, 칼륨, 인 등의 미네랄 성분이 3~7% 정도 들어있다는 것이다. 특히 위장병에 효능이 있으며 변비, 신경통, 냉병, 부인병, 요통, 천식 등 그 범위와 효능이 무궁무진하다.

쑥차만을 마셨는데도, 만성 위장병을 완치했다는 이야기를 주위에서 종종 들을 수 있다.

봄이 되어 막 올라온 쑥은 부드럽고 그 맛과 향이 좋다. 한겨울을 이겨낸 쑥은 다양한 미네랄이 듬뿍 들어있어 허약한 몸을 달래려면, 쑥 만큼 좋은 것은 없을 것이다. 어머니는 봄이 되면 쑥국을 해주셨다. 들깻가루를 넣고 끓인 쑥국은 정말 맛있었다.

간혹 쑥떡을 하면 누나와 동생들이 봉지에 가득 담아갔다. 시골에서 대구로 올라올 때 어머니는 커다란 냄비에 쑥국을 담아 주셔서 며칠 동안 먹은 적이 있다. 특히 쑥국을 먹으면 속이 편했으며, 변이 부드럽게 나왔다. 쑥차를 끓여 마시고 남은 재료를 버리지 않고 냉장고에 두었다가 밥할 때 넣기도 하였다. 자연이 주는 것들만 제대로 챙겨 먹어도 우리 몸은 건강할 것이다.

또 다른 차로는 느릅나무 뿌리껍질과 생강과 대추, 감초를 넣고 끓여서 마셨다. 느릅나무는 플로이드, 사포닌, 타닌질, 점액질로 이뤄졌다고 한다. 이들 성분은 염증 완화, 위장의 열 제거, 부기 제거, 원활한 배변 활동 등의 효능이 있다고 한다. 특히 느릅나무로 끓인 물로 피부를 마사지하면 천연 피부 보습제의 효능을 볼 수 있다고 한다.

꽤 많은 시간이 흘렀지만, 여전히 회사와 집에서는 쑥, 뽕잎, 감잎을 함께 넣고 끓인 차를 마셨다. 회사에 출근할 때는 이른 아침부터 우려낸 차를 500L 물통 세 개에 담아 가방에 넣고 갔다. 가져간 차는 오전에 한 통과 오후에 한 통을 마셨다. 다른 한 통은 직원 중 한 명에게 주어 마시게 했다. 아내에게도 직장에서 마시라고 500L 한 통을 꼭 챙겨 주었다.

다음으로 내가 즐겨 마셨던 차는 발효 녹차로, 오전에 꼭 한번은 찻잔에 약간의 발효 녹차를 넣고 우러나면 마시곤 했다. 발효 녹차를 한 통 사면 거의 1년 가까이 마셨다.

일반 녹차는 발효 녹차와 완전히 다르다. 일반 녹차는 향긋하면서 가을하늘처럼 푸른 빛이지만, 발효 녹차는 진한 갈색으로, 고구마 줄기를 달여 마시는 것처럼 특이한 맛이 났고, 일반 녹차보다 떫은맛이 덜하였다. 처음 마시는 사람들은 그 특이한 맛에 다들 고개를 갸우뚱거렸다.

사무실에서 뽕잎, 쑥, 감잎을 넣고 만든 차와 발효 녹차를 주로 마셨고, 한겨울에 목이 칼칼하고 한기가 들었을 때는 생강차를 마셨다. 생강차에 솔잎가루를 넣고 마시면 배도 든든하고 몸에 열이 올라 감기바이러스가 몸에서 떠나는 것 같았다. 허브차 역시 사무실에 가져다가 틈틈이 마셨다.

사무실에는 세 개의 컵이 있다. 하나는 1인용 다기로, 작지만, 연잎차나 감잎차를 마실 때 주로 사용하였다. 또 다른 다기는 커피를 마실 때 사용하는 것으로, 쉽게 식지도 않고 오래도록 커피의 그윽한 맛을 느낄 수 있다. 그리고 중간 컵은 가져간 물을 따라 마셨다. 겨울에는 따뜻한 물과 가져간 차를 섞어 미지근하게 만들어 마셨다. 암 환자에게 차가운 음식은 전혀 도움이 되지 않기에, 마시는 물도 따뜻하거나 미지근해야 했다.

점점 새로운 차도 찾게 되었다. 구기자, 오미자, 산수유, 감초와 대추를 넣고 끓인 차를 냉장고에 넣었다가 따뜻한 물과 섞어 미지근하게 마셨다. 약초는 지리산 고향에서 가져왔으며, 물은 집 근처에 있는 생수로 적당한 양의 약초를 넣고 거의 한 시간 이상 끓였다. 이렇게 끓인 물을 사무실에서 매일 마셨다.

그리고 항암효과에 좋은 엉겅퀴 뿌리, 간에 좋은 인진쑥, 감초, 대추를 넣고 한 시간 넘게 끓여서 마셨다. 인진쑥 향과 엉겅퀴 뿌리의 쓴맛, 감초와 대추의 단맛이 어우러져 오감을 자극하였다. 이렇게 철 따라 차를 마셨다.

직원 중에 나와 비슷한 취미를 가진 분이 계신다. 그분에 대해서 잘 알고 있었지만, 함께 근무하는 것은 처음이다. 그분과 함께 아침 커피를 마실 때, 산삼, 더덕, 도라지, 구기자, 오미자 등 다양한 약초에 관한 이야기를 많이 하였다. 약초 끓인 물을 집에서 가져와 바꾸어 마셔보며 평하기도 하였다. 그분은 허리와 팔꿈치 통증으로 6개월간 직장을 쉬었다고 하였다. 허리는 몸의 중심인데, 제대로 걷지도 앉지도 못했으니, 그분도 나처럼 힘든 고비를 넘겼다. 우슬초를 비롯한 느릅나무 뿌리껍질, 야관문 등 다양한 약초를 끓여서 마시거나 술로 담아 마셨다고 한다. 아마도 그분의 냉장고에는 허리와 팔목에 좋은 약초들로 가득 차 있을 것이다.

모든 약초는 한꺼번에 많이 마시거나 장복해서는 안 된다. 약효를 보기 위해서는 적어도 서너 달, 길게는 여섯 달 정도 꾸준히 마실 필요가 있다.

무엇을 마실까?
어떤 효능이 있을까?
이 질문에 대한 답을 얻기 위해, 기도로 하나님께 아뢰었다. 그 결과, 내가 가는 곳마다 차(茶)가 기다리고 있었다.
하나님의 응답이라 생각했다. 수많은 종류의 차가 있는데, 어느 것을 마셔야 좋은지 선택하도록 하시는 분은 하나님이라고 생각하였다. 그래서 물을 끓이고 차를 우려내어 마시고 또 마셨다.

하나님은 우리의 필요에 따라 적절한 시기에 공급해 주신다.

그 공급은 우리가 갈급하게 찾을 때 주시며, 기도하면서 믿음으로 마실 때, 누구에게나 분명 치유가 일어남을 경험하게 될 것이다.

"모든 것이 감사였고 은혜였다."

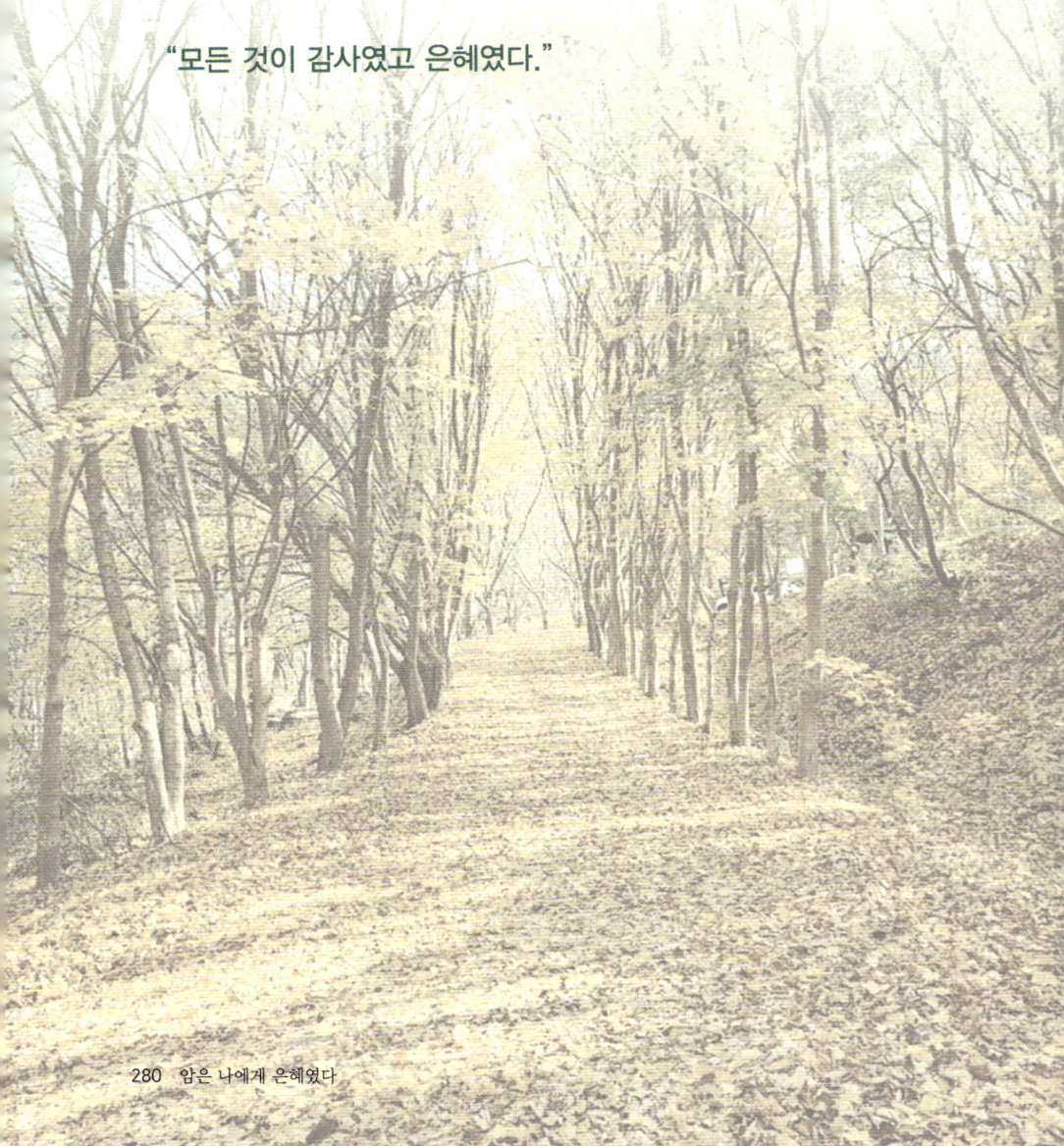

눈을 감고 지난 암 투병생활을 뒤돌아 보았다.
〈암은 나에게 은혜였다〉 그 첫 번째 이야기에는
미처 담아내지 못한 이야기와 사진들이 많이 남아 있다.

첫 번째 이야기가
수술, 항암치료, 경구용 항암제 복용 등
고통과 죽음 앞에서 희망과 은혜와 감사를 찾았던
7년간의 시기였다면,

두 번째 이야기에는
다시 사회에 돌아와 치열한 경쟁의 틈바구니 속에서도
암을 극복하고 오히려 그 자체를 즐기며 살아가는 모습을
담을 예정이다.

많은 관심과 사랑을 부탁드리며, 첫 번째 이야기를
마친다.